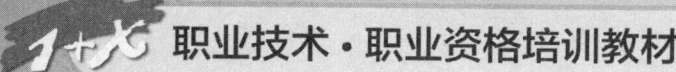

养老护理员（医疗照护）五级

YANGLAOHULIYUANYILIAOZHAOHU

编审委员会

主　　任	张　岚　黄卫来	
委　　员	顾卫东　葛恒双　孙兴旺　葛　玮　李　晔　刘汉成	
执行委员	李　晔　瞿伟洁　夏　莹　翁素贞　余剑珍　庹　焱	

编审人员

主　　编	庹　焱
副 主 编	叶旭春
编　　者	（按姓氏笔画排序）
	王　莹　邓　娟　张梦佳　胡渊英　皋文君　裴　艳
主　　审	翁素贞　余剑珍

中国劳动社会保障出版社

图书在版编目(CIP)数据

养老护理员:医疗照护:五级/人力资源和社会保障部教材办公室等组织编写.—北京:中国劳动社会保障出版社,2017

1+X职业技术·职业资格培训教材

ISBN 978-7-5167-3086-7

Ⅰ.①养… Ⅱ.①人… Ⅲ.①老年人-护理学-职业培训-教材 Ⅳ.①R473

中国版本图书馆CIP数据核字(2017)第169943号

中国劳动社会保障出版社出版发行

(北京市惠新东街1号 邮政编码:100029)

*

北京市白帆印务有限公司印刷装订 新华书店经销

787毫米×1092毫米 16开本 18.25印张 333千字

2017年7月第1版 2019年5月第3次印刷

定价:42.00元

读者服务部电话:(010)64929211/84209101/64921644

营销中心电话:(010)64962347

出版社网址:http://www.class.com.cn

版权专有 侵权必究

如有印装差错,请与本社联系调换:(010)81211666

我社将与版权执法机关配合,大力打击盗印、销售和使用盗版图书活动,敬请广大读者协助举报,经查实将给予举报者奖励。

举报电话:(010)64954652

内容简介

本教材由人力资源和社会保障部教材办公室、中国就业培训技术指导中心上海分中心、上海市职业技能鉴定中心依据上海1+X养老护理员（医疗照护）（五级）职业技能鉴定细目组织编写。教材从强化培养操作技能、掌握实用技术的角度出发，较好地体现了当前最新的实用知识与操作技术，对于提高从业人员基本素质，掌握养老护理员（医疗照护）的核心知识与技能有直接的帮助和指导作用。

本教材在编写中根据本职业的工作特点，以能力培养为根本出发点，采用模块化的编写方式。全书共分为14章，内容包括：人口老龄化与老年护理服务体系，养老护理员的素质要求，人体的结构功能与衰老变化，老年人的健康问题与护理原则，居住环境照护，清洁照护，饮食照护，体位、移动与安全，排泄照护，健康评估，冷热应用，给药，老年人康复护理基础，紧急情况处理。

本教材可作为养老护理员（医疗照护）（五级）职业技能培训与鉴定考核教材，也可供全国中、高等职业院校相关专业师生参考使用，以及本职业从业人员培训使用。

前　言

　　职业培训制度的积极推进，尤其是职业资格证书制度的推行，为广大劳动者系统地学习相关职业的知识和技能，提高就业能力、工作能力和职业转换能力提供了可能，同时也为企业选择适应生产需要的合格劳动者提供了依据。

　　随着我国科学技术的飞速发展和产业结构的不断调整，各种新兴职业应运而生，传统职业中也愈来愈多、愈来愈快地融进了各种新知识、新技术和新工艺。因此，加快培养合格的、适应现代化建设要求的高技能人才就显得尤为迫切。近年来，上海市在加快高技能人才建设方面进行了有益的探索，积累了丰富而宝贵的经验。为优化人力资源结构，加快高技能人才队伍建设，上海市人力资源和社会保障局在提升职业标准、完善技能鉴定方面做了积极的探索和尝试，推出了1＋X培训与鉴定模式。1＋X中的1代表国家职业标准，X是为适应经济发展的需要，对职业的部分知识和技能要求进行的扩充和更新。随着经济发展和技术进步，X将不断被赋予新的内涵，不断得到深化和提升。

　　上海市1＋X培训与鉴定模式，得到了国家人力资源和社会保障部的支持和肯定。为配合1＋X培训与鉴定的需要，人力资源和社会保障部教材办公室、中国就业培训技术指导中心上海分中心、上海市职业技能鉴定中心联合组织有关方面的专家、技术人员共同编写了职业技术·职业资格培训系列教材。

　　职业技术·职业资格培训教材严格按照1＋X鉴定考核细目进行编写，教材内容充分反映了当前从事职业活动所需要的核心知识与技能，较好地体现了适用性、先进性与前瞻性。聘请编写1＋X鉴定考核细目的专家，以及相关行业的专家参与教材的编审工作，保证了教材内容的科学性及与鉴定考核细目以及题库的紧密衔接。

　　职业技术·职业资格培训教材突出了适应职业技能培训的特色，使读者通过学习与培训，不仅有助于通过鉴定考核，而且能够有针对性地进行系统学习，真正掌握本职业的核心技术与操作技能，从而实现从懂得了什么到会做什么的飞跃。

  职业技术·职业资格培训教材立足于国家职业标准，也可为全国其他省市开展新职业、新技术职业培训和鉴定考核，以及高技能人才培养提供借鉴或参考。

  新教材的编写是一项探索性工作，由于时间紧迫，不足之处在所难免，欢迎各使用单位及个人对教材提出宝贵意见和建议，以便教材修订时补充更正。

人力资源和社会保障部教材办公室
中国就业培训技术指导中心上海分中心
上海市职业技能鉴定中心

目 录

第1章 人口老龄化与老年护理服务体系
- 第1节 人口老龄化现状与挑战 2
- 第2节 老年护理服务体系 4
- 本章测试题 7
- 本章测试题答案 8

第2章 养老护理员的素质要求
- 第1节 养老护理员的业务素质 10
- 第2节 养老护理员的职业道德与服务礼仪 12
- 本章测试题 15
- 本章测试题答案 16

第3章 人体的结构功能与衰老变化
- 第1节 人体各系统组成与基本功能 18
- 第2节 老年人的生理与心理变化特点 24
- 本章测试题 32
- 本章测试题答案 33

第4章 老年人的健康问题与护理原则
- 第1节 老年人常见的慢性疾病 36
- 第2节 老年人常见的健康问题 48
- 本章测试题 61
- 本章测试题答案 63

第5章 居住环境照护
- 第1节 清洁、消毒、灭菌 66

第 2 节　居住环境要求 …………………………………… 75
第 3 节　床单位整理 …………………………………… 77
本章测试题 …………………………………… 81
本章测试题答案 …………………………………… 83

第 6 章　清洁照护

第 1 节　口腔清洁 …………………………………… 86
第 2 节　头发清洁 …………………………………… 92
第 3 节　皮肤清洁 …………………………………… 96
第 4 节　衣服更换 …………………………………… 103
第 5 节　晨晚间护理 …………………………………… 107
本章测试题 …………………………………… 110
本章测试题答案 …………………………………… 112

第 7 章　饮食照护

第 1 节　老年人的饮食特点 …………………………………… 114
第 2 节　协助老年人进餐 …………………………………… 121
第 3 节　鼻饲 …………………………………… 123
本章测试题 …………………………………… 127
本章测试题答案 …………………………………… 129

第 8 章　体位、移动与安全

第 1 节　影响安全的因素与保护原则 …………………………………… 132
第 2 节　常用卧位 …………………………………… 133
第 3 节　更换卧位 …………………………………… 140
第 4 节　保护具的应用 …………………………………… 146
第 5 节　移动护理 …………………………………… 153
本章测试题 …………………………………… 158

本章测试题答案 ………………………………………………… 159

● **第9章　排泄照护**
　　第1节　排便护理 ……………………………………………… 162
　　第2节　排尿护理 ……………………………………………… 169
　　本章测试题 ……………………………………………………… 174
　　本章测试题答案 ………………………………………………… 175

● **第10章　健康评估**
　　第1节　老年人健康评估概述 ………………………………… 178
　　第2节　呼吸的评估与护理 …………………………………… 184
　　第3节　脉搏测量 ……………………………………………… 190
　　第4节　血压测量 ……………………………………………… 195
　　第5节　体温测量 ……………………………………………… 200
　　第6节　血糖监测 ……………………………………………… 207
　　本章测试题 ……………………………………………………… 211
　　本章测试题答案 ………………………………………………… 212

● **第11章　冷热应用**
　　第1节　热疗法 ………………………………………………… 214
　　第2节　冷疗法 ………………………………………………… 217
　　本章测试题 ……………………………………………………… 222
　　本章测试题答案 ………………………………………………… 223

● **第12章　给药**
　　第1节　给药的基本知识 ……………………………………… 226

第 2 节　口服给药法 …………………………………………… 229
本章测试题 ……………………………………………………… 230
本章测试题答案 ………………………………………………… 231

第 13 章　老年人康复护理基础

第 1 节　正常老年人的康乐活动 …………………………… 234
第 2 节　肢体活动功能障碍老年人的康复 ………………… 238
本章测试题 ……………………………………………………… 248
本章测试题答案 ………………………………………………… 249

第 14 章　紧急情况处理

第 1 节　跌倒 …………………………………………………… 252
第 2 节　噎食 …………………………………………………… 257
第 3 节　烫伤 …………………………………………………… 261
第 4 节　外伤止血 ……………………………………………… 264
第 5 节　骨折 …………………………………………………… 267
本章测试题 ……………………………………………………… 271
本章测试题答案 ………………………………………………… 273

附录　护理操作流程

第1章

人口老龄化与老年护理服务体系

第1节　人口老龄化现状与挑战　／2
第2节　老年护理服务体系　　　／4

第1节 人口老龄化现状与挑战

 学习目标

- ➤ 了解老龄化的概念
- ➤ 了解我国老龄化发展现状及其挑战

 知识要求

一、人口老龄化的概念

人口老龄化是指人口生育率降低和人均寿命延长,总人口中年轻人口数量减少、老年人口数量增加,导致老年人口比例相应增长的动态。人口老龄化有两个含义:一是指老年人口相对增多,在总人口中所占比例不断上升的过程;二是指社会人口结构呈现老年状态,进入老龄化社会。根据1956年联合国《人口老龄化及其社会经济后果》确定的划分标准,当一个国家或地区65岁及以上老年人口数量占总人口比例超过7%时,意味着这个国家或地区进入老龄化。1982年维也纳老龄问题世界大会确定60岁及以上老年人口占总人口比例超过10%,意味着这个国家或地区进入严重老龄化。

世界人口的老龄化是由生育率的不断下降以及期望寿命的增加造成的。这一人口变化带来的结果是60岁以上的人口数量和比例持续增加。因此,老年人口数首次超过年轻人这一历史时刻正在快速向我们走来。2015—2050年期间,世界60岁以上人口的比例将增加近一倍,从12%升至22%。到2020年,60岁以上人口的数量将超过5岁以下儿童的数量。在世界各主要地区中,欧洲一直是老年人口比例最高的地区,但据预测到2050年时,80%的老年人将生活在低收入和中等收入国家。因此,所有国家都面临重大挑战,必须确保其卫生和社会系统做好准备。

二、我国老龄化发展现状

我国人口老龄化进程正在加速发展。中国人的平均期望寿命已经从1950年的44.6岁上升到2015年的75.3岁,而在2050年将有望达到约80岁。不仅如此,而且我国人口老龄化进程要远远快于很多中低收入和高收入国家。在以后的25年里,我国60岁及以上老年人在全人口中的构成比预计将增加一倍以上，将从2010年的12.4%（1.68亿）增长到2040年的28%（4.02亿）。相比之下，法国、瑞典和美国60岁以上人口的比例从7%翻番至14%分别用了115年、85年和69年。

我国人口老龄化的另一个特点是高龄老年人比重上升，一般把65~69岁老人称为低龄老年人，而80岁以上的称为高龄老年人。在不久的将来，中国老年人有望比他们的父辈寿命更长。2013年中国80岁及以上老年人有2 260万，到2050年该数字有望提高到4倍，达9 040万人。这将成为全球最大的高龄老年人群体。

我国老龄化的第三个特点是老龄化分布不平衡：一是城乡之间老龄化程度不平衡，农村人口老龄化的规模和速度均大于城市；二是老龄化地区之间分布不平衡，在中国沿海和东部地区，人口老龄化速度快于西部地区。

三、我国老龄化发展带来的挑战

由于老年人口比例增加带来的各种挑战是全方位、多方面的，既有对国家经济、社会的影响，也有对劳动者个人的影响。人口老龄化将会导致劳动年龄人口比例下降，规模减小，使社会劳动力总供给相对减少，劳动力供给紧张，对国家经济的持续发展产生影响。同时，老龄化使老年抚养比增加，即每100名劳动年龄人口要负担赡养的老年人数增加，这意味着需要建立更加完善的社会保障体系。针对老年人的医疗保障、生活照料和精神关怀，在经济尚不发达的情况下如何妥善解决如此规模的老年人赡养问题，将是社会养老的一个巨大难题。而在我国现行的社会保障体系中，城市老年人主要以社会养老为主（但无工作的城市老年人的养老和医疗保障还没有实现全覆盖），而农村老年人仍旧以家庭养老为主。随着人口老龄化速度加快，一个家庭中一对夫妻要养育子女和赡养4名老人，养老问题会给劳动年龄人口造成沉重的经济和精神负担，进而影响到传统的家庭结构和家庭赡养功能，甚至带来诸多社会问题。

我国积极应对老龄化的总体目标是：建立健全老龄战略规划体系、社会养老保障体系、老年健康支持体系、老龄服务体系、老年宜居环境体系和老年群众工作体系，服务经济社会改革发展大局，努力实现老有所养、老有所医、老有所教、老有所学、老有所为、老有所乐的工作目标，让广大老年人共享改革发展成果。

相关链接

2016年，世界卫生组织（WHO）发布的《中国老龄化与健康国家评估报告》中对我国老龄化发展及其影响进行了描述与分析，主要内容如下：

● 中国人口老龄化进程要明显快于其他中低收入国家。到2040年，60岁及以上人口的比例将从 2010 年的 12.4% 上升至 28%。女性寿命高于男性；与城市人口相比，老年人占农村人口比例更高。

● 社会和经济变迁正改变着中国传统的养老模式。对每对年轻夫妇来说，未来将有 4 名甚至更多的老年家庭成员需要其进行日常照护和帮助。

● 中国的疾病谱已经开始从传染性疾病转向非传染性疾病。到 2030 年，慢性非传染性疾病的患病率将至少增加 40%。大约 80% 的 60 岁及以上老年人将死于慢性非传染性疾病。

● 亟须基于公平获得和利用照护服务的原则开展及时和合理的政策干预，以满足中国老年人的照护需要，提高照护人员和照护对象的生活质量。

第 2 节　老年护理服务体系

 学习目标

➢ 了解老龄化社会对护理服务的需求
➢ 熟悉老年护理服务体系的基本组成
➢ 掌握居家养老护理服务的主要目的

 知识要求

一、老龄化社会对护理服务的需求

健康期望寿命指一个人在某个年龄不受疾病、死亡和机能障碍的影响，有望在健康状态下生活的年数。根据 2012 年世界卫生组织对中国的评估，中国男性的健康期望寿命为 67 岁，女性为 69 岁。与平均期望寿命比较，老年人在生命的最后 7~8 年处于健康受损的状态，需要他人照护。

造成老年人依赖照护的主要原因是慢性病或与年龄相关的损伤所导致的功能损失。行动能力、视力、听力和认知功能受损、尿失禁等比慢性疾病的患病率更高，且更为常见。2010 年，中国需要他人日常照护的老年人口约 2 530 万，预计到 2050 年这一数字可能达到 6 600 万。这些都表明了我国长期照护服务需求的快速增长，需要由非专业护理人员（家庭、朋友或邻居）和（或）专业护理人员（医疗专业人士）提供照护，以保证生活不能完全自理的老年人仍能继续享有较高的生活质量,按照其个人意愿尽可能获得最大限度的独立、自主、参与、个人满足及人格尊严。

二、老年护理服务体系的发展

1. 国外老年护理服务的基本模式

各国长期护理保险制度的建立一般都遵循以下原则:一是注重政府推动,提供立法保障和财政支持;二是筹资多元化,强调社会和个人责任;三是服务体系多元化,注重提升服务质量和人员素质;四是强调护理需求评估,注重护理分类、分级制度;五是居家照护为主,机构护理为辅,注重预防护理;六是建立实物给付与现金相结合的给付政策。国外老年护理基本模式见表1—1。

表1—1　　　　　　　　国外老年护理基本模式

保障模式	独立保障模式(双支柱模式)	护理保险与医疗保险彻底分开,建立独立的护理保险基金
	医疗子系统保障模式(依附模式)	护理保险隶属于医疗保险制度体系框架,但护理支出与医疗支出分开,在医保基金下设立护理资金账户,实行独立核算,专款专用
	医疗保障模式(单一机制模式)	护理服务是医疗保障制度的一个待遇覆盖项目,在医保基金的支付项目中设立长期护理项目,符合要求的长期护理费用由医保支付
筹资模式	社会保险模式	筹资主要来源于个人和企业缴纳的保险费
	福利保障模式	筹资来源于税收,个人无须另行缴费
	商业保险模式	参保人自愿参保缴纳保险费,保险经营者以营利为目的
保障对象	普惠制模式	长期护理保险适用于全体国民。实行社会福利制度的国家通常采用这种模式,如英国
	目标人群模式	长期护理保险仅适用于护理需求较高或难以支付护理费用的人群,通常是低收入人群或一定年龄以上的人群,如日本长期介护的参保对象为40岁以上的国民
	护理跟从医疗模式	医疗保障对象即为护理保障对象,如德国

2. 我国老年护理服务体系建设

学者刘晓梅、曹煜玲提出,老年护理服务体系包括护理服务的提供者、护理服务的层次、护理服务的提供方式、护理服务的接受者和护理服务内容五个方面。

(1)老年护理服务的提供者主要包括政府和非政府两个方面。在政府提供基础护理服务的同时,还需要非政府组织的广泛参与,提供更多可选择的护理服务。民政部等十部委《关于鼓励民间资本参与养老服务业发展的实施意见》(民发〔2015〕33号)鼓励民间资本参与居家和社区养老服务、机构养老服务、养老产业发展等；推进医养融合发展、扶持和发展护理型养老机构建设；依托职业院校和养老机构等，加强养老护理人员培训，对符合条件参加养老照护职业培训和职业技能鉴定的从业人员，按规定给予补贴。

（2）由于老年人的衰老程度不同，老年人所需要的护理程度也不同，因此为老年人提供的护理服务是需要分层次的，一般分为基础服务和可供选择的多样化服务两种。基础护理服务多由政府部门提供，目的是要确保每个老年人都能享受最基本的生存所需要的基本护理服务，但这不能满足所有老年人的所有护理需求，如精神慰藉、临终关怀等。因此，还需要有其他机构能够提供可选择的多样化的护理服务。即使是基础服务方面，也需要根据老年人的疾病状况和自理能力对护理服务进行分级。我国已有多个地区尝试开展老年照护等级评估，完善照护服务等级评估标准，根据照护服务时间的长短来进行分级，并提供相应的服务。

（3）我国养老服务业的发展目标是建成以居家为基础、社区为依托、机构为支撑的功能完善、规模适度、覆盖城乡的养老服务体系。为老年人提供护理服务的方式可以是多样化的：一是以老年护理院、社区卫生服务中心和其他一级医院为主为老年人提供住院医疗护理、康复和临终关怀服务；二是养老院提供的以生活照料为主的照护服务；三是通过医疗机构设立的家庭床位提供部分居家专业医疗护理；四是通过民政部门主导的、社会举办的、日间服务中心和社区助老服务社提供的社区或居家生活照料和精神慰藉服务；五是由亲属、护理员、志愿者提供的居家生活照料服务。多数学者认为，居家养老是当下人们最易接受也最为现实的选择，将在今后相当长的时期占据我国基本养老体系的基础地位，应全力营造一种老年人在家居住与社区照顾、上门服务紧密结合的新型居家养老服务模式。

（4）在老年护理服务接受者方面，应具有普遍性。只要是有护理需求的老年人，都应能够享受到基础护理服务。

（5）老年护理服务内容要具有多样性和综合性。因为老年人的身体状况可以有很大的差异，可以根据其实际需要和条件，选择不同的护理服务内容和护理方式。完善的老年护理服务体系应该能够为所有生活自理无困难、有部分困难和严重困难的老年人提供医疗保健、日常生活照料、精神慰藉、文化娱乐等各方面服务。

三、居家养老护理服务

居家养老护理服务是指政府和社会力量依托社区，为居家的老年人提供生活照料、家政服务、康复护理、精神慰藉等方面服务的一种服务形式。它是对传统家庭养老模式的补充与更新，是我国发展社区服务、建立养老服务体系的一项重要内容。居家养老护理服务的主要目的包括：提升老年人自我照顾和自主生活能力，延缓功能衰退；维护老年人的安全舒适，预防意外事件；维护老年人的形象、尊严和心理需求。

推动居家养老护理服务必须坚持以人为本，从老年人的实际需求出发，为老年人提供方便、快捷、高质量、人性化的服务；坚持依托社区，在社区层面普遍建立居家养老服务机构、场所和服务队伍，整合社会资源，调动各方面的积极性，共同营造老年人居家养老服务的社会环境；坚持因地制宜，紧密结合当地实际，与本地经济社会发展水平相适应，与社区人文环境和老年人的需求相适应，循序渐进，稳步推开；坚持社会化方向，采取多种形式，充分调动社会各方面力量参与和支持居家养老护理服务。

相关链接

2016年7月1日，上海市发布的《关于开展高龄老人医疗护理计划试点工作的意见》中规定：开展居家医疗护理服务试点对象为具有上海市户籍、年龄70周岁及以上、参加上海市职工基本医疗保险、经评估达到一定护理需求等级、居住在家且居住地属于试点行政区划范围内的高龄老人。由上海市人社局（市医保办）会同市卫生计生委制定老年医疗护理需求评估标准，组织医疗机构对高龄老人开展评估。取得《医疗机构执业许可证》的护理站、社区卫生服务中心、护理院、门诊部等，可向卫生计生行政部门申请开展居家医疗护理服务。医疗照护人员的收费标准为65元/次、执业护士为80元/次，由职工基本医疗保险统筹基金支付90%，其余部分由个人医疗账户结余资金支付，不足部分由个人自负。对符合民政医疗救助条件的个人，个人自负费用由居住地政府给予50%的补助。

本章测试题

一、单项选择题

1. 在世界各主要地区中，（   ）一直是老年人口比例最高的地区。
   A. 欧洲　　　　　　B. 亚洲　　　　　　C. 非洲　　　　　　D. 美洲
2. 人口学认定低龄老年人口为（   ）岁。
   A. 55～60　　　　　B. 60～69　　　　　C. 65～75　　　　　D. 70～79
3. 老年人群中平均每人约有（   ）年时间是带病期。
   A. 1　　　　　　　B. 3　　　　　　　C. 8　　　　　　　D. 15
4. 居家养老护理服务不包括（   ）。
   A. 生活照料　　　　B. 康复护理　　　　C. 精神慰藉　　　　D. 疾病诊治

5. 60岁及以上老年人口占总人口比例超过（　　），即意味着这个国家或地区进入严重老龄化。

　　A. 5%　　　　　　B. 7%　　　　　　C. 10%　　　　　　D. 20%

二、判断题

1. 近30年来，上海人口老龄化程度一直处于全国的顶端。（　　）
2. 老年人口具有高患病率、高伤残率等特点。（　　）
3. 在家庭内养老称为居家养老。（　　）
4. 基础养老护理服务多由政府部门提供。（　　）
5. 慢性病或与年龄相关的损伤所导致的功能损失都会导致老年人对照护的依赖。（　　）

本章测试题答案

一、单项选择题

1. A　2. B　3. C　4. D　5. C

二、判断题

1. √　2. √　3. ×　4. √　5. √

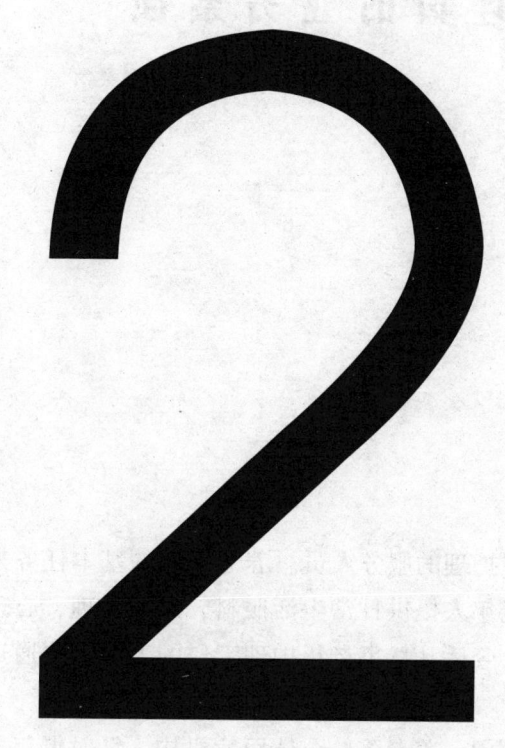

第 2 章

养老护理员的素质要求

第 1 节　养老护理员的业务素质　　　　　　　/10
第 2 节　养老护理员的职业道德与服务礼仪　/12

第1节　养老护理员的业务素质

学习目标

➢ 熟悉养老护理员的工作任务
➢ 了解养老护理员的理论知识要求
➢ 了解养老护理员的技能要求

知识要求

一、养老护理员的工作任务

养老护理员是指对老年人生活进行照料、护理的服务人员。养老护理的基本任务是根据老年人的生活、心理特点及社会需要，为老年人提供日常生活照料、疾病护理、心理护理等常用的护理技术。从行业发展趋势来看，今后凡从事老年护理工作的人员均要通过专业培训，取得职业资格证书后才能上岗。

养老护理员主要就职于医院、社区医疗部门、养老院、个体医疗机构，针对老年群体提供整体护理服务，也会对居家特殊老年群体提供家庭养老服务。随着我国人口老龄化程度的加快，以及人们养老理念的改变，越来越多的老年人进入养老机构。这就要求养老机构能够拥有一支技术过硬的护理队伍。许多人才中介机构看中养老事业广阔的发展前景，纷纷与养老机构洽谈合作，招聘经过培训后取得资格证书的养老护理员；同时还有许多市民直接聘请有经验的养老护理员入户照顾和护理老人。在这种大背景下，经过培训的合格养老护理员成为名副其实的"香饽饽"。当前我国持证的专业养老护理员紧缺。

二、养老护理员的理论知识要求

养老护理员首先应达到中华人民共和国人力资源和社会保障部国家职业技能标准《养老护理员（2011年修订）》的要求。

1. 老年人护理基础知识

（1）老年人生理、心理特点。

（2）老年人护理特点。

(3) 老年人常见疾病护理知识。

(4) 老年人饮食种类及营养需求。

(5) 老年人一般情况观察方法。

(6) 老年人护理记录方法。

(7) 老年人基本救助方法。

(8) 老年人常见冲突和压力处理方法。

2. 安全卫生、环境保护知识

(1) 老年人安全防护规范及相关知识。

(2) 老年人卫生防护知识。

(3) 老年人环境保护知识。

(4) 老年人居室整理及消毒隔离知识。

养老护理员要能够根据每位老年人的具体情况制定有针对性的安全保护措施，并在服务过程中对老年人进行全方位的安全保护。

3. 养老护理员职业工作须知、服务礼仪和个人防护知识

(1) 养老护理员职业工作须知。

(2) 养老护理员服务礼仪规范。

(3) 养老护理员个人防护知识。

4. 相关法律、法规知识

(1)《中华人民共和国老年人权益保障法》相关知识。

(2)《中华人民共和国劳动法》相关知识。

(3)《中华人民共和国消防法》相关知识。

三、养老护理员应具备的职业技能

养老护理员的职业技能要求包括为老人提供生活照料、协助专业护理、康乐活动、紧急情况处理等方面，按照五级、四级、三级依次递进。五级养老护理员的职业技能要求如下：

1. 生活照料

生活照料（或称日常生活护理）是指对老年人日常生活所做的照顾和料理工作，包括为老年人营造良好的居住环境、帮助老年人保持身体清洁、协助老年人进食进水、协助老年人如厕排尿、协助卧床老年人变换体位、晨晚间起居护理、促进老年人睡眠等。生活照护时，应鼓励老年人自己做力所能及的事，护理人员在一旁进行指导和监护，帮助老年人保持现有的生活自理能力。

2. 协助专业护理

养老护理员要能正确测量老年人的体重、体温、脉搏、呼吸、血压、血糖等，观察老年人皮肤变化，协助老年人正确服药等。

3. 康乐活动

养老护理员要能为老年人示范简单的康乐活动，帮助活动不便的老年人使用轮椅、助行器等。

4. 紧急情况处理

当老年人发生烫伤、外伤、噎食、误吸、跌倒时，养老护理员要能采取正确的现场处理措施。

第2节 养老护理员的职业道德与服务礼仪

 学习目标

- 了解职业道德的概念
- 熟悉养老护理员的职业道德要求
- 掌握养老护理员服务礼仪规范
- 在执行护理操作过程中能够恰当地与老年人沟通

 知识要求

一、职业道德的概念

职业道德是同人们的职业活动紧密联系的，符合职业特点所要求的道德准则、道德情操与道德品质的总和。它既是对本职人员在职业活动中行为的要求，同时又是职业对社会所负的道德责任与义务，也是人们在从事职业的过程形成的一种内在的、非强制性的约束机制。职业道德是在特定的职业实践的基础上形成的，因而其内容总是要鲜明地表达职业义务、职业责任以及职业行为上的道德准则；而其表达则从职业的交流活动实际出发，采用制度、守则、公约、承诺、誓言等灵活多样的形式，易于从业人员接受和实行。职业道德的作用体现在既可以调节从业人员的内部关系，也可以调节从业人员与服务对象之间的关系，有助于维护和提高行业信誉、促进行业发展。"热爱职业、忠于职守"是所有职业道德的基本原则和要求。

二、养老护理员的职业道德要求

养老护理员的职业道德是在进行养老护理工作中应当遵守的行为规范。根据中华人民共和国人力资源和社会保障部的国家职业技能标准《养老护理员（2011年修订）》的要求，养老护理员职业守则的主要内容有以下三点：

1. 尊老敬老，以人为本

作为老年护理服务人员，养老护理员最基本的职业道德就是要忠于职守，热爱养老护理工作，在养老护理工作中必须贯彻"以老年人为本"的基本原则。尊重老人、爱护老人是中华民族几千年来的传统美德，更是做好养老护理工作的前提条件。

2. 服务第一，爱岗敬业

养老护理员的主要工作就是为老年人提供必要的生活协助、健康照护，属于服务性工作。因此，养老护理员必须树立服务第一的理念，不断学习老年护理知识，接受新的理念，努力提高自己的服务技能，为老年人提供全方位的身心照顾，尽可能保留老年人现有的功能。

3. 遵章守法，自律奉献

在为老年人提供照护服务时，必须遵守国家的法律、法规，做到诚实、慎独、自重。养老护理员要自觉学习相关法律法规，切实尊重并维护老年人的合法权益。我国1996年8月颁布的《中华人民共和国老年人权益保障法》通过立法制止和制裁侵害老年人权益的行为，是保障老年人合法权益的体现，也促进和保障了社会经济、文化进一步健康稳定、持续发展。该法对老年人在家庭生活和社会生活中的权益及保障进行了阐述。

三、养老护理员的服务礼仪规范

养老护理员的服务对象是老年人，服务礼仪与行为规范是增强服务意识，提高服务质量必不可少的基础。良好的仪表、谈吐和举止会在无形中赢得老年人的信任，有助于建立良好的人际关系，使各项护理操作能够顺利进行并达到令人满意的效果。养老护理员服务礼仪主要包括仪表规范、语言规范等。

1. 养老护理员的仪表规范

（1）着装。服装是人们审美的一个方面，每天上班前着装必须符合规范，也要与自己的职业相符。养老护理员制服力求简洁大方、舒适合体，便于各项护理操作，使人感到精干利索，不能过于随意。养老护理员不应穿紧身衣裤或过于暴露的服装。

（2）仪容。养老护理员不能浓妆艳抹、珠光宝气，发型要大方，可以着淡妆，面容要保持清洁，指甲要经常修剪（不留长指甲、不涂指甲油）。养老护理员佩戴首饰要限制，如不允许戴戒指等。养老护理员要勤洗澡、勤换衣、勤漱口、勤剪指甲，身上不可有异味，不吃有异味的刺激性食物（烟、酒、韭菜、大蒜等）。

2. 养老护理员的语言规范

养老护理员与老年人讲话时，要吐字清晰、音量适中，能使对方听清楚，并应注意使用礼貌用语，不说粗话脏话。

（1）招呼用语。如"请""对不起""请稍候""您好""您早"等。

（2）称呼用语。称呼要根据年龄、职业情况进行选择，如"先生""女士""老师"，也可同病人的晚辈一样称呼"爷爷""奶奶""阿婆"等。

（3）介绍用语。如"您好，我是您的护理员，我叫×××，您可以叫我××，有事请随时找我。"

（4）安慰用语。安慰用语要真诚、贴切与关怀，使用安慰用语要使老年人感到依靠和希望，如"不要担心""不用太紧张，一定会……"。

四、与老年人的沟通技巧

沟通是人与人之间、人与群体之间思想与感情的传递和反馈的过程，以求思想达成一致和感情的通畅。沟通方式包括语言沟通和非语言沟通，多数情况下语言沟通是主要的沟通方式，但是语气、表情和手势也常常会起到补充、强调的作用，并进而对沟通效果产生正面或负面的影响。

在养老护理工作中，护理员首先要把接受照料服务的老年人作为独立的个体看待，尊重老年人的同时也要努力让老年人了解护理员的工作性质和目标，建立起双向、对等的沟通关系，以达到更好的沟通效果。首先，护理员要充分了解和掌握老年人的生活状态，甚至适当了解老人的生活经历，这样有助于找到双方共同的话题，及时发现老年人状况的变化并采取应对措施。其次，护理员要多和老年人打招呼、问候，护理操作过程中也要多询问、安慰，让老年人感到被关心，护理员还可以通过创造一些双方互相感谢的机会提升老年人的价值感。再次，护理员要有耐心，适当放慢语速确保老年人能听清和理解自己的意思，注意倾听老年人的表达，即使有时候老年人语速较慢或重复陈述某件事也不要有不耐烦的表现。最后，要用适合老年人的讲话方式进行沟通，语气要郑重、尊敬，不要随便夸奖，尤其是不能用夸孩子的语气，如"乖一点""真听话"等。

养老护理员在进行各种护理操作的过程中，与老年人的沟通是必不可少的，如评估老年人、解释操作或评价护理效果等。各项操作的每一个步骤均要有明确的沟通指导性用语。良好的沟通会大大改善服务效果，增加老年人的满意度。操作过程中的沟通一般分为三个部分：第一，要求操作前沟通，先向老年人作自我介绍，评估其生理、心理情况是否可以接受该项操作、介绍操作目的、注意事项及配合要点。第二，护理操作过程中的沟通，要边沟通边操作，指导护理对象配合。对于可能引起不适的操作，可视情况运用鼓励性语言或安慰性语言帮助其增强信心；操作失误时要用真诚的语言道歉。第三，操作结束后要评估操作效果，告知注意事项并向老人的配合表示感谢。

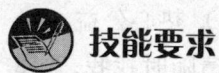 技能要求

护理服务站、坐的基本姿态

一、站姿

1. 头正，双目平视，嘴唇微闭，下颌微收，面部平和自然。
2. 双肩放松，稍向下沉，身体有向上的感觉，呼吸自然。
3. 躯干挺直，收腹、挺胸、立腰。
4. 双臂自然下垂于身体两侧，或双手相握放置于腹前。
5. 双腿并拢立直，两脚跟靠紧，脚尖分开成60°。男子站立时，双脚可分开，但不能超过肩宽。

二、坐姿

1. 腰背挺直，肩放松。
2. 女性应两膝并拢。男性膝部可分开一些，但不要过大，一般不超过肩宽。
3. 双脚自然踏地，稍向后收。
4. 双手自然放在膝盖上或椅子扶手上。

 本章测试题

一、单项选择题

1. 为更好地体现日常生活护理的意义，养老护理人员在日常生活护理工作中应掌握一条很重要的原则是（　　）。

    A. 满足老年人所有的要求　　　　　　B. 强调生活习惯的一致性

    C. 尽量维护他们现有的生活自理能力　　D. 以护理操作方便为前提

2. 根据每位老年人的具体情况制定有（　　）的安全保护措施。

  A. 部分   B. 全方位   C. 针对性   D. 片面性

3. 在养老护理工作中必须贯彻（　　）的基本原则。

  A. 生活护理   B. 老年人安全   C. 心理疏导   D. 以老年人为本

4. （　　）是所有职业道德的基本原则和要求。

  A. 热爱职业   B. 技能高超   C. 热心服务   D. 热心公益

5. "您好，我是您的护理员，我叫×××，您可以叫我××，有事请随时找我。"属于（　　）。

  A. 称呼用语   B. 介绍用语   C. 招呼用语   D. 安慰用语

二、判断题

1. 日常生活护理是指对老年人日常生活所做的照顾和料理工作。（　　）

2. 养老护理职业道德包括养老护理人员在进行养老护理工作中应当遵守的行为规范。（　　）

3. 养老护理职业道德就是养老护理人员在进行职业活动中应当遵守的劳动纪律。（　　）

4. 老年人自己做力所能及的事，护理人员在一旁进行指导和监护，这种护理方式不能使老年人现有的生活自理能力得以保持。（　　）

5. 满足老年人的生活需要就是为老年人提供丰富的生活物质。（　　）

本章测试题答案

一、单项选择题

1. C   2. C   3. D   4. A   5. B

二、判断题

1. √   2. √   3. ×   4. ×   5. ×

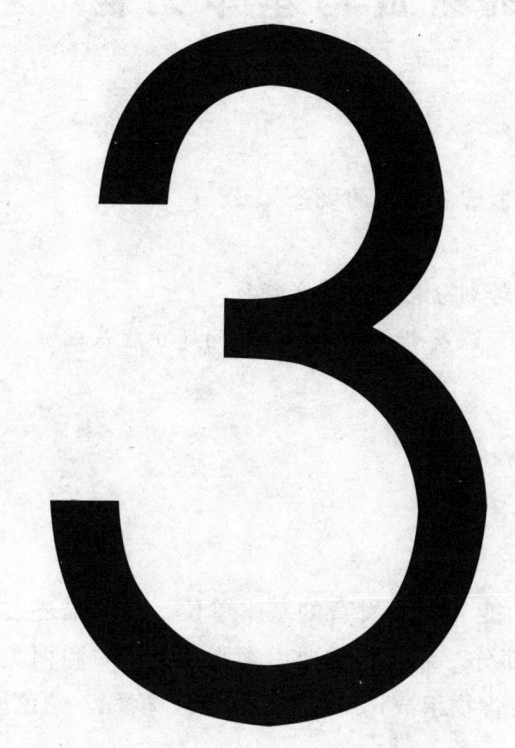

第 3 章

人体的结构功能与衰老变化

第 1 节　人体各系统组成与基本功能　　/18
第 2 节　老年人的生理与心理变化特点　/24

第1节 人体各系统组成与基本功能

 学习目标

➢ 了解人体基本构造，包括细胞、组织、器官和系统的概念
➢ 了解人体八大系统的基本功能
➢ 了解健康老年人的标准，包括老年人年龄划分标准与衰老特征
➢ 了解健康的定义、影响健康的相关因素，以及老年人常见健康问题护理基础

 知识要求

一、人体基本构造

1. 细胞、组织、器官和系统

（1）细胞。细胞是人体形态结构、生理功能和生长发育的基本单位。传统描述方法中，细胞可分为细胞膜、细胞质、细胞核3部分。细胞膜主要由类脂、蛋白质和糖类组成；细胞质也称细胞浆，由基质、细胞器和内含物组成；细胞核由核膜、核仁、染色质、核基质4部分组成，如图3—1所示。

（2）组织。通常将大量形态相近、功能相关的细胞由细胞间质结合在一起形成的结构称为组织。人体基本组织主要分为上皮组织、结缔组织、肌组织和神经组织4类。

（3）器官。器官是由不同的细胞和组织联合构成的结构，具有一定的形态特征和生理机能，用来完成某些特定功能，并与其他分担共同功能的结构一起组成各个系统。

（4）系统。各个器官按照一定的顺序排列在一起完成一项或多项生理活动的结构叫系统。人体分为运动系统、消化系统、呼吸系统、泌尿系统、生殖系统、循环系统、神经系统、内分泌系统8大系统。

2. 人体八大系统的基本功能

（1）运动系统。运动系统由骨、关节和骨骼肌组成。全身各骨通过关节连接成骨骼（见图3—2），构成人体的基本形态和支架，具有运动、支持和保护的功能。骨骼肌多附着于骨上，有舒缩的功能。在神经系统的支配下，骨骼肌收缩牵动骨，以关节为支点产生运动，以维持人体的各种姿势或使某个部位发生位置的改变。在运动中，骨起杠杆作用，关节是运动的枢纽，两者为运动系统的被动部分。骨骼肌是运动的主动部分。

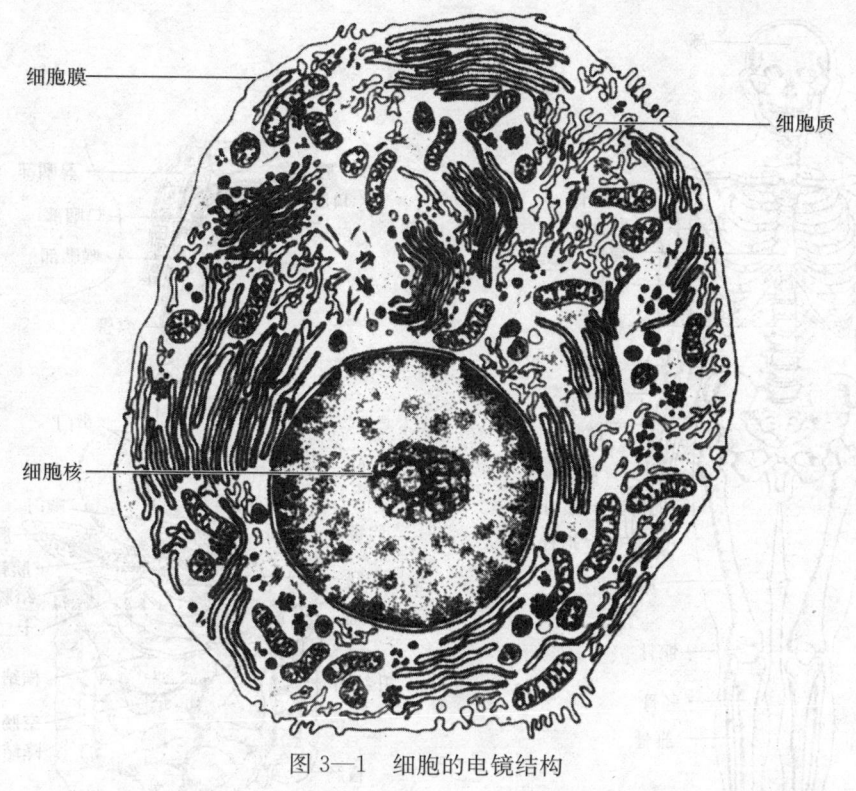

图 3—1　细胞的电镜结构

（2）消化系统。消化系统由消化管（或消化道）和消化腺组成，其功能是消化食物，吸收营养物质和水分，排出消化吸收后的食物残渣，如图 3—3 所示。

（3）呼吸系统。呼吸系统由呼吸道和肺两大部分组成。呼吸道包括鼻、咽、喉、气管和各级支气管。通常把鼻、咽、喉称为上呼吸道；把气管和各级支气管称为下呼吸道。肺由肺实质和肺间质组成，是气体交换的具体场所，如图 3—4 所示。

（4）泌尿系统。泌尿系统由肾、输尿管、膀胱和尿道组成。主要功能是排出人体新陈代谢所产生的能溶于水的代谢产物（如尿素、尿酸等）和多余的水分等。泌尿系统对保持机体内环境的相对稳定和电解质平衡起着重要的作用。

（5）生殖系统。生殖系统的主要功能是产生生殖细胞，繁殖新个体，以保持种族的延续，形成并维持第二性征。男性、女性生殖系统按功能都可分为生殖腺、输送管道和附属腺三部分。按生殖器官所在的位置又可分为内生殖器和外生殖器。生殖器官男女各不相同。男性内生殖器包括生殖腺（睾丸）、输送管道（附睾、输精管、射精管、男性尿道）和附属腺体（精囊、前列腺、尿道球腺），男性外生殖器包括阴囊和阴茎，如图 3—5 所示。女性内生殖器包括生殖腺（卵巢）、输送管道（输卵管、子宫、阴道）和附属腺体（前

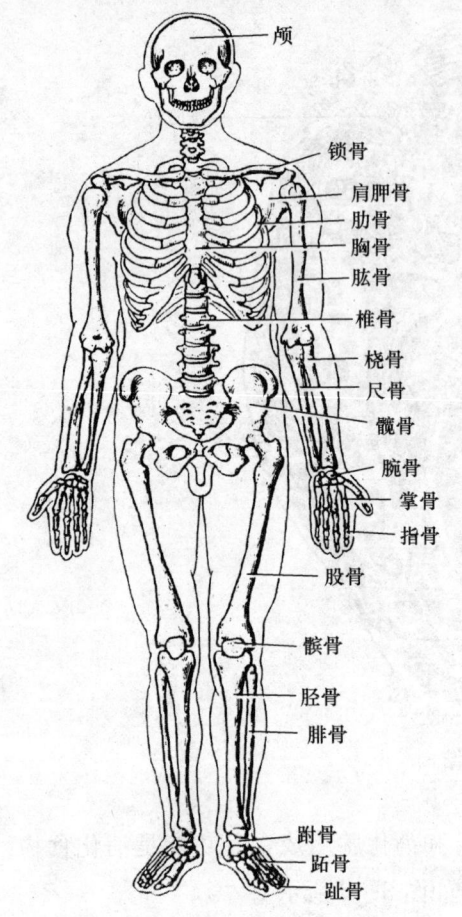

图3—2 全身的骨骼（前面观）

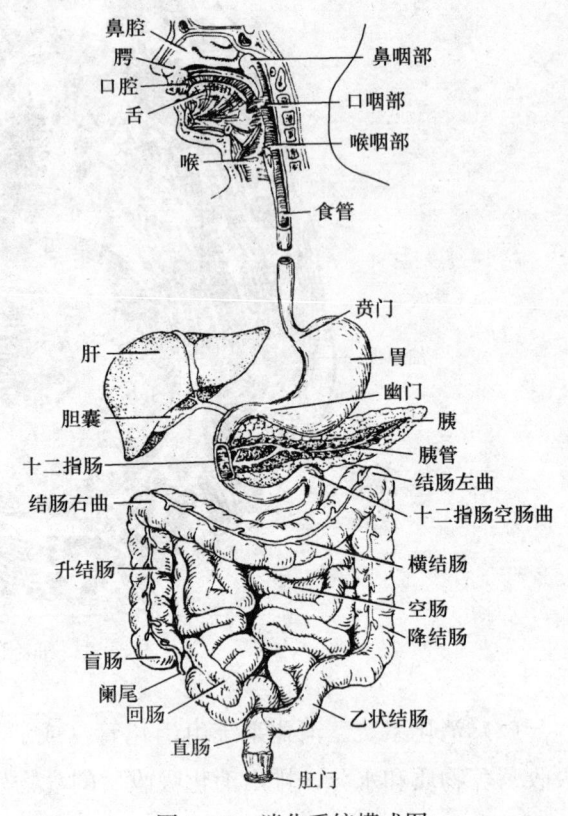

图3—3 消化系统模式图

庭大腺），女性外生殖器即女阴，包括位于会阴部的大阴唇、小阴唇以及附属腺体（前庭大腺）等。

（6）循环系统。循环系统又称为脉管系统，是体内密闭的管道系统，管道内始终不停地循环流动着液体。根据管道内流动液体的不同，循环系统又可分为心血管系统和淋巴系统。心血管系统由心和血管组成，管道内流动的是血液。心是促使血液流动的动力器官，主要由心肌构成。血管是运送血液的管道。根据血管的形态结构和功能特点，又可分为动脉、毛细血管和静脉，如图3—6所示。淋巴系统由各级淋巴管道、淋巴器官和淋巴组织构成，管道内流动的是无色透明的淋巴。淋巴系统是静脉的辅助结构，不仅能辅助静脉运送体液回归血液循环，还能转运乳糜微粒和其他大分子物质。淋巴器官和淋巴组织还可产生淋巴细胞、过滤淋巴液并参与机体的免疫过程，同时也是人体重要的防御屏障。

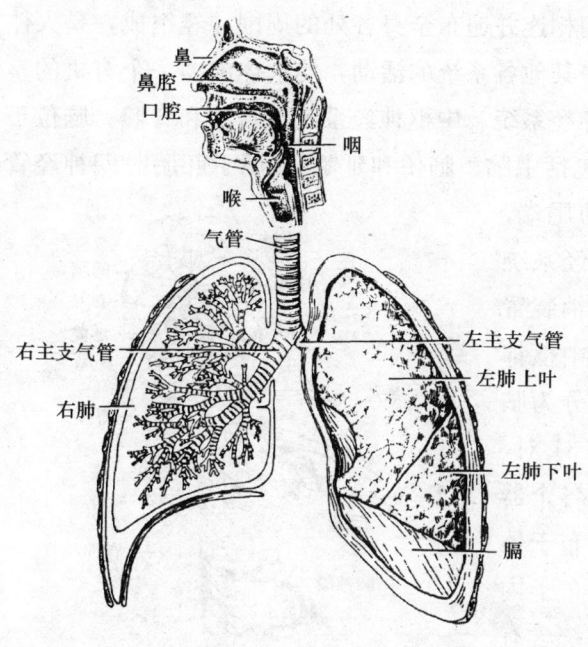

图 3—4 呼吸系统全貌

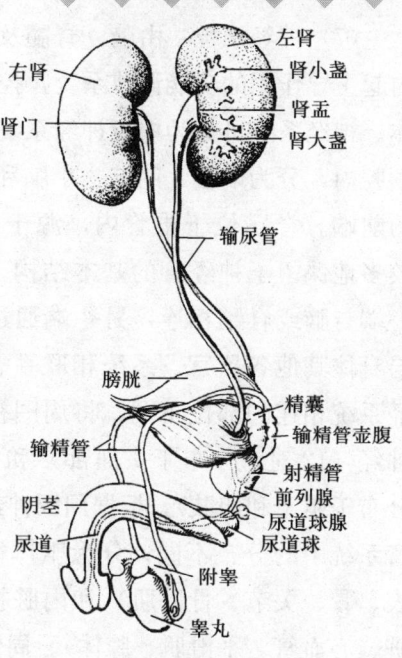

图 3—5 男性泌尿生殖系统全貌

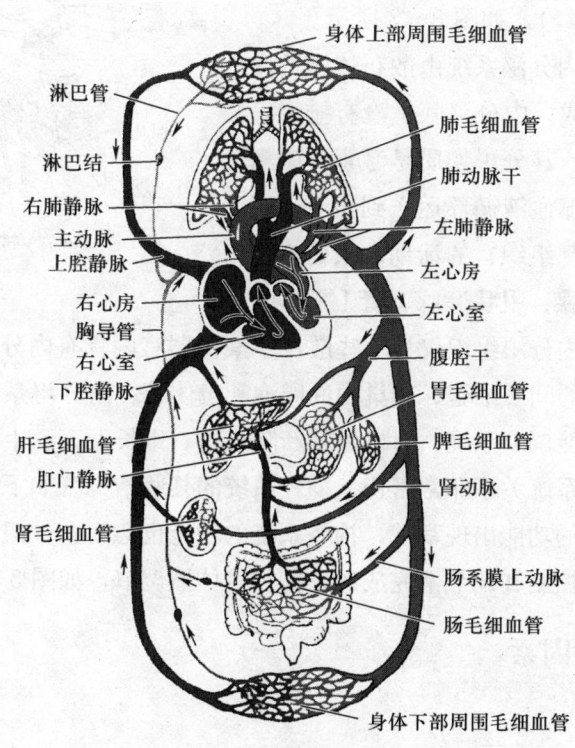

图 3—6 血液循环示意图

(7) 神经系统。由脑、脊髓及其与它们相连并遍布全身各处的周围神经组成,是人体内起主导作用的功能调节系统,控制和调节其他各系统的活动,使人体成为一个有机的整体。神经系统可分为中枢神经系统和周围神经系统。中枢神经系统包括脑和脊髓。脑位于颅腔内,分为端脑、间脑、小脑和脑干(包括中脑、脑桥和延髓),源于胚胎时期神经管的前端。脊髓位于椎管内,源于神经管的尾端,较多地保留了神经管的基本结构。周围神经系统一端与脑或脊髓相连,另一端通过各种末梢装置与身体其他各器官、系统相联系。根据与中枢神经系统相连的部位不同,将周围神经系统分为脑神经(12对,分布于头面部)和脊神经(31对,分布于躯干和四肢)。根据周围神经系统在各个器官系统中的分布不同,分为躯体神经(分布于体表、骨、关节、骨骼肌)和内脏神经(分布于内脏、心血管、平滑肌、腺体)。周围神经系统含有感觉和运动成分,分别称感觉神经(或传入神经)和运动神经(或传出神经),如图3—7所示。

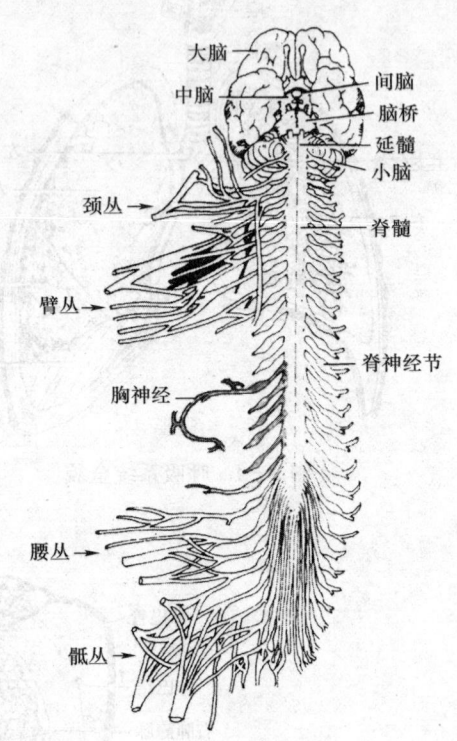

图3—7 神经系统概况

(8) 内分泌系统。内分泌系统由散布体内的内分泌腺和内分泌组织构成。内分泌腺是没有排泄管的腺体,又称为无管腺,其分泌物质是激素。激素直接透入血液或淋巴,随血液循环运送到全身,影响特定器官(靶器官或靶组织)的活动。人体内的内分泌腺主要包括甲状腺、甲状旁腺、肾上腺、垂体、松果体、胸腺等。内分泌组织仅为一些散在于某些器官内具有内分泌功能的细胞团,如胰腺内的胰岛、睾丸内的间质细胞、卵巢内的卵泡和黄体等。内分泌系统是除神经系统外的人体内另一个重要的功能调节系统,对机体的新陈代谢、生长发育、生殖活动等进行体液调节。内分泌系统与神经系统关系非常密切。神经系统的某些结构(如下丘脑)也具有内分泌的功能,若内分泌系统的功能出现紊乱,神经系统的功能也会失调,但内分泌系统的活动仍然是在中枢神经系统的控制和调节下完成的,即神经体液调节,如图3—8所示。

二、健康及相关因素

1. 健康的定义

世界卫生组织于1989年提出,健康不仅是没有疾病,而且包括躯体健康、心理健康、社会适应良好和道德健康。躯体健康是指生理功能正常，无躯体疾病。心理健康是指人格完整，拥有良好的人际关系和明确的生活目标。社会适应良好是指个人的心理活动和各种行为能适应当时复杂的环境变化，被人所理解并接受。道德健康是指个人的行为与社会公认的道德和规范一致。

2. 影响健康的相关因素

（1）生物因素。生物因素包括生物性致病因素和遗传因素。生物性致病因素是由病原微生物引起的传染病、寄生虫病和感染性疾病。在我国，结核、肝炎、艾滋病等传染性疾病依然是影响健康的重要因素。遗传因素是指由生物遗传因素导致的人体发育畸形、代谢障碍、内分泌失调和免疫功能异常。人类染色体决定人的性别，产生与亲代的相似性；人类染色体还带有各种各样的显性或隐性基因，可造成染色体遗传性疾病，如糖尿病、血友病等，某些疾病有较大的家族遗传倾向，如肿瘤、心血管疾病等。

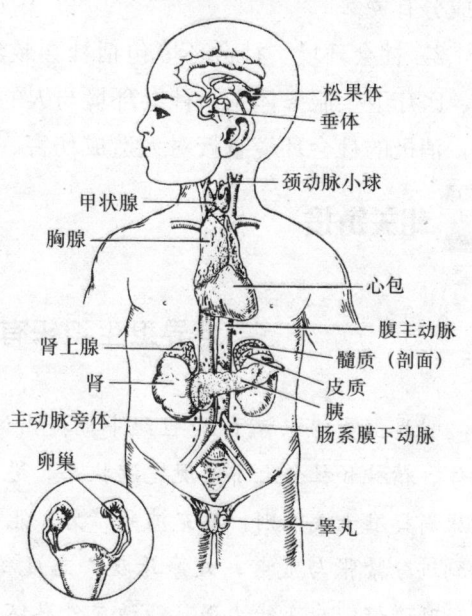

图3—8 内分泌系统概况

（2）心理因素。心理因素主要通过对情绪和情感发挥作用而影响人的健康。人的心理活动在生理活动的基础上产生。反过来，人的情绪和情感又通过对神经系统的影响而对人体组织器官的生理和生化功能产生影响。在心理刺激或情绪活动时，机体会出现或伴有一些生理反应，如血压升高、心率和呼吸变化、消化停滞等。良好的情绪使人保持心态平衡、提高机体免疫力、促进健康、延缓衰老；不良情绪的长期作用会引起激素分泌失调、免疫系统机能下降、各器官和组织的代谢和功能发生变化，导致疾病或增加多种疾病的发病概率。例如，焦虑、忧郁、恐惧等情绪因素可引起人体各系统功能失常，导致失眠、血压升高、食欲下降、心率加快、月经失调等症状，并进一步影响疾病的发生、发展和转归。

（3）环境因素。环境是人类赖以生存和发展的社会和物质条件的总和。环境因素包括物理环境和社会环境。

1）物理环境。物理环境包括空气、水、气候、食物、卫生设施等。气温、湿度、气压、声波、振动、噪声、辐射等超过某一限度时会影响人体健康；天然或合成的化学物质导致中毒，也会对人的健康造成影响。有些地方性疾病已被证明与当地的水质、气候和土壤成分有关。

2）社会环境。社会环境包括社会政治制度、社会经济因素、社会文化因素、生活方式、医疗卫生服务体系。社会环境与人的健康有密切关系。积极的社会环境将促进人的健康，消极的社会环境直接对人造成伤害、导致人体患病。

 相关链接

世界卫生组织有关健康新标准十大准则

世界卫生组织曾于20世纪中期提出健康的定义，指个体不仅没有疾病和衰弱，并且在身体、精神和社会上都呈现完满状态。进入21世纪，世界卫生组织又提出衡量健康与否的健康新标准十大准则：有充沛的精力，能从容不迫地进行日常生活和担负繁重工作，而且不感到过分紧张与疲劳；处事乐观，态度积极，乐于承担责任，事无大小，不挑剔；善于休息，睡眠好；应变能力强，能适应外界环境的各种变化；能够抵抗一般性感冒和传染病；体重适当，身体匀称，站立时，头、肩、臂位置协调；眼睛明亮，反应敏捷，眼睑不易发炎；牙齿清洁，无龋齿，不疼痛，牙龈无出血现象；头发有光泽；肌肉丰满，皮肤有弹性。

第2节 老年人的生理与心理变化特点

 学习目标

➢ 了解老年人的生理变化，包括运动、消化、呼吸、泌尿、生殖、循环、神经、内分泌系统的改变

➢ 了解老年人的心理变化，包括心理特征、认知特征、情绪特征和性格特征

 知识要求

一、健康老年人的标准

1. 中国健康老年人标准（2013版）

（1）重要脏器的增龄性改变未导致功能异常；无重大疾病；相关高危因素控制在与其

年龄相适应的达标范围内;具有一定的抗病能力。

(2) 认知功能基本正常;能适应环境;处事乐观积极;自我满意或自我评价好。

(3) 能恰当处理家庭和社会人际关系;积极参与家庭和社会活动。

(4) 日常生活活动正常,生活自理或基本自理。

(5) 营养状况良好,体重适中,保持良好的生活方式。

2. 中国健康老年人标准的内容特点

(1) 标准的具体内容解释。中国健康老年人标准(2013版)适用于60岁及以上人群,其中"老年人"指60~79岁人群,"高龄老年人"指80岁及以上人群。高危因素指心脑血管疾病的相关危险因素,主要有高血压、糖尿病、血脂紊乱。体重适中指体质指数(BMI)为20~25。良好生活方式指不吸烟、慎饮酒、合理膳食搭配、坚持科学锻炼等。

(2) 标准的内容特点

1) 第1条强调了重要脏器(如心、脑、肾等器官)的增龄性改变而非病理性病变,并且强调了功能,而非器质性改变。无重大疾病指无心脑血管疾病,肺、肝、肾功能无明显异常,无内分泌代谢疾病及免疫、泌尿、恶性肿瘤及其他影响基本生活功能的疾病。相关高危因素控制在与其年龄相适应的达标范围内主要强调即使老年人有疾病,只要在可控制范围内或能维持基本日常生活也可视为健康老年人。具有一定的抗病能力强调了老年人身体整体的状态。

2) 将认知功能放在第2条的位置,强调了认知变化在老年人健康中的重要性。自我满意或自我评价好融入国际上较新的老年人健康概念。

3) 第3条强调了积极老龄化的概念。鼓励老年人积极参与社会活动,积极融入家庭和社会,让他们意识到其整个生命过程中体力、精神状态及社会参与的潜力,即使高龄仍能发挥对家庭、同行、社会及国家的贡献,增加幸福感和归属感。

4) 第4条强调了老年人日常生活能力,即使老年人有疾病,只要能维持基本日常生活也可视为健康老年人,这与以往有病就认为不健康的观念不同。

5) 第5条主要倡导老年人养成健康的生活习惯,积极预防疾病。

二、老年人的生理变化

1. 老年人运动系统的变化

(1) 骨骼。老年人骨骼中有机物减少而无机成分增多。由于有机物和无机盐不断从骨内被释放出来排出体外,导致骨小梁减少、骨皮质变薄、四肢的长骨骨端、椎体等处骨骼变成海绵样状态或发生骨质疏松。特别是老年女性,控制破骨细胞的雌激素减少,导致骨质溶解亢进。与此同时,老年人形成有活性的维生素D_3的能力降低,使钙的吸收减少,因此甲状旁腺素分泌增多，增强破骨细胞溶解骨质的功能，骨的生成与吸收出现负平衡，使骨骼弹性、韧性进一步降低，容易发生骨折。

（2）肌肉。老年人由于内分泌和代谢功能的改变，肌肉出现老化现象，表现为肌细胞内水分减少、细胞间液体增多、肌纤维变细、肌肉萎缩、失去弹性、肌群体积减小；或者由于肌肉组织间纤维组织增生，使肌肉成为假性肥大，肌腱韧带萎缩而变僵硬。50岁以后，肌肉衰退速度加快，男性较女性明显，60岁以上老年人肌肉仅占体重的25%。70岁时人体肌肉组织比其30岁时减少30%，肌肉纤维的结构性变化不但使肌肉收缩力降低，也使有效长度变短，导致动作的幅度减少。肌腱、韧带由于失去水分及结构性退化而失去弹性、强度降低。

（3）骨关节。老年人关节的胶原细胞随着年龄的增加而减少，关节的弹性和伸缩性降低。关节囊出现结缔组织增生、韧带退行性变化及纤维化；关节软骨发生纤维化、磨损及骨化、骨质增生，导致关节间隙变窄，对外力的缓冲作用丧失，出现关节不稳定，甚至可促使骨赘的形成，产生疼痛；滑囊变僵硬致使关节也僵硬，导致关节运动及活动范围缩小。

（4）运动能力下降。老年人关节软骨纤维化、磨损及骨化，关节囊僵硬，关节韧带弹性减弱，滑囊变僵硬，关节活动幅度下降；由于骨质增生和骨赘的形成，摩擦关节面，刺激神经末梢产生疼痛而限制活动强度；关节间隙变窄，对外力的缓冲作用丧失，出现关节不稳定，增加跌倒的危险性；骨关节的退行性变化或畸形，限制老年人的运动及活动范围。

2. 老年人消化系统的变化

相对于其他系统疾病，老年人消化系统疾病病死率相对较低。但是，消化系统的问题是老年人疾病并发症、不舒适的根源。随着年龄的增加，消化系统问题也逐渐增多，如消化不良、嗳气、腹泻、便秘、恶心、呕吐、厌食、体重减轻、腹胀等。老年人的营养情况、药物的应用、情感及活动减少也影响着老年人的消化系统疾病。

（1）食管。老年人食管蠕动反应减慢，食物传递速度延长。部分老年人食管下括约肌位置上移，食管下括约肌松弛，易发生反流性食管炎。

（2）胃。老年人幽门螺旋杆菌感染率明显高于年轻人。胃酸分泌减少主要是胃黏膜萎缩的结果。由于食物储留在胃窦的时间延长、幽门螺旋杆菌的高感染率、胃血液量及黏液分泌减少等因素，老年人胃溃疡的发病率比中青年人高。胃溃疡、萎缩性胃炎及肠化生的高发病率，导致胃癌的发病率随年龄增加而呈上升趋势。

（3）小肠。老年人小肠肠壁血管硬化、小肠供血减少、绒毛活动减弱、腺体萎缩、小肠液分泌减少等，使肠蠕动减弱、排空时间延迟、小肠吸收能力减低。

（4）大肠。老年人结肠常有黏膜萎缩、肠腺形态异常、结缔组织增多、肌层变薄、肌纤维萎缩、小动脉硬化或扭曲等老化改变，导致大肠黏液分泌减少，肠蠕动减弱，肛门直肠功能紊乱。直肠对内容物膨胀的感觉减退，需要较大的容量才能引起扩张的感觉，导致老年人易发生便秘。老年人肛门括约肌张力降低，易导致大便失禁。

（5）肝脏。老年人肝萎缩、肝细胞再生功能减退，影响到多种酶的合成和代谢，导致肝解毒功能减弱，对有毒物质和药物的清除速率降低。

（6）胆道。老年人胆道黏膜萎缩、肌层肥厚、弹性纤维减少、胆囊壁张力减低，易发生胆囊穿孔和胆囊下垂；胆道括约肌张力减退易使胆汁逆流引起胰腺炎。老年人胆汁减少而黏稠，并有大量胆固醇沉积，易发生结石、胆囊炎等。

（7）胰腺。随着老年人年龄增长，胰腺位置下移、重量减轻。60%老年人胰腺有纤维化、腺体中脂褐质沉积、脂肪组织浸润、腺泡萎缩、导管增生、小叶内纤维增多使小叶结构不清。胰液分泌减少，胰液分泌量及淀粉酶、胰蛋白酶和重碳酸盐的含量与年轻人相同，但脂肪酶减少，使老年人对脂肪的吸收能力降低，易产生脂肪泻。

3. 老年人呼吸系统的变化

随着年龄的增长，呼吸系统结构与功能会逐渐发生衰老的改变，使老年人患呼吸系统疾病和全身疾病时，肺部脏器比年轻人更容易受到损害。老年人在发生支气管哮喘、慢性阻塞性肺疾病、肺部感染等疾病时很容易发生呼吸衰竭，病死率较年轻患者明显增加。

（1）上呼吸道。老年人鼻黏膜变薄，腺体萎缩，分泌、加温和湿化气体功能减弱，防卫功能下降。喉的感觉迟钝及咳嗽反射减弱导致了咳嗽减少。因此，上呼吸道的防御功能降低是老年人极易发生误吸和感染的生理基础。

（2）下呼吸道。气管、支气管和小气道出现退行性变化。软骨钙化可导致气管变硬；上皮细胞的脱落损伤，使支气管反应性增高，易引发哮喘。

（3）肺。老年人的肺部随着年龄增长发生退行性变化，肺组织萎缩，弹性降低，回缩力减退使老年人肺的有效呼吸面积减少；肺泡壁变薄、肺泡融合后，易形成肺气肿。由于肋骨脱钙和肋软骨钙化，老年人胸廓变僵硬，横径变小，出现桶状胸。

4. 老年人泌尿系统变化

（1）肾脏。肾脏的主要功能是保持体液的总量、成分的稳定性，同时还具有重要的内分泌功能。随着年龄增长，肾脏的结构和功能都发生一定规律的变化。老年人的肾实质由于肾单元的丧失而减少，肾功能也随之变化，表现为肾小球滤过率的降低、肾小管再吸收及浓缩能力降低、肾脏的酸碱平衡缓冲能力也减退。正常成年人的肾小球滤过率是 125 mL/min，老年人的输尿管、膀胱和尿道最明显的变化是出现肌肉张力减低及膀胱容量减少，并且无法有效地将尿液排空，致使尿液滞留，容易造成泌尿道感染。

（2）排尿过程改变。女性因会阴部肌肉张力降低和更年期后激素分泌减少、阴道萎缩，造成压力性尿失禁及排尿急迫。男性因前列腺增生造成排尿困难、慢性尿潴留、尿频、尿失禁等。

5. 老年人生殖系统的变化

生殖健康是老年人生活质量的重要组成部分。随着年龄的增长，人体功能逐渐下降、激素水平降低，使生殖器官进一步萎缩、退化。

（1）女性生殖系统。老年女性雌激素缺乏，生殖系统发生一系列变化。阴毛稀疏，呈灰色。阴唇皱褶增多，阴蒂变小。阴道由于纤维化变窄，阴道壁干燥苍白，褶皱不明显。阴道 pH 由酸性转为碱性，局部抵抗力下降。子宫颈变狭，内膜腺体黏液分泌减少。子宫缩小，重量减轻，支持子宫的韧带松弛，雌激素水平降低后易发生子宫脱垂。子宫内膜萎缩变薄，腺体减少。输卵管黏膜萎缩，管腔变狭窄或闭锁，受精机会减少。卵巢重量逐渐减轻，卵巢性激素的周期性变化减退、激素水平降低，使蛋白合成减少，骨吸收增加，骨基质减少，易引起骨质疏松及更年期综合征。性功能逐渐减退，阴道在性激动期中润滑液的产生会减慢、减少且需要较直接的刺激，润滑能力下降，性交中可能引起疼痛，性兴奋阶段大多延迟。

（2）男性生殖系统。男性外阴改变与激素水平降低相关，表现为阴毛稀疏及变灰，阴茎、睾丸变小；双阴囊变得无皱褶和晃动。随着增龄，老年男性前列腺逐渐发生组织增生，增生的组织引起排尿阻力增大，导致下尿道梗阻，出现排尿困难。男性性功能逐渐减退，因神经传导速度减慢，需要较长的时间才能达到勃起，勃起持续时间也较年轻时短，且阴茎勃起的角度、睾丸上提的状态均有降低。

6. 老年人循环系统的变化

（1）心脏。老年人心脏的四大特点是心房扩大、心室容积减少、瓣膜口肥厚、瓣环扩大。

1）心肌。因心脏长期受累而使心脏体积增大、重量稍增加；心肌纤维减少，结缔组织增加，类脂质沉积，瓣膜结构有钙质沉着；心肌纤维内有脂褐质沉积，心脏呈棕褐色。50％的 70 岁以上老年人心血管系统有淀粉样变性，其中 25％心脏淀粉样变性引起心血管代偿失调。

2）心瓣膜和心内膜。老年退行性心瓣膜病是由于血液流体压力的影响，使心瓣膜纤维化随增龄而加重。心内膜的改变是内膜增厚、硬化，左侧心房和心室血流压力影响较大，故受累较右侧房室明显，心包膜下脂肪增多。

3）心脏传导系统。随年龄增长，窦房结起搏细胞（P 细胞）减少，60 岁以后减少更快，75 岁以后窦房结起搏细胞减少 10％，自律性降低，故老年人心率较慢。

4）心脏功能的改变。心脏收缩和舒张功能减退，心肌老化，顺应性减退，收缩功能下降，心血管功能随年龄变老而显著降低。

(2) 血管

1) 动脉系统。动脉硬化,大动脉、冠状动脉、脑动脉、肾动脉等中、大动脉和微小动脉均有改变,表现为动脉内膜呈斑块状增厚。

2) 静脉系统。静脉血管床扩大,静脉壁张力和弹性降低,全身静脉压降低。

7. 老年人神经系统的变化

(1) 脑。随着年龄的增长,脑内的蛋白质、核酸、脂类物质、神经递质等逐渐减少,其中神经递质的改变与老年性疾病有关。老年人颅内血管的动脉粥样硬化和血脑屏障退化,常导致脑供血不足、脑梗死或脑血管破裂出血,甚至发生脑组织软化坏死。

(2) 脊髓。30岁以后脊髓的重量逐年减轻,至70岁脊髓的大部分神经细胞出现退行性变化,以后索和后根变性明显。脊髓退行性变化可导致腱反射减弱甚至消失,而病理反射出现。

(3) 周围神经系统。神经束内结缔组织增生,神经内膜增生、变性,可致神经传导速度减慢、感觉迟钝、信息处理功能和记忆能力减退,出现记忆力不集中、性格改变、应急能力差、运动障碍等。

(4) 老年人感觉能力的变化。感觉衰退的主要表现是渐进性的感觉阈值升高。在各种感觉中,对人的认识活动作用最大的视觉、听觉老化最明显,其次是味觉、痛觉等。老年人眼、耳的各个部分发生一系列老化的现象,老化的改变是老年人感觉系统问题的解剖组织基础。

1) 视觉。随着年龄的增加,角膜表面的微绒毛显著减少,导致角膜上皮干燥和角膜透明度降低。进入老年期,角膜变平,以垂直径最为明显,导致不规则散光。老年环是角膜较显著的老化改变,但不影响视力,无须治疗。老年人虹膜基质萎缩变薄,色素上皮脱失,基质内结缔组织增生及玻璃样变性。瞳孔相对较小,瞳孔对光反应灵敏性降低。由于老年人瞳孔缩小,加上老年期晶状体增大,虹膜与睫状体接触面积增加,使房水排出的阻力增大,对于解剖上房角比较窄的人易引起青光眼。65岁以上的老年人大多有视网膜动脉硬化,尤其是伴有高血压及糖尿病的老年人表现更甚。这种改变往往是老年人易发生视网膜动脉阻塞、静脉阻塞及其他视网膜病变的基础。

2) 听觉。内耳是引起老年人听力下降的重要因素。在耳蜗膜迷路,传入和传出神经纤维均有退行性改变。蜗管中(特别是耳蜗底转)的血管纹上皮细胞变平坦,血管纹处毛细血管壁增厚,并有玻璃样变性。螺旋韧带的毛细血管及放射小动脉明显减少,管壁增厚,内听动脉壁也增厚硬化,甚至出现狭窄和阻塞现象。同时,中枢听觉通路神经元核团,如蜗神经核、上橄榄核、下丘核及膝状体均有衰老退变现象。

3) 味觉、嗅觉、皮肤觉。老年人味觉、嗅觉、皮肤觉逐渐迟钝。50岁以后,舌头表面变得光滑、牙齿部分或完全缺失、味蕾数目明显减少、味觉刺激阈值增大,味觉多样性随年龄增长而减退。其他感觉60岁后都明显下降，痛觉迟钝，耐寒能力较差（老年人一般都比较怕冷）。

(5) 老年人知觉能力的变化。随着年龄的增长，老年人适应能力减低，分析综合能力减退，劳动能力降低；随着脑血管的退行性变化、脑血流量的减少和多种神经递质的活性下降，常出现记忆力差、注意力不集中、睡眠不佳、反应迟钝、精神性格改变、痴呆等；脑神经突触数量减少及发生退行性变化，神经传导速度减慢，使老年人对外界事物反应迟钝，动作协调能力下降，以致出现步态不稳、蹒跚步态、"拖足"、手的摆动幅度减小、转身时不稳、肌肉萎缩及肌紧张，容易发生跌倒等意外事故。

8. 老年人内分泌系统的变化

(1) 脑垂体。脑垂体是人体最重要的内分泌腺，可分泌多种激素。进入老年后，脑垂体的体积缩小，并呈纤维化和囊性改变，使激素分泌紊乱，相应的内分泌功能也受到影响。在脑垂体分泌的激素中，生长激素分泌减少。老年人生长激素水平低，不利于损伤的修补及愈合，故手术后恢复较慢，切口愈合延迟。

(2) 甲状腺与甲状旁腺。腺体重量减少、滤泡减少、滤泡间纤维增生，并有炎症细胞浸润和结节形成，腺体合成与分泌激素减少和组织分散激素减少，T3（三碘甲状腺原氨酸）降低，肾脏对PTH（甲状旁腺素）的敏感性降低，使活化维生素D_3生成减少；雌激素水平下降，骨骼对PTH的敏感性提高，促进骨吸收，从而导致老年骨质疏松。

(3) 肾上腺。由于肾上腺质量减轻及功能降低，老年人对外界的适应能力和对有害刺激的应对能力均有所降低，包括对偏冷、偏热、缺氧、创伤、感染等的耐受力及运动、劳动的能力下降等。同时，肾上腺皮质分泌醛固酮减少，肾素也减少，无高血压的老年人易发生体位性低血压及眩晕。

(4) 胰岛。胰岛萎缩，功能减退，胰岛素及胰岛素受体水平无下降，但受体组织对胰岛素的敏感性下降，糖耐量进行性下降。应激状态下老年人易发生应激性血糖升高、糖尿病或糖尿病急性并发症。

(5) 性腺。卵巢萎缩，雌激素水平下降。睾丸萎缩变小，雄激素水平降低。

三、老年人的心理变化

1. 老年人的心理特征

(1) 否认心理。有些老年人由于害怕别人讲自己年老体病，或害怕遭到家人的嫌弃而拒绝承认有病、不愿就医，尽管患病仍然勉强操劳，以示自己无病。

(2) 自尊心理。老年人一般固执、坚持己见，有时突然拒绝进行治疗和护理，有时争强好胜，做一些力不能及的事情，如独自如厕、走路拒绝搀扶、坚持原有的饮食习惯等。

这些可能引起一些意外事件的发生，如跌倒、骨折、脑卒中等。

（3）恐惧心理。老年人当病情较重时，常意识到死亡的来临，出现恐惧、易激惹等情绪反应。老年人有时则害怕发生严重并发症，担心无人照顾，出现焦虑不安。

（4）幼稚心理。部分老年人会出现幼稚天真的表现、提出难以实现的要求、情绪波动大、稍有不顺心就与他人发生冲突、容易哭泣、自控力极差。有些老年人对家人过度依赖，自己能做的力所能及的小事也习惯性地要求他人帮助。

（5）自卑、抑郁心理。由于长期孤独寂寞、社会角色的改变、家庭地位的下降，很多老年人产生悲观情绪，一旦生病，感到自己在世日子不会太长，许多想做的事情又力所不及，故往往更加悲观、自卑、无价值感。

2. 老年人的认知特征

随着年龄的增加，老年人的视觉、听觉敏锐度逐渐下降，运动灵活性及速度也逐渐减退，学习速度明显减慢。老年人的记忆易出现干扰或抑制，尤其在信息的主动提取方面，老年人的记忆障碍表现得尤为明显，甚至有时会出现错构和虚构的情况。

3. 老年人的情绪特征

情绪和情感是人对客观事物的态度体验，有积极与消极之分。老年人的情绪活动与中青年人相比没有较大差异，虽然孤独、悲伤、忧郁等负面情绪并不是衰老过程必然伴随的情感变化，但老年期是负性生活事件的多发阶段，随着生理功能的逐渐老化、各种疾病的出现、社会角色与地位的改变、社会交往的减少，以及丧偶、子女离家、好友病故等负性生活事件的冲击，老年人经常会产生消极的情绪体验和反应。

4. 老年人的性格特征

老年人人格仍保持较高的稳定性和连续性，改变相对较小。相对而言，性格变化受出生时代的影响及社会文化因素的影响更大。有些老年人被认为性格古板、顽固，思想保守，这与老年人接受新观念、新事物的速度减缓有一定关系，也与时代和社会的飞速发展引起的知识结构与观念的迅速更新有关。一些性格的显著改变，如偏执、多疑、幼稚化、强迫等，则往往与病理生理过程有密切关联。

 相关链接

世界卫生组织有关健康老年人的定义不断更新

世界卫生组织对老年人健康的标准提出了多维评价，具体包括5个方面，精神健康、躯体健康、日常生活的能力、社会健康和经济状况。1999年，WHO还提出了积极老龄化的概念，指老年人的健康、参与和保障达到最佳过程，老年人维持自主和独立能力，保持社会参与的最佳状态，有助于提高老年人的生活质量。近年来，WHO指出老年人健康最好的测量指标是功能，身体功能的适应能力可能比病理的改变程度更能衡量老年人对于健康照护的需求量。健康老年人这一标准的确立不断演变和完善，并且也应当建立在疾病或健康状态、躯体和认知功能、精神心理、社会参与度、自我感受等多个维度上，且受到社会、文化等因素的影响。目前，对于健康老年人尚无统一的标准和定义。部分国家或相关组织就健康老龄化以及健康老年人标准或定义处于不断更新或完善中。

本章测试题

一、单项选择题

1. 内分泌腺分泌的物质叫（　　）。
   A. 内分泌液　　　B. 体液　　　C. 递质　　　D. 激素

2. 泌尿系统的基本功能是排出人体新陈代谢所产生的能溶于水的代谢产物，如尿素、尿酸和多余的（　　）等。
   A. 水分　　　B. 糖分　　　C. 激素　　　D. 递质

3. 老年人通常心率减慢，心脏搏出量（　　）。
   A. 增加　　　B. 减少　　　C. 不变　　　D. 不确定

4. 老年人肌腱韧带僵硬，肌肉收缩效率（　　）。
   A. 增强　　　B. 降低　　　C. 无差异　　　D. 有差异

5. 老年人胰岛素的分泌变化不大，但胰岛素的受体与胰岛素结合的能力差，易引发（　　）。
   A. 冠心病　　　B. 胆石症　　　C. 胃肠炎　　　D. 糖尿病

二、判断题

1. 系统是指由各个器官按照一定的顺序排列在一起，完成一项或多项生理活动的结构。（　　）
2. 人体基本组织主要分为上皮组织、结缔组织、肌组织这三类。（　　）
3. 老年人胃肠蠕动增强，食物在肠内停留时间短，不易发生便秘。（　　）
4. 男性老年人因泌尿系统退行性变化，容易发生前列腺肥大。（　　）
5. 老年人骨质中钙盐过度沉着，软骨易钙化和软化。（　　）

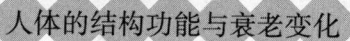

本章测试题答案

一、单项选择题
1. D 2. A 3. B 4. B 5. D

二、判断题
1. √ 2. × 3. × 4. √ 5. √

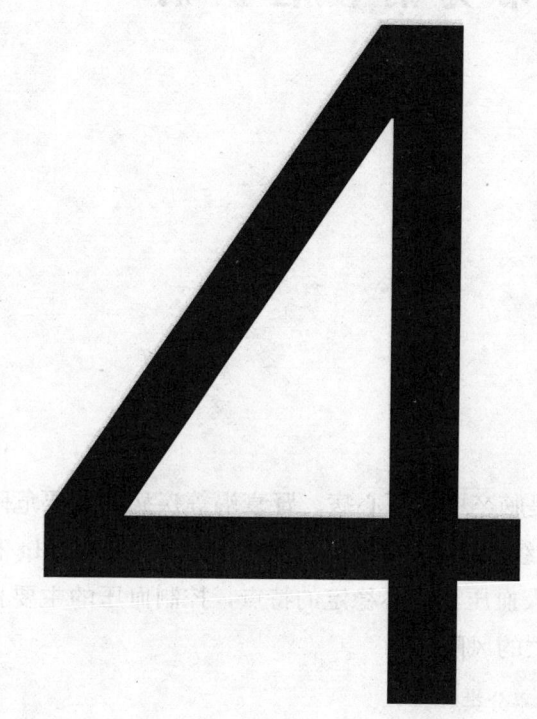

第 4 章

老年人的健康问题与护理原则

第 1 节　老年人常见的慢性疾病　/36
第 2 节　老年人常见的健康问题　/48

第1节 老年人常见的慢性疾病

 学习目标

➢ 掌握老年人常见的慢性疾病的观察要点
➢ 能够对老年慢性病患者进行一般护理

 知识要求

一、高血压

高血压是老年人的常见病、多发病，也是脑卒中、冠心病、肾衰竭等疾病的重要危险因素。老年高血压是指60岁以上老年人，持续或3次非同日测量收缩压≥140 mmHg 和（或）舒张压≥90 mmHg，见表4—1。老年人血压具有不稳定的特点，控制血压的主要目的就是极大限度地减少心血管疾病发病及死亡的风险。

表4—1　　　　　　　　　　血压水平分类

血压分级	收缩压（mmHg）	收缩压和舒张压关系	舒张压（mmHg）
正常血压	<120	和	<80
正常高值	120～139	或	80～89
高血压	≥140	和（或）	≥90

1. 危险因素

高血压包括遗传和环境两方面的因素。高血压有明显的家族聚集性，父母有高血压，子女患病的概率会明显增高。环境因素方面，超重、高盐饮食、中度以上饮酒等已是国际公认的高血压发病危险因素。此外，长期吸烟、服用避孕药、性格过于急躁、精神压力过大的人群，高血压患病风险也会增高，如图4—1所示。

2. 观察要点

（1）高血压初期多无明显症状，患者会出现头疼、头晕、四肢无力、疲乏、失眠、心悸等表现，也可能有视力模糊、鼻出血等较重症状。

（2）长期得不到良好控制的高血压可能进一步损害脑、眼、心、肾等器官，引起各种并发症，如脑血管意外、眼底出血、视物模糊或失明、心肌梗死、心衰、肾衰、动脉硬化等，如图4—2所示。

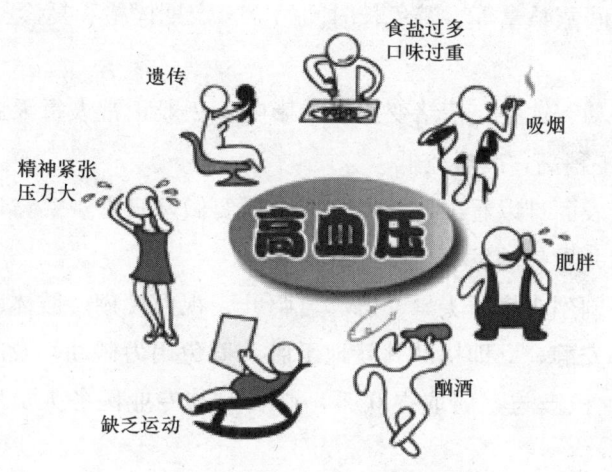

图4—1 高血压的常见病因

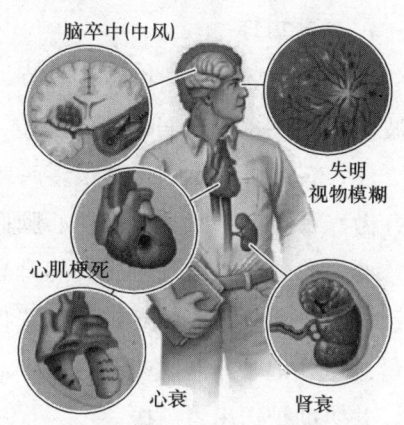

图4—2 高血压的常见并发症

3. 日常护理要点

（1）定时监测血压并记录。每天早晚在老年人安静状态下测量血压，应做到定时间、定体位、定部位、定血压计。

（2）正确用药。高血压患者需在医生的指导下长期、系统地合理用药。养老护理员应了解常用老年人降压药的名称、剂量、用法、不良反应等，督促老年人坚持用药、不可随意换药。

（3）合理饮食。合理饮食原则可概括为"三低两高"原则，即低盐、低脂、低糖、高蛋白、高纤维素饮食。低盐饮食即每天摄入食盐不超过 3 g，如身体有明显水肿时，需更严格限制食盐摄入。应减少动物油脂、甜食、煎炸或腌制食品的摄入，适当补充精肉、蛋、奶、豆制品及含钾丰富的食物。含钾丰富的食物如香蕉、菠菜、蘑菇、海带等。高血压并发肾功能不全时，不宜多吃含钾丰富的食物。同时，高血压患者饮食要规律、有节制，忌暴饮暴食。

（4）科学运动。应适当锻炼、控制体重，注意劳逸结合。可鼓励老年人结合自身情况进行散步、慢跑、游泳、打太极拳等运动。

（5）调节情绪。良好而稳定的情绪是血压稳定的重要因素。应及时对老年人心理情绪给予疏导，避免暴怒、激动等情绪波动，使老年人保持平和的心情。

（6）其他生活方式指导。规律作息、保证充足的睡眠、保持房间温度适宜、注意保暖防暑。戒烟戒酒、忌喝浓茶，避免噪声刺激及引起精神过度兴奋的活动。保持大便通畅，避免剧烈运动和用力咳嗽，以防发生脑血管意外。避免突然改变体位，如坐起、躺下时动作应缓慢。忌用过热的水洗澡或较长时间蒸桑拿等，避免长时间站立。定期体检和复诊。

4. 注意事项

（1）血压常会受到年龄、季节、运动、饮食、情绪变化等的影响，一般正常人每天血压波动在 20~30 mmHg，且上午及下午稍高，凌晨较低。

（2）高血压病人的病情很多时候从表面难以看出，养老护理员需要做好日常观察与记录，做好日常生活照护，避免心脑血管并发症的发生。

（3）如老年人出现血压突然升高、剧烈头痛、头晕、恶心、呕吐、视力模糊、肢体麻木、气促等症状时，养老护理员要保持安静，立即协助其就地平卧、避免用力搬动，及时测量血压并记录，同时报告主管人员，积极与家属取得联系，必要时与专业医务人员联系，并协助护送患者就医。

二、冠心病

冠心病即冠状动脉性心脏病，也称为缺血性心脏病，是老年人最常见的心脏病。根据冠状动脉病变的范围、程度等，冠心病可分为 5 类，即无症状性心肌缺血、心绞痛、心肌梗死、缺血性心肌病（心力衰竭和心律失常）及猝死，可通过冠状动脉造影检查来确诊。

1. 危险因素

冠心病最常见的原因是动脉粥样硬化。有冠心病家族史者、大于 45 岁的男性、大于 55 岁或提前绝经未补充雌激素的女性，冠心病发病率明显高于其他人群。血脂异常、患有高血压或糖尿病、有长期吸烟史、肥胖、缺少运动的人群也是冠心病的易患人群。

2. 观察要点

（1）心绞痛的典型表现为突发的心前区压榨性疼痛或胸部不适，持续时间多在 3~5 min，含服硝酸甘油片 1~5 min 可缓解。心肌梗死的典型症状是严重而持久的胸痛，而老年人症状多不典型，疼痛时间长短不一，发病时疼痛轻微或没有明显疼痛，继而出现疲劳、憋闷、气急、头晕等症状。心绞痛疼痛部位处心前区外，可放射至颈部、咽喉、上臂内侧、左肩部、背部等，如图 4—3 所示。

（2）心绞痛多在劳累、饱餐、情绪激动、受寒、吸烟等情况下诱发，也可在休息状态下或轻微活动后发作。

（3）如心绞痛频繁发作、疼痛难忍、持续时间长、老人烦躁不安、出汗、恐惧，并有发热、恶心、呕吐、上腹胀痛等症状，且硝酸甘油疗效差时，应警惕心肌梗死发生。

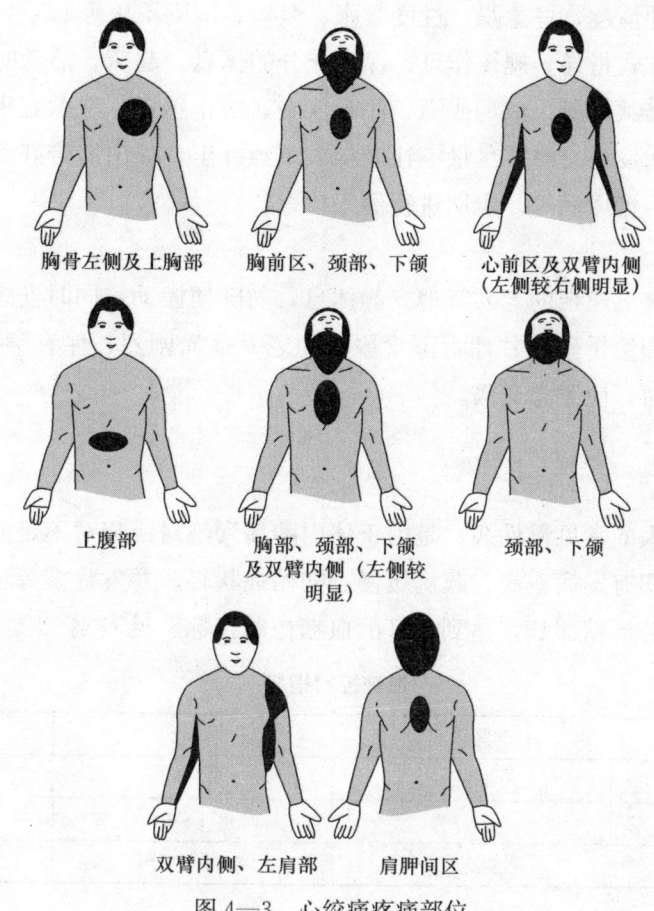

图4—3 心绞痛疼痛部位

3. 日常护理要点

（1）合理用药。养老护理人员应督促冠心病患者严格按照医生处方长期、按时、正确服药。

（2）饮食调理。平日宜清淡饮食，少盐、少糖，尽量减少或避免食用过多动物性脂肪及高胆固醇的食物，如肥肉、动物内脏、蛋黄、黄油等。多吃蔬菜、水果、豆制品等，并注意蛋白质补充。少量多餐，不宜过饱，避免使用容易引起腹胀的食物及刺激性食物，保持大便通畅，防止便秘。

（3）适当锻炼。宜进行一些柔和的锻炼项目，如太极拳、保健操、散步等，每次锻炼时间不宜超过半小时，注意劳逸结合。运动强度以每分钟心率不超过120～130次为宜。如运动时出现心慌、胸闷、头晕时，应立即停止。

（4）调节情绪。养老护理员应通过各种方式疏导老年人心理，使其保持平和稳定的情绪，鼓励其培养多种情趣，忌急躁、过度紧张、激动、闷闷不乐等。

（5）其他生活方式指导。规律作息、保证充分的休息。起床、活动时宜缓不宜急，避免到拥挤、嘈杂的公共场所。戒烟戒酒、注意保暖，防止感冒。洗漱宜用温水，特别是冬季，以免寒冷刺激诱发心绞痛。尽量不让老年人单独外出，外出需带好急救药品。积极防治高血压、高血脂、糖尿病等，定期进行健康检查。

4. 注意事项

冠心病发作时应迅速帮助老人就地安静休息，勿随便搬动，同时安慰老人情绪，并在专业人员指导下立即给予硝酸甘油舌下含服。如老人疼痛剧烈、伴有濒死感，并有发热、呕吐、腹痛等症状时，应紧急送医。

三、糖尿病

糖尿病是老年人的常见慢性病，是由于体内胰岛素绝对或相对不足而引起的代谢紊乱性疾病。老年糖尿病有发病率高、起病缓慢、初始症状轻、并发症多等特点。养老护理员应协助老年人积极防治糖尿病，达到良好的血糖控制指标，见表4—2。

表4—2　　　　　　　　　　　血糖控制指标

分类	良好	一般	不良
空腹血糖（mmol/L）	4～6	6.1～7	>7
餐后血糖（mmol/L）	4～8	8.1～10	>10
糖化血红蛋白	<6%	6.1%～8%	>8%

1. 危险因素

糖尿病的发生除先天遗传因素外，与老年人活动减少、肥胖、代谢能力下降、饮食不合理、心理情绪等因素有关。

2. 观察要点

（1）糖尿病主要表现为"三多一少"。三多即吃得多、喝得多、尿得多；一少就是体重减轻。糖尿病患者往往吃喝拉比之前或正常人要多，同时体重或体力又有下降，并且会常觉得口渴、口干、想喝水，且尿频、尿液多。

（2）如老年人出现头晕、饥饿、心慌、出冷汗、无力，甚至抽搐、昏迷等，应考虑为低血糖反应。

（3）长期血糖控制不良的患者，周围末梢神经会感觉迟钝，会出现下肢、足部溃疡经久不愈，反复皮肤感染，反复发作的生殖器炎症（如龟头炎、外阴炎、阴道炎），视网膜病变等。

（4）如老年人出现极度口渴、多饮多尿、食欲减退、疲乏、头疼、嗜睡、呼吸深快且有烂苹果味，应警惕发生糖尿病酮症酸中毒。

（5）极度高血糖患者可伴有精神症状，如嗜睡、反应迟钝、表情冷漠等，甚至发生昏迷。

3. 日常护理要点

（1）监测血糖。定期监测空腹及餐后血糖水平，并记录。突发异常情况时及时检测血糖。

（2）合理用药。遵医嘱用药，不可擅自停药或减量。由于药物类型不同，口服降糖药可能需要在餐前半小时或餐中服用，胰岛素可能需要饭前半小时或早餐前1小时注射等。养老护理员应把握好口服降糖药给药时间和胰岛素注射时间，及时准确给药。长期注射胰岛素时需轮换注射部位，防止皮下脂肪萎缩或增生。

（3）饮食控制。三餐定时定量十分重要，热量分配1/5、2/5、2/5较合适。应严格控制主食、甜食、水果的进食量，禁烟限酒。主食宜以粗粮为主，如谷类、高粱、荞麦、玉米、豆类等。少吃煎炸食物及猪皮、鸡皮、鸭皮等含油脂较高的食物。低盐、低胆固醇饮食，少吃腰花、肝、肾等动物内脏，可食用苦荞麦、木耳、蘑菇、芹菜、冬瓜、洋葱、苦瓜、萝卜、杏仁、银杏、樱桃等。忌食精制糖类食物，如蜜饯、炼乳等，少吃甜糕点、蜂蜜、水果罐头、果汁、花生、葵花籽。严格限制淀粉类食物摄入，如芋头、粉条、土豆、红薯、藕粉、豆粉等。

（4）坚持锻炼。维持理想体重，避免肥胖。可进行快走、慢跑、太极拳、骑车、爬楼梯、游泳等运动，每周3～5次，每次20～60 min，且应将运动安排在餐后1小时。因为空腹运动易发生低血糖，而餐后立即运动会影响食物的消化吸收。

（5）足部护理。应选择合适的鞋袜，建议老年人穿着厚度适宜、轻便舒适、透气性好的鞋袜。每天泡脚，检查足部皮肤，及早发现鸡眼、水泡、红肿、外伤等，并协助就医处理。注意足部保暖，避免赤脚走路。外出不可穿拖鞋，以免异物损伤。

（6）其他生活方式指导。保持良好的心态，避免情绪激动。外出时应随身携带糖果、饼干等食物，以免发生低血糖时应急食用。注意口腔、皮肤卫生，勤洗澡、勤换内衣，选择棉质、柔软、舒适的贴身衣物。及时修剪手指甲、脚趾甲。对于末梢神经感觉迟钝的老人，应防止外伤及烫伤。

4. 注意事项

对于患有糖尿病的老年人，养老护理员既要协助其控制好血糖又要防止低血糖的发生。糖尿病的并发症多，涉及眼部、肾脏、皮肤等多个系统，需督促老年人定期进行全面体检或复查。

四、脑卒中

脑卒中又称为脑血管意外,是一组常见的急性脑局部血液循环障碍性疾病,可分为缺血性脑卒中和出血性脑卒中,如图4—4所示。脑卒中是老年人的常见病、多发病,且起病急、病死率和病残率均较高。脑卒中病人中,80%有高血压史。

1. 危险因素

高血压、冠心病、糖尿病、高血脂、动脉粥样硬化、肥胖、疲劳、精神紧张、吸烟、酗酒等都是脑卒中的主要危险因素。

2. 观察要点

(1) 了解老年人有无脑外伤、心脑血管疾病、糖尿病、脑卒中等病史,警惕黑蒙现象。正常情况下,老年人突然出现眼前发黑、看不见物体,几秒钟或几分钟后恢复,同时不伴有恶心、头晕、意识障碍等,应视为脑血管病的早期报警信号。

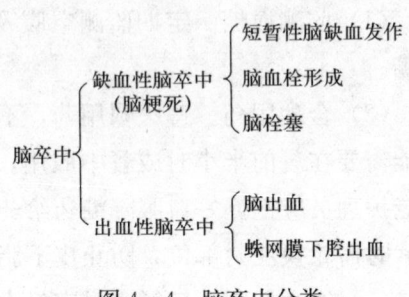

图4—4 脑卒中分类

(2) 脑梗死发病前多无特殊征兆,部分老年人会有头晕、一时性肢体麻木或无力等短暂性脑缺血发作表现,但由于持续时间短、程度轻微,往往容易被忽略。脑梗死多在老年人安静睡眠时发生,主要表现为突然发作偏瘫、失语、半侧身体感觉消失、口眼歪斜、流口水,甚至出现抽搐、昏迷等症状。脑出血病人多神志不清,伴有头痛、呕吐、一侧肢体瘫痪等。

(3) 如老人频频打哈欠,需警惕脑缺血、缺氧加重。如有出虚汗、低热、胸闷、心慌,或突然打嗝、呕吐等表现应警惕脑梗死发生。

3. 日常护理要点

(1) 生活照护。戒烟酒,保持大便通畅;适量运动,如散步、打太极拳等;避免强力咳嗽、打喷嚏等,防止引起再次出血或栓塞。要为瘫痪老年人每隔2～4h定时翻身、变换体位,并保持皮肤清洁干燥,防止压疮发生。禁止在老年人肢体障碍的一侧放置热水袋等,忌用过热的水擦浴、泡脚等,以免烫伤。在老年人旁边可备有呼叫器、摇铃等,如有需要可及时发出信号。

(2) 饮食护理。饮食需清淡有节制,多吃新鲜水果蔬菜,少吃高脂肪食物。吞咽困难的老年人,喂食时应使患侧向上,餐后漱口或做口腔护理,避免吸入性肺炎。

(3) 用药护理。按医嘱服用降压、降糖、降脂等药物。脑梗死的患者在溶栓、抗凝治疗期间,应注意观察有无出血倾向。

（4）症状护理。老年人发生脑出血或脑梗死时，需让其保持安静，协助其平卧，避免搬动。有条件者应给予持续或间断吸氧。如老年人昏迷，则需帮其松开上衣纽扣和腰带，有义齿者应取出，并将老年人的头偏向一侧，以保持呼吸道畅通，防止呕吐物进入气管。

　　（5）防止并发症。急性发作期过后，应遵医嘱鼓励老年人尽早下床活动，减少导尿时间，防止肺炎、尿路感染、肾结石、压疮等，可使用弹力袜等预防静脉血栓的发生。

　　（6）康复训练。协助老年人进行语言、运动功能训练及协调能力锻炼。鼓励老年人多交流，循序渐进地进行患侧肢体康复运动，从不负重的肌肉锻炼到用患侧手洗脸、梳头、更衣等，逐渐树立老年人的信心。

4. 注意事项

　　脑卒中的预后因病变部位、个体而异，严重者可能长期卧床，因此重在预防。脑卒中患者需积极预防和控制高血压、糖尿病、冠心病、高血脂、动脉硬化等疾病。

五、老年期痴呆

　　老年期痴呆的最常见类型为阿尔茨海默病（老年性痴呆）和血管性痴呆。阿尔茨海默病是一种发生在老年期或老年前期，以智力减退，思维、记忆、情感等紊乱为主要特征的疾病，其起病隐匿、进行性发展，属神经系统退行性疾病。一般在65岁左右发病，75岁以上老年女性更多见，病程可长达数年至数十年。

1. 危险因素

　　老年期痴呆有一定的家族遗传倾向。同时，高龄、病毒感染、免疫功能障碍、铝蓄积过多等也被认为与老年期痴呆的发病有关。此外，脑动脉硬化、高脂血症、脑损伤、长期进食过饱、吸烟、情绪抑郁等，也易诱发老年期痴呆。

2. 观察要点

　　（1）老年人如果总体智力及生活能力等基本正常，但有近期记忆力减退，经过反复提示也难以改善时，需警惕轻度认知功能障碍（介于正常老化与痴呆之间的一种过渡认知阶段的认知障碍），是老年性痴呆的高危人群。

　　（2）轻度痴呆的老年人在日常生活中会出现明显的记忆力减退，特别是对于近期事件的记忆丧失，时间观念产生混淆，在熟悉的地方也会迷失方向，丧失往日的兴趣爱好，语言功能也会轻度受影响，并表现出忧郁、淡漠、攻击行为等。

　　（3）中度痴呆的老年人表现为更加健忘、自理能力下降、不能独立的生活、说话越来越困难、兴趣狭窄、对人冷漠、人格改变、行为紊乱。中度痴呆患者可出现无目的的游荡或其他异常行为，如无故打骂他人、随地大小便、当众裸体、东躲西藏、收藏废物等。

（4）重度痴呆患者生活完全不能自理、智能丧失，不能辨认家人、朋友及熟悉的物品，语言理解和表达有明显困难，行走困难，需要轮椅或卧床不起，甚至出现大、小便失禁等。重度痴呆患者常因吸入性肺炎、压疮、泌尿系统感染等并发症死亡。

3. 护理要点

（1）早期预防痴呆。鼓励老年人积极用脑、劳逸结合、保证充足睡眠；培养广泛的兴趣爱好，如琴棋书画、养花、打太极拳、编织等，保持心情愉悦；合理饮食，选择健脑的食物，如海产品、鱼类、乳类、豆类、坚果等；戒烟戒酒，积极防治高血压、高血脂、脑血管疾病、糖尿病等慢性病，不用铝制的炊具。

（2）防止意外。协助照料痴呆老年人的日常生活，保证其生活需要，防止跌倒、烫伤、烧伤、误服、自伤或其他意外事件的发生。将老年人常用生活用品置于方便之处，不要随意变换位置，防治地面及老年人鞋底湿滑。为老年人佩戴写有老年人信息、联系人电话和姓名的标志卡或标志牌，以便其迷路时被人送回。

（3）合理饮食。痴呆老年人饮食应结合原有疾病调整，同时，一日三餐应定时、定量，尽量保持老年人平时的饮食习惯，少食盐，忌饱食。对于缺乏食欲的老年人要选择营养丰富、清淡可口的食物，荤素搭配，温度适中，且食物中应无骨、无刺，易于消化，以半流质或软食为宜。吃饭过程中勿催促老年人，嘱其缓慢进食、多咀嚼，以防噎食或误吸。特别对于中、重度痴呆的老年人，进食时必须全程看护，以免食物误入气管引起窒息死亡。

（4）睡眠护理。痴呆患者常伴有睡眠障碍。严重认知障碍的老年人可能会白天休息、夜间吵闹。针对此，首先要为老年人营造良好的入睡环境，睡前避免兴奋性的活动，室内温湿度适宜、安静、光线柔和。如病情许可，白天鼓励老年人进行适度活动，避免整天卧床，以使其能在夜间更好地休息。

（5）生活方式指导。尽可能地维持一种固定的生活习惯，反复训练老年人穿衣、行走、洗漱、进食、上厕所等行为，尽可能给老年人自理的机会，让其做一些力所能及的事情。为老年人选择合适的衣物，尽量简单、宽松、柔软，避免纽扣太多，选用不需系鞋带的鞋子、无须系皮带的裤子等。维持良好的个人卫生习惯，包括皮肤、头发、指甲、口腔等的卫生，减少感染的机会。根据天气变化及时增减衣物，经常开窗换气，定时为长期卧床的老年人翻身、拍背。对大小便失禁的老年人，要及时处理污物，保持皮肤、床铺整洁、干燥，减少感染及压疮的风险。定时提醒并监督老年人服药，同时注意观察有无药物不良反应。

（6）记忆、智力、理解和表达能力训练。反复训练老年人记住居住的环境、物品放置位置、周围的人和事等。可以帮老年人准备备忘录、便笺纸、挂放日历等，并可利用玩扑克牌、智力玩具等进行锻炼。对于语言功能障碍，无法正常表达的老年人，鼓励其用手势、图片、标签等表达自己的需求。多陪老年人聊天、帮助老人回忆过去的生活经历。对于失语的老年人，应耐心地进行语言训练，鼓励其表达，从简单的音节或数字，到常用物品的名称（如桌子、椅子、筷子等），再到简单的问答，鼓励老年人多说多练。

(7) 肢体训练。根据医生建议，徒手或借助器械进行各项功能锻炼，训练时不可操之过急，应逐渐增加活动量。长期卧床的老年人，应每天至少进行 2 次被动的运动或按摩，防止肌肉萎缩，并多进行手指锻炼。

(8) 心理支持。不可经常变换对待老年人的方式，以免其无所适从。老年人生气时不与其争执，要极具耐心，如老年人没有听明白或做错事情，不要急于指责，应用鼓励和欣赏的积极态度实施照护。

4. 注意事项

在痴呆老年人的长期照护过程中，养老护理员可能出现体力疲乏、情绪抑郁、烦躁等情况，除积极掌握护理技巧外，可以向相关社会保障系统或老年人家庭寻求支持和帮助，并积极调节自身负面情绪和身体疲劳。

六、慢性阻塞性肺疾病

慢性阻塞性肺疾病简称"慢阻肺"，是严重危害老年人健康的常见慢性病，好发于秋冬季，其特征是进行性气流受阻，且对于肺功能的损害是不可逆的。其发病与慢性支气管炎及肺气肿密切相关。

1. 危险因素

慢阻肺的病因尚不清楚，目前认为遗传、吸烟、空气污染、肺脏老化、血管的改变等都是慢阻肺的重要发病因素。

2. 观察要点

(1) 慢性咳嗽常为慢阻肺的首发症状，常晨间咳嗽明显，夜间有阵发性咳嗽或排痰。痰液一般为白色黏痰或浆液性泡沫痰，偶可带有血丝。急性发作期或合并感染时痰量增多，可有脓痰。注意观察老年人咳嗽、咳痰情况，以及呼吸困难的程度。了解咳嗽的音色、出现的时间和节律、是否伴有咳痰，以及痰液的性质、颜色、气味、量等，并能正确留取痰液标本以便送检就医。痰液较多且黏稠不易咳出时，应协助老年人变换体位或给予拍背，使痰液松动易于引流或咳出。

(2) 如突发呼吸困难、发绀、烦躁、抽搐、昏迷等症状时，应警惕呼吸衰竭，并立即求助医务人员。

（3）如老年人突然黏痰堵塞、影响呼吸时，要分秒必争地用纱布等包住食指伸向老年人咽部取出痰液，或吸出痰液。

3. 护理要点

（1）坚持运动。根据老年人体质及爱好，选择合适的锻炼项目，如散步、慢跑、太极拳、健身操、游泳、爬山等；进行适当的耐寒锻炼，如冷水洗脸、吸鼻等；锻炼需持之以恒。

（2）呼吸功能锻炼。可进行缩唇呼吸、腹式呼吸锻炼。取坐位、立位或卧位，吸气时用鼻慢慢吸入，腹部鼓起；呼气时，嘴唇缩起慢慢呼出，腹肌收缩，如图4—5所示。每天进行3次，每次锻炼5～15 min。

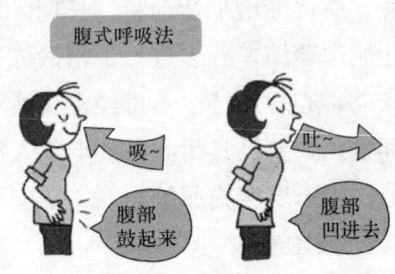

图4—5 腹式呼吸

（3）排痰护理。协助老年人取侧卧位或坐位，将老年人的身体支撑点安置妥当，在其背部用空心掌自下而上叩击，每次10～15 min。拍背前注意给老年人保暖，防止着凉，勿在肾区和脊柱处叩击。痰液黏稠的老年人可以根据医嘱，先进行雾化吸入稀释痰液后再进行排痰。避免在餐后半小时内拍背。

（4）合理饮食。合理搭配膳食，增加机体营养，在饮食平衡的基础上适当增加蛋白质、维生素、钙、铁等的摄入。可适当多吃一些滋阴润肺的食品，如梨、百合、银耳、萝卜等。避免吃易产气、过冷、过热的食物或饮料，进食时若气喘明显，应遵医嘱给予吸氧。

（5）生活方式指导。监督老年人戒烟，减少有害气体或颗粒的吸入。规律生活、劳逸结合、保证睡眠、适当掌握活动量，不要进行力所不能及的劳动，保持良好的心情。保持室内温湿度适宜、空气新鲜，注意保暖，避免去人多的公共场所，防止上呼吸道感染及感冒。定期检测肺功能。

（6）长期氧疗。有条件者提倡长期氧疗，有助于减少并发症、提高患者生活质量。

4. 注意事项

进行长期氧疗的老年人，需注意用氧安全。氧疗装置周围严禁烟火，并要定期清洁、消毒、更换氧疗装置。

七、骨质疏松症

骨质疏松症是60岁以上老年人及绝经后女性的多发病，是引起老年人骨折的重要原因，而骨折后的长期卧床又会继发坠积性肺炎、泌尿道感染、压疮等一系列并发症。

1. 危险因素

老年骨质疏松症的发生一般认为与遗传、激素、营养、生活方式、环境等有关。维生素D及钙缺乏、过量饮酒及吸烟、缺乏运动、长期卧床等均是骨质疏松的易发因素。

2. 观察要点

(1) 观察并询问老年人有无骨骼疼痛、关节僵硬、肌无力或肌紧张，特别是腰背部疼痛，或弥漫性的、无固定部位的疼痛，劳累或活动后加重，负重能力下降或不能负重。

(2) 观察老年人有无身高明显缩短，是否出现驼背、畸形等骨骼变形。

(3) 骨质疏松的老年人易发生骨折，常见骨折部位有腰椎、脊椎、大腿根部（股骨上端）或手腕部（腕骨）。如发生脊柱压缩性骨折、胸廓畸形等，会使老年人肺活量减少，往往出现胸闷、气短、呼吸困难等症状。

3. 护理要点

(1) 合理配餐。多进食含钙高和富含维生素D的食物，如牛奶、豆制品、蛋类、肉类、鱼虾、燕麦片、坚果类、骨头汤、鱼肝油等，少喝咖啡、浓茶，忌食高糖、高盐、高蛋白饮食等。

(2) 环境安全。需加强居住环境的安全，保持室内光线明亮、地面干燥和平整，及时清除障碍物，卫生间等加设扶手，不可经常变化家具或物品的位置，选择舒适防滑的平底鞋，防止跌倒、碰撞等，积极预防骨折。

(3) 休息与运动。根据老年人的病情制订合理的活动计划，多进行户外运动、多晒太阳，每天维持适当运动，如散步、打太极等，以保持骨骼强壮。戒烟酒，避免频繁弯腰、负重等行为。卧床的老年人应定时协助其进行肌肉运动，保持肌张力。

(4) 症状护理。局部疼痛可通过湿热敷、按摩等方法促进血液循环、减轻肌肉痉挛。腰背部疼痛或肌肉紧张的老年人，卧位休息时选择稍硬的床垫，腰下垫软枕。根据医嘱合理使用药物及支架、颈托、腰围、其他骨科器械等。

(5) 合理用药。按医嘱及时、正规用药。钙剂一般空腹服用效果最好，服用碳酸钙、葡萄糖酸钙等时，注意不可与绿叶蔬菜一起服用，防止形成钙螯合物影响钙的吸收；依替膦酸二钠、帕米膦酸二钠等应晨起空腹服用，半小时后再进食，以减少对消化道的刺激。服用钙剂期间应多饮水，以减少泌尿系统结石的发生。应观察药物的疗效及不良反应，使用激素时需要定期进行乳腺和妇科检查，并预防中风和血栓形成等并发症。

(6) 心理疏导。缓解老年人因担心骨折而对运动的恐惧，缓解老年人因疼痛、驼背、骨折等带来的精神压力。驼背或胸廓畸形的老年人，可指导其穿着宽松的上衣，掩盖形体的改变。强调老年人在资历、学识、人格等方面的优势，增强其自信心，使其逐渐适应形象的改变。

4. 注意事项

骨质疏松的老年人，预防并发症是重中之重。日常生活中既要适当运动，又要尽量防止跌倒和损伤，避免骨折的发生。

第2节 老年人常见的健康问题

学习目标

➢ 掌握老年人常见的健康问题
➢ 能够积极预防并处理老年人的常见健康问题

知识要求

一、睡眠障碍

良好的睡眠可以消除疲劳、维持机体平衡、修复受损细胞、增强免疫力、巩固记忆、对抗衰老。睡眠障碍对健康有着一系列影响，如注意力不集中、记忆力下降、免疫力下降，且会增加抑郁、心血管疾病、跌倒等发生风险。多数老年人都存在夜间失眠、白天嗜睡等现象。

1. 常见诱因

引起老年人睡眠障碍的原因主要包括五个方面：

（1）继发于精神疾病，如焦虑、抑郁、精神分裂症、严重的精神疾病等。

（2）继发于身体疾病，如慢性阻塞性肺疾病引起的呼吸困难、各种疾病产生的疼痛、心衰、前列腺肥大等导致的尿频等均会影响睡眠质量。

（3）药物因素，如甲状腺功能减退的老年人服用的甲状腺补充剂、心血管疾病患者服用的β受体阻滞剂（如酒石酸美托洛尔、康忻）等。

（4）环境心理因素，如睡眠环境太冷或太热、寝具不舒适、光线太强、噪声太大、通风不良，以及由于过度紧张或担心等。

（5）不良的睡前习惯，如睡前运动或过于兴奋、临睡前喝咖啡、吃巧克力等。

2. 观察要点

（1）观察及询问老年人有无出现入睡困难、夜间睡眠不深且容易醒来、睡眠时间缩短

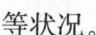

等状况。

（2）了解老年人是否有不良的睡前习惯及用药情况。服用安眠药物的老年人，应注意观察可能的药物副作用，如头疼、头晕、恶心、呕吐、心慌、步态不稳、口干、唾液分泌增多、消化不良、便秘、过敏等，并及时与家属及医务人员取得联系。

3. 预防及护理要点

（1）环境照护。提供安静、舒适的睡眠环境。保持卧室适宜的温度、湿度和光线，选择硬度适中的寝具，保持床褥干净、整洁等。

（2）帮助老年人养成良好的睡眠习惯。老年人的睡眠存在一定的个体差异，一般情况下应提倡早睡早起、午睡的习惯，白天睡眠限制在 1 h 左右，同时注意缩短卧床时间，以保证夜间的睡眠质量。晚上睡前可根据老年人的习惯及爱好，选择看书、听收音机、看电视等。

（3）排除影响睡眠的不良因素。晚餐避免吃得过饱、过油，睡前避免喝咖啡、酒、可乐、茶等兴奋性饮料，睡前勿看刺激性的电视节目、不过度用脑、不吸烟，睡前减少饮水量以减少起夜次数。睡前提醒老年人排尿一次，以免夜尿增多影响睡眠，必要时床旁备好便器。

（4）心理疏导。引导老年人不要把注意力都集中在睡眠上，对于失眠引起的症状应做到顺其自然、不害怕、不对抗，把注意力放到行动上，减少失眠对老年人的心理压力。可运用中药、针灸、气功、热水泡脚等方法改善睡眠，应根据医嘱用药，不可擅自加药或减药。

二、便秘

便秘是指正常的排便形态改变，大便次数减少、粪便干硬、排便困难、用力排完后仍有残留粪便感。

1. 常见诱因

便秘可能由于长期饮食与排便习惯不良、老年生理功能退行性改变、长期卧床使用便盆等功能性原因引起，也可能由于胃肠道梗阻或蠕动异常、神经精神性因素等器质性疾病，以及药物或手术因素导致。

2. 观察要点

（1）观察并询问老年人的排便次数及大便性状、有无伴随症状等，如老年人每周排便次数少于 3 次，提示可能存在便秘。

（2）便秘可导致腹部不适、食欲降低、恶心等，也可能出现头晕、乏力、口臭、焦虑、坐卧不安等表现。严重的便秘可能并发粪便嵌顿，引起肠梗阻、结肠溃疡等，出现剧烈腹痛、呕吐、腹泻等症状。

（3）过长时间的蹲位排便或排便时屏气用力，容易引起老年人血压改变、心脏负担加重，诱发心绞痛、脑血管意外等，直接威胁老年人的身心健康。长期便秘也可能导致肠癌、痔疮、高血压等。

3. 预防及护理要点

（1）调整饮食结构。鼓励老年人每日至少饮用6杯水，规律饮食。每日饮食中应保证纤维素及水分的摄入，多吃新鲜水果和蔬菜，多吃粗粮、粗细搭配。可选择小米、玉米、燕麦等多渣饮食，多吃芹菜、西瓜、香蕉、猕猴桃、蜂蜜、银耳等。

（2）行为指导。结合老年人的实际情况，每天坚持进行主动或被动锻炼，如进行散步、慢跑、太极拳、八段锦等。养成定时排便的习惯，可选择在每日早餐后或根据自身习惯调整。排便时安排足够的时间，避免他人打扰。排便时不读书、不看报。卧床老年人可在床上进行主动或被动的肢体活动，并有意识地进行腹式呼吸，以增加腹肌力量，加强排便功能。

（3）促进排便。选择合适的排便姿势，体质虚弱的老年人可使用便器椅，排便时身体稍向前倾，保证安全，减轻排便不适感。便池或马桶旁应加设扶手。可为老年人进行腹部按摩或指导其自我按摩。必要时可采取人工取便，或遵医嘱使用开塞露、导泻剂或进行灌肠等。

（4）心理支持。排便时注意保护老年人的隐私，给其充足的私人空间。排便过程中不要催促老年人，以免加重其紧张、焦虑情绪。

三、大便失禁

大便失禁是指排便不受意识控制，大便不自主排出，可分为完全失禁和不完全失禁。大便失禁往往会伤害老年人的自尊，因为老年人常把大便排在床上或裤子里，常引起尴尬，严重影响老年人的日常生活与社会交往。

1. 常见诱因

大便失禁多见于65岁以上的老年人，且女性多于男性，多产的老年妇女发生率较高。老年人由于机体生理功能减退、疾病、手术外伤等原因，肛门括约肌张力下降、直肠感觉减弱等常会导致大便失禁。

2. 观察要点

（1）了解老年人有无手术史、外伤史。肠炎、痴呆等患者均可能出现大便失禁。轻度的大便失禁，症状轻微，老年人偶尔会弄脏内裤，容易被忽略，应仔细询问了解。

（2）了解老年人大便失禁的程度、每日排便次数等。观察老年人有无消瘦、脱水等症状，肛周有无粪便污染、溃疡、湿疹等。

3. 预防及护理要点

（1）饮食护理。鼓励老年人进食营养丰富、易消化吸收、少渣少油的食物。严重腹泻史患者可短期禁食或给予清淡的流质食物，并应注意及时补充水分。

（2）皮肤护理。每次排便后用温水清洗皮肤，并在肛周涂擦油剂、氧化锌等软膏，以保护皮肤。要及时询问并检查老年人内裤、床单等有无污染，如有污染要及时清理、更换，防止粪便长期刺激局部皮肤产生压疮等。

（3）排便训练。帮助老年人建立规律的排便习惯，每隔2~3 h提醒老年人如厕或提供床上便器。

（4）盆底肌锻炼及提肛运动。指导老年人休息时取立位、坐位或侧卧位，深吸气时慢慢收缩尿道口和肛门，自觉肛门有上提的感觉，接着屏气5 s，呼气时慢慢放松尿道口和肛门，恢复到原来的松弛状态。如此有节律地重复收缩和舒张，每次3~5 min，每日至少3次。

（5）心理疏导。大便失禁会产生不良的气味，老年人常会担心遭到他人嫌弃，不愿参加社交活动，会显得自卑、抑郁、孤独等。养老护理员应保持房间空气清新、老年人衣物清洁、肛门周围清洁无异味，并鼓励老年人坚持盆底肌肉锻炼，以提高其自尊，促进其参加社会交往。

（6）遵医嘱合理应用止泻药物。大便失禁往往同时伴有便秘和尿失禁，应给予针对性的处理。

四、尿失禁

尿失禁是指尿液不受主观意识控制而从尿道口溢出或流出。尿失禁是老年人的常见症状，且女性较男性多发。但部分老年人认为，尿失禁是人体正常老化的结果，羞于就医。实际上，衰老虽影响着下尿路的功能，但部分老年人，尤其是男性老年人中，尿失禁更多是由于各种疾病引起。长期尿失禁会造成身体异味、皮肤糜烂、反复尿路感染等，是导致老年人孤僻、抑郁的重要原因之一。根据尿失禁的表现可分为压力性尿失禁、充溢性尿失禁、反射性尿失禁和功能性尿失禁。

1. 常见诱因

压力性尿失禁多发生在咳嗽、大笑、打喷嚏、提重物等增加腹部压力时，主要与盆底肌肉松弛及尿道括约肌力量减弱有关。也可由于粪便嵌顿、尿道狭窄、脊髓损伤、老年男性慢性前列腺增生等，导致膀胱不能完全排空，产生充溢性尿失禁。另有部分老人，由于上运动神经性病变而反射性尿失禁，即虽然膀胱充盈量较少，但会出现很强烈的尿意，且不能很好控制。功能性尿失禁常由于非泌尿生殖系统因素,如认知功能障碍、排尿环境、体能因素导致。

2. 观察要点

(1) 了解老年人有无尿频、尿急;咳嗽、打喷嚏或大笑时有无尿液滴出等情况;尿道周围皮肤有无潮湿不适、瘙痒、红肿、破溃等。

(2) 了解老年人有无泌尿系统感染、前列腺增生、脑卒中等疾病。

3. 预防及护理要点

(1) 皮肤护理。老年人便后应及时用温水清洗、擦干局部皮肤,尿液弄脏的衣裤、床单等要及时更换,防止尿液浸渍导致局部皮肤溃烂、发生压疮及继发感染等。

(2) 排尿护理。对于不能控制的尿失禁老年人可使用外引流和护垫。男病人可直接用尿壶接尿,神志不清者可用带导管的阴茎套接尿,保持引流通畅,并注意固定牢固。

要是进行留置导尿,尿管留置期间,需及时倾倒集尿袋中的尿液,并记录尿量、尿色等。倾倒时不可将引流管末端提高,以防止尿液逆流。定期清洁、消毒尿道口附近导尿管,防止感染。翻身、清洁时勿用力向外拖曳导尿管,防止脱落。定时夹闭导尿管,隔3~4 h打开一次,以帮助病人锻炼膀胱逼尿肌、建立排尿反射,为拔除尿管做准备。

(3) 盆底肌功能训练及提肛运动。详见大便失禁护理内容。

(4) 训练排尿习惯。对于有排尿认知障碍的老年人,可制订有针对性的排尿计划,训练其无论有无尿意都在规定时间排空膀胱。

(5) 其他。理解、尊重老年人,避免其因长期尿失禁而陷入社会、情感及精神上的困扰。排尿时应注意保护老年人的隐私。提供良好的如厕环境,卧室尽量靠近卫生间,夜间可留夜灯以提供适宜的照明。

五、压疮

压疮即压力性损伤。由于身体局部软组织持续受到压迫,进而缺氧、缺血,逐渐发生坏死和溃烂。老年人压疮具有发生比较隐蔽、全身反应不明显,但病程进展快、易继发感染、难治愈等特点。根据创面严重程度,可将压疮分为4期,瘀血红润期、炎性浸润期、浅度溃疡期和坏死溃疡期。

1. 常见诱因

压疮多发生于脊髓损伤、脑血管疾病、昏迷、截瘫、体质虚弱及各种消耗性疾病需长期卧床的患者。同时,70岁以上、肥胖、水肿、大小便失禁的老年人压疮发生率更高。压疮主要由于搬动或卧位时的摩擦力损伤皮肤、未能定时更换体位使得皮肤透气性差、未能及时清洁洗澡和更换衣物使局部皮肤卫生环境差等所导致。

2. 观察要点

（1）压疮早期局部皮肤瘀血红润，可表现为红、肿、热、痛。如果局部组织继续受压，会出现皮炎、水泡或结痂。水泡破溃后会使真皮层组织感染形成溃疡，严重者局部组织坏死发黑、脓性分泌物增加、有臭味，并可向深部扩散。

（2）了解不同体位的压疮好发部位（见图4—6）。老年人长期卧床或使用轮椅时，应及时观察、评估相关部位的皮肤情况。

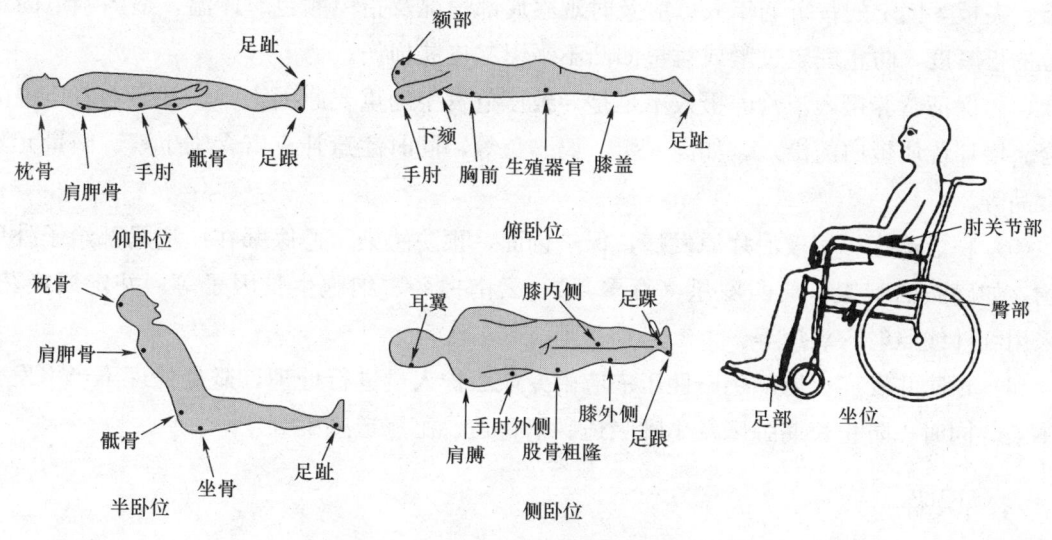

图4—6　不同体位的压疮好发部位

（3）观察创面局部情况，如有无渗液、渗液颜色、创面大小、深度等。

3. 预防及护理要点

（1）定时翻身。长期卧床的老年人，一般隔1～2 h翻身一次，压疮严重者需30～60 min翻身一次。对于意识清楚、有一定行为能力的老年人，要督促其定时变换体位，勿久坐或久卧。

（2）皮肤护理。应做到勤观察、勤翻身、勤按摩、勤擦洗、勤整理、勤更换。

1）保持局部皮肤清洁。对于长期卧床，特别是大小便不能自理的老年人，应经常更换床单被褥，并进行暴晒和杀菌，使床单位保持平整。为老年人进行沐浴或擦身时，应使用温水，并擦拭干净，应避免污垢和潮湿而滋生细菌。应避免汗液、尿液、粪便、伤口渗液、引流液等浸渍、刺激皮肤。

2）经常检查、按摩受压皮肤。对受压但未发红的部位，可以用手指或手掌蘸少许润滑剂后，压力均匀地按摩，由轻到重，再由重到轻，每次按摩3～5 min；对已压红的局部、骨隆突等皮肤脆弱处勿按摩。擦身、沐浴时进行全身按摩，以促进血液循环。

3）保持床单位清洁、平整、无碎屑，一旦潮湿应立即更换。翻身、床上使用便器时注意不要用力拖拽，可在便盆上垫软纸或布垫，防止破损或掉瓷的便器擦伤皮肤。使用气垫床时，避免过度充气使气垫过硬而加大皮肤摩擦力，也要避免充气不足不能起到缓解压力的作用。

（3）受压处保护。在骨隆突处及身体空隙处加垫软垫、枕头、海绵垫等。使用石膏、绷带、夹板等固定的骨折老年人，应及时观察局部情况及指甲颜色、体温，适当调节固定部位的松紧度，防止固定过紧或衬垫凹凸不平引起皮肤损伤。

（4）保证营养摄入。营养摄入不足是导致压疮发生的重要原因之一，并影响着压疮的愈合。增加优质蛋白的摄入，如肉、蛋、奶、鱼等，同时注意补充富含维生素、微量元素的食品等。

（5）积极治疗。积极治疗原发病，保护创面，预防感染。遵医嘱在压疮局部给予外用药物，如磺胺嘧啶银、莫匹罗星（百多邦）、云南白药、细胞生长因子等，并定期换药，或采用红外线照射、氧疗等。

（6）预防并发症。局部感染性压疮应由专业医护人员进行处理，避免处理不当引发全身感染。同时，防止长期卧床发生呼吸道、消化道、泌尿道感染等。

六、误吸

误吸是指在进食或非进食时，吞咽过程中有数量不一的液体或固体（包括唾液、鼻咽部分泌物、食物、其他异物等）经过喉咙进入呼吸道。老年人由于疾病的影响及器官功能的退化，吞咽运动的时间明显比年轻人延长，误吸的发生率也增高。误吸可能导致呛咳、支气管炎、吸入性肺炎、气道梗阻、窒息、死亡等严重后果。

1. 常见诱因

高龄、疾病因素、进食时的体位、进食的量及速度不合适等，均可能导致老年人误吸。老年人随着年龄的增长，口腔黏膜萎缩变薄、神经末梢感受日趋迟钝、咀嚼、吞咽及食管蠕动的能力均减弱，这些衰老性、退行性改变很容易导致老年人发生误吸。同时，一些颅脑病变（如颅内肿瘤、帕金森综合征、癫痫等）、神经肌肉病变（如重症肌无力、急性感染性神经炎、多发性皮肌炎等）、咽喉及邻近部位病损（如声带麻痹、喉外伤、咽喉及头颈部手术）等会可引起老年人误吸。此外，长期卧床、鼻饲也会增加误吸的风险。卧位会增加食物反流的机会，过急、过快、过多地协助进食也会增加误吸的可能。

2. 观察要点

（1）进食过程中，如老年人突然发生呛咳、不能说话，面部涨红等，应警惕发生误吸。

(2) 误吸数日后仍有咳嗽、咳痰，甚至出现发热等，应警惕吸入性肺炎的发生。

3. 预防护理要点

(1) 进食护理

1) 饮食习惯。勿进食过硬的食物，食物温度应冷热适宜，指导老年人进食时不讲话、集中精力进食，宜细嚼慢咽，避免进食过急，待口腔内食物完全吞下后才能进食下一口，防止呛咳。对于吞咽困难的老年人，应避免干硬的食物及汤类流质，应将食物做成糊状。

2) 口腔护理。饭后用温水漱口，去除口腔内的食物残渣；不能漱口、刷牙者做好口腔护理。

3) 合理体位。意识清楚的老年人进食时，尽量取坐位或半卧位。进食后不要立即躺下。如病情不允许，可采取患侧卧位，头偏向一侧。鼻饲时适当抬高床头或垫高枕头。

(2) 一旦发生误吸，应立即停止进食，鼓励并协助老年人咳嗽、咳痰，必要时协助清除口腔食物、协助拍背等，使异物尽快排出。

(3) 积极治疗原发病，维持正常的吞咽功能。

七、跌倒

跌倒是老年人最常见的意外事故，且多数老年人跌倒都发生在室内。老年人跌倒时容易造成下肢骨折、其他部位损伤。老年人跌倒后，由于康复需要被迫长期卧床，进而增加了发生压疮、肺炎、肌肉萎缩、下肢静脉血栓等的风险。因此，防止老年人跌倒的发生，是养老护理员的重要工作内容。

1. 常见诱因

导致老年人跌倒的原因可分为老年人自身身体或疾病的内在因素、外在环境因素及药物因素三个方面。内在因素方面，老年人平衡能力下降、视力问题、眼部疾病（白内障、青光眼等）、脑卒中、眩晕、心绞痛急性发作、帕金森、癫痫发作等，均是老年人跌倒的常见原因。地面湿滑、地面不平、光线不足、楼梯及卫生间未设扶手、照护人员扶抱技巧不当等环境因素也可能使老年人存在跌倒的隐患。药物因素方面，服用镇静类药物、扩血管药物后往往容易发生跌倒。

2. 观察要点

(1) 了解老年人之前有无跌倒史，包括跌倒的次数、跌倒时的情况、最近使用的药物等。

(2) 如跌倒时有外伤、出血，应立即止血、包扎；如同时伴有呕吐，应将老年人的头偏向一侧，并及时清理口、鼻腔呕吐物，保持呼吸道通畅。如老年人有抽搐，应平稳移至平整的软地面或身下垫软物，防止碰伤、擦伤，需要时牙齿间垫包裹毛巾的硬物，防止舌咬伤，不要用手硬掰老年人抽搐的肢体，防止肌肉、骨骼损伤。

3. 预防护理要点

（1）积极治疗原发病。高血压、心律失常、血糖不稳定等均可能导致眩晕，应积极控制相关疾病，一旦出现不适症状，应马上让老年人就近坐下，或搀扶其上床休息。

（2）合理用药。老年人服用的一些药物，如镇静安眠药、降压药、降糖药、利尿剂、抗抑郁药等，服用之后可能产生头晕、视物模糊等不良反应（见表4—3），养老护理员要及时观察并向家属和医务人员反馈相关情况，在医生指导下减少用药剂量或调整用药种类。

表4—3　　　　　　　　　　老年人服用药物应注意的不良反应

药物	副作用
安眠药	头晕
止痛药	意识不清
镇静药	头晕、视力模糊
降压药	疲倦、低血压（药物过量）
降糖药	低血糖（药物过量）
感冒药	嗜睡

（3）保障环境安全。合理安排室内家具高度和位置，相关用品摆放位置不要经常变动，让老年人熟悉生活空间。移走可能影响老年人活动的障碍物，保持地面平整、干燥，防止湿滑。老年人的卧室和走道留夜灯，电线固定在角落。老年人的卧室应尽量靠近卫生间和浴室。卫生间地面保持干燥，洗浴时使用防滑垫。协助老年人如厕、沐浴时使用扶手，如图4—7、图4—8所示。如果老年人和孩子住在一起，养老护理员要及时将玩具收拾好，以防老年人绊倒。老年人如有泌尿系统疾病，应在室内用尿盆，特别是在夜间。

（4）生活指导。指导老年人佩戴合适的眼镜及助听器。睡前协助老年人在床旁放置便器。帮助老年人选择合适的衣着，避免裤腿或裙摆过长、过大，选择大小、软硬适中的鞋子，避免鞋带松脱导致跌倒。老年人体位变换时速度要缓慢，养老护理员帮助老年人站立时谨记防起床"三部曲"，如图4—9所示。起床前平躺30 s、坐30 s、床旁站立30 s，无不适才可行走，尤其是刚起床时。对于平衡功能差、有骨关节疾病的老人更应严加看护。对于意识不清、躁动不安的老年人，应加床栏，并安排专人陪护。

（5）合理使用拐杖和助行器。将老年人使用的拐杖、助行器及经常使用的物件等放在触手可及的位置。帮助老年人选择合适的拐杖或助行器，如图4—10所示。

老年人的健康问题与护理原则

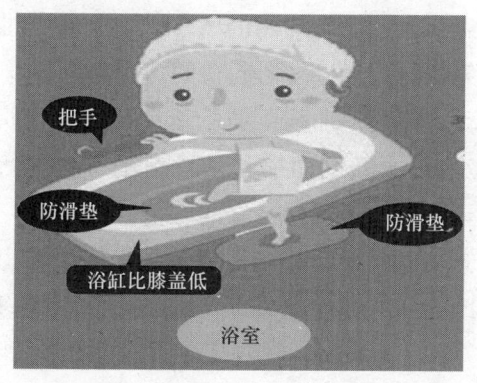

图4—7 浴室防滑垫、扶手

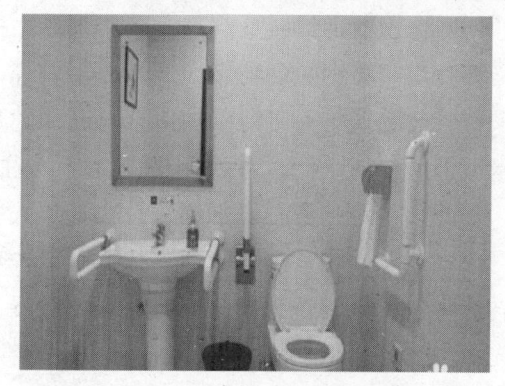

图4—8 浴室的扶手

图4—9 起床"三部曲"

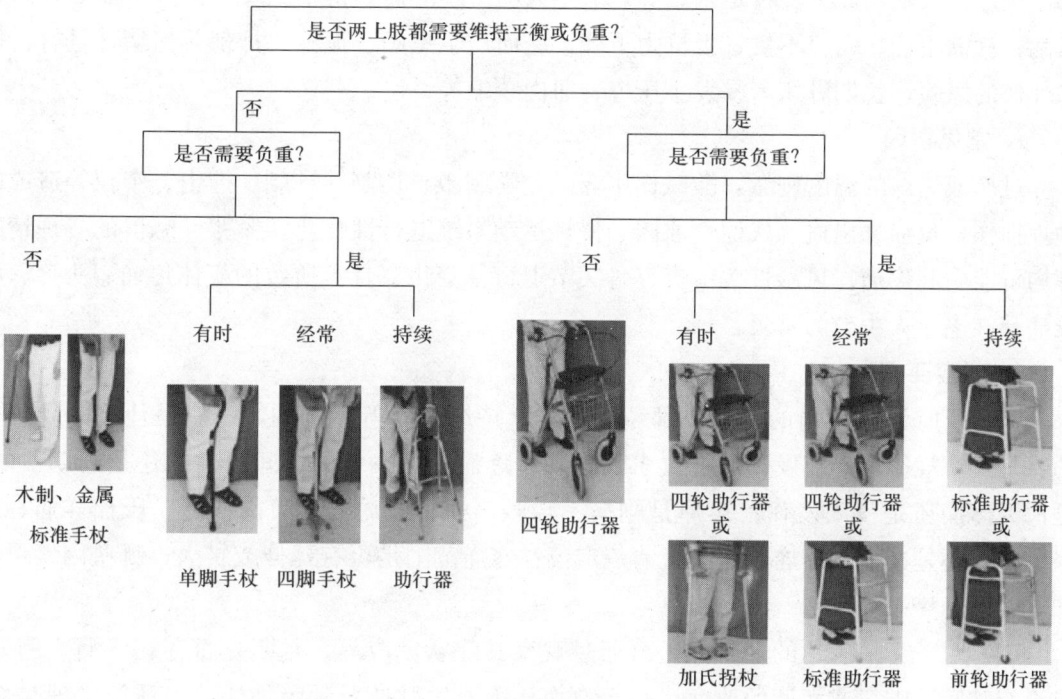

图4—10 老年人手杖及助行器选择原则

(6) 合理饮食，注意营养。老年人要加强膳食营养，保持均衡的饮食，适当补充维生素，多食用些高钙的食物，如虾米、牛奶等，避免睡前饮水过多引起夜间多次起床。

(7) 鼓励老年人坚持参加适合自己的健身运动，特别是加强下肢的运动，以防止肌肉力量减退所致的跌倒。有跌倒史的老年人往往害怕再次跌倒而缩小活动范围、减少活动量，长此以往对其身心皆不利。鼓励老年人主动寻求帮助，保持良好的心情。

(8) 老年人一旦出现不适症状，养老护理员应马上就近让其坐下或搀扶上床。在由卧位转为坐位、坐位转为立位时，速度要缓慢。帮助老年人改变体位后，要先让其休息1~2 min。

八、疼痛

疼痛可分为生理性疼痛、病理性疼痛和神经性疼痛。生理性疼痛是指机体对于冷、热、机械损伤、化学刺激等产生的反应，具有预警保护作用。病理性疼痛是指持久的有害刺激导致伤害性感受器反应降低，同时引起局部炎症等。神经性疼痛是原发或继发的神经系统功能障碍引起的疼痛，可能与损伤、感染、代谢紊乱、梗死等有关。老年人疼痛主要来自骨关节系统的四肢关节、背部、颈部疼痛，以及其他慢性病引起的疼痛，且多伴有抑郁、焦虑、失眠、疲劳、行走困难等。老年人的持续疼痛如得不到缓解，则可能导致睡眠紊乱、食欲不佳、营养不良、抵抗力下降，进而产生焦虑、孤独、抑郁等情绪，且有自杀和外伤的风险，长期卧床者易发生压疮、肌肉萎缩等。

1. 常见诱因

过冷或过热的温度刺激，酸碱作用等的化学刺激，切割、针刺、撞击、牵拉等造成的物理损伤，炎症、出血、代谢性原因、慢性运动系统退行性变化，紧张、恐惧的心理情绪等均可能引起疼痛。风湿性关节炎、骨关节退行性变化、骨折所致的躯体疼痛、头疼、心绞痛等在老年人中较为常见。

2. 观察要点

(1) 及时评估疼痛的程度、部位、性质、持续时间等。例如，疼痛是什么时候开始的、是否有规律，疼痛发作时持续多长时间；疼痛是突发性的、间断性的还是周期性的；是白天疼痛还是夜间发作；疼痛是剧痛、轻微疼痛、烧灼痛、刀割样痛、压榨样痛、刺痛、酸痛还是其他；疼痛部位能否清楚定位？疼痛范围是否有延伸或扩大；哪些因素可以加重或减轻疼痛等？

(2) 对于无法表达的老年人，可通过观察其症状反应等，判断是否存在疼痛。例如，是否有呻吟、喘息或声调的改变，是否有血压上升、脉搏及呼吸加快、出汗等生理改变，是否有流泪、皱眉、紧咬牙关、紧闭双眼、表情僵硬、不正常的姿势、持续按压某一部位、无目的的乱动及无故的情绪改变等。

(3) 观察老年人疼痛时是否伴随其他症状,如局部肿胀、发热、流泪、晨僵、呕吐、面色苍白等。

3. 预防及护理要点

(1) 掌握简单的疼痛评估工具。可借助疼痛评估工具(见图4—11),运用数字评分、脸谱评分或文字描述等方法,了解老年人的疼痛程度。

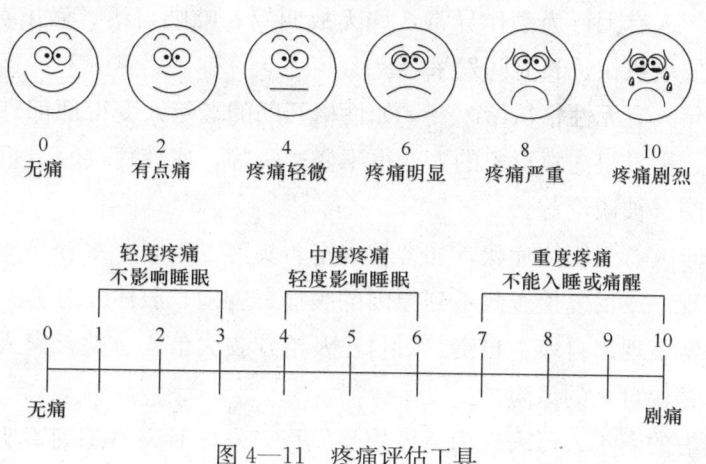

图4—11 疼痛评估工具

(2) 鼓励老年人主动表达疼痛,消除其对于长期使用止痛药物成瘾的担心。通过听音乐、看电视、看报纸等分散老年人对于疼痛的注意力。在身体条件允许的情况下,鼓励其参与活动和游戏,并指导其掌握深呼吸等放松技巧。

(3) 药物止痛。遵医嘱合理给予止痛药,强烈疼痛时可遵医嘱选择阿片类止痛药,如吗啡、布桂嗪(强痛定)、哌替啶(杜冷丁)等。

(4) 非药物止痛。根据老年人的不同情况,遵医嘱采用冰袋、冷湿敷、热水袋、烤灯、按摩等物理措施协助缓解疼痛。局部按摩可帮助老年人松弛肌肉,分散其对疼痛的注意力,适用于活动受限有关的疼痛,按摩时应有节奏、环形、由远端至近端进行抚摸、揉捏、搓擦等。冷疗法止痛适用于急性出血期,使用冰袋时需防止漏水,保持舒适和安全的体温,防止冻伤。热疗可增加局部血流量,促进组织代谢,使用时应防止烫伤。

(5) 去除或减少引起疼痛的原因,如环境潮湿、受凉、精神紧张、咳嗽等。协助老年人采取舒适的体位,保持室内温湿度适宜以及良好的采光和通风。

九、心理异常

人到老年,可能经历了子女离家、退休、亲友死亡、机体老化、自身疾病等种种事件，加之社会地位、经济收入的下降，以及家庭、社会价值感的缺失，很容易引发心理障碍，包括各种类型的神经症，如神经衰弱、焦虑症、抑郁症等。

1. 常见诱因

老年人心理异常可能与老年后神经内分泌功能紊乱、神经物质代谢异常等有关，同时生理功能的退化、生活事件的打击，以及相关躯体疾病等均会诱发老年人产生心理异常。

2. 观察要点

（1）观察老年人有无行为动作异常，如无故叫骂、喃喃自语、做出莫名其妙的动作、动作麻木迟缓、僵硬机械、长时间发呆等。

（2）观察老年人有无性格情绪改变，如性格开朗的老年人变得郁郁寡欢、性格沉稳的人变得毛毛躁躁、平日很注意形象的人变得不修边幅等，或变得疑心重重、胡乱推理、经常认为自己被跟踪、被谈论等。

（3）观察老年人有无躯体症状，如容易兴奋、头疼、失眠、多梦易醒、疲乏无力等类似神经衰弱的表现，或反复检查找不到原因的腹痛、胸闷、肢体无力等。

（4）对于经常表现出自卑、自责、对自己及治疗丧失信心、缺乏家人支持的有抑郁心境的老年人，应警惕自杀的风险。

（5）急性焦虑的老年人可表现为急性惊恐发作，发作时突然感到不明原因的惊慌、紧张、心烦意乱、坐卧不安、激动、哭泣等，可伴有口干、面部发麻、血压升高等，严重时出现胸闷、心悸，有濒死感。慢性焦虑的老年人焦虑情绪持续较久，表现为经常提心吊胆、对事物异常敏感、注意力难以集中、生活中稍有不如意就心烦意乱、容易与他人发生冲突等。长期焦虑还会影响食欲和消化功能，出现头痛、失眠等一系列症状。

3. 预防及护理要点

（1）早期发现老年人的相关症状，如失眠、焦虑、记忆力下降等，及时看心理医生及精神科医生，必要时进行药物治疗，尽早控制相关疾病。

（2）规律生活、进行适当锻炼，如散步、慢跑、跳交谊舞等，以增强体质，提高机体抵抗力。但应避免剧烈运动。积极治疗相关躯体疾病。

（3）饮食调养。老年人在饮食方面应提倡清淡，多吃新鲜的水果、蔬菜以及富含植物蛋白的食物和富含维生素、胡萝卜素的食物，以满足大脑营养的需要，防止大脑细胞的衰老和老年性痴呆症。老年人应少吃油腻、辛辣、过咸的食物，少喝酒、戒烟、忌暴饮暴食。

（4）鼓励老年人积极参与社交活动，坚持和培养自己的业余爱好，如弹奏乐器、画画、养花等。指导老年人正确认识自己的生理及心理需求，鼓励其表达情感及需求，鼓励老年人发挥余热、学习新知识。指导老年人保持良好的心境，知足常乐、保持情绪稳定，不要轻易发脾气,学会自我调节和放松。应与其家属及时沟通、反馈、介入,让老年人体会到家庭的关爱。

(5) 对于抑郁的老年人,应妥善管理家中可用于自杀的危险物品。

 相关链接

认识虐待老年人问题世界日

随着全球老年人口的增长,很多国家及地区已步入老龄化社会。随着生理的自然衰老和社会角色的变化,老年人成为社会中的"弱势群体"。虐待老年人也为一个全球性的社会问题,影响着世界各地数以百万计的老年人的健康与人权。2011年12月19日,联合国大会通过决议,确定6月15日为"认识虐待老年人问题世界日",向全世界发出呐喊,呼吁会员国和民间社会拿出更大决心,加倍努力,消除对老年人一切形式的暴力侵害和虐待。我国也先后出台了相关法律法规以保障老年人的权益。如《老年人权益保障法》,且在《宪法》《民法通则》《婚姻法》及相关的司法解释中均有关于保障老年人合法权益的规定。

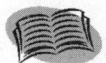 **本章测试题**

一、单项选择题

1. 慢性阻塞性肺疾病好发于(　　)。
   A. 春季　　　　B. 秋冬季　　　　C. 夏季　　　　D. 春夏秋冬
2. 高血压病人应避免(　　)。
   A. 多饮水　　　B. 服用药物　　　C. 运动　　　　D. 突然体位变动
3. (　　)不属于脑卒中的危险因素。
   A. 糖尿病　　　　　　　　　　　　B. 吸烟
   C. 慢性阻塞性肺疾病　　　　　　　D. 高血压
4. 除(　　)外,以下各项均是糖尿病的护理内容。
   A. 饮食指导　　　　　　　　　　　B. 心理治疗
   C. 并发症护理和预防　　　　　　　D. 手术治疗

5. (　　)作为痴呆老年人安全保护措施是不妥的。
   A. 多观察巡视
   B. 对无目的游走老年人的重点看护
   C. 予以隔离，防止走失
   D. 指导组织老年人参与一些趣味活动，便于统一管理

6. (　　)不是跌倒的危险因素。
   A. 光线不足　　　　　　　　　　B. 地面不平
   C. 扶抱技巧不当　　　　　　　　D. 睡床较低

7. 老年人血压特点是(　　)。
   A. 收缩压高　　　　　　　　　　B. 舒张压低
   C. 血压稳定　　　　　　　　　　D. 血压不稳定

8. 血压波动大易引起(　　)。
   A. 脑血管意外　　　　　　　　　B. 肾结石
   C. 输尿管结石　　　　　　　　　D. 膀胱结石

9. 脑梗死多在病人(　　)时发生。
   A. 情绪激动　　　　　　　　　　B. 过度用力
   C. 暴饮暴食　　　　　　　　　　D. 安静睡眠

10. 糖尿病慢性并发症之一是(　　)。
    A. 皮肤水肿　　　　　　　　　　B. 皮肤瘙痒
    C. 各种感染　　　　　　　　　　D. 外阴部瘙痒

二、判断题

1. 慢性阻塞性肺疾病对肺功能的损害是不可逆的。　　　　　　　　　　(　　)
2. 老年人收缩压高于130 mmHg即为高血压。　　　　　　　　　　　　(　　)
3. 突然头晕、站立不稳、肢体麻木、流涎是脑梗死的先兆。　　　　　　(　　)
4. 脑出血急性期应尽量减少搬动。　　　　　　　　　　　　　　　　　(　　)
5. 心绞痛发作，疼痛多发生在胸骨后并放射至右肩及右上臂内侧。　　　(　　)
6. 老年人服用镇静类药物后容易发生跌倒。　　　　　　　　　　　　　(　　)
7. 热疗法止痛适用于急性出血期。　　　　　　　　　　　　　　　　　(　　)
8. 为预防跌倒，对意识不清、躁动不安的患者，应加床栏并安排专人陪伴。(　　)
9. 慢性阻塞性肺疾病患者应鼓励其进行胸式呼吸。　　　　　　　　　　(　　)
10. 心绞痛发作，持续时间长而服硝酸甘油片无效，即可排除心肌梗死的可能。(　　)

本章测试题答案

一、单项选择题

1. B 2. D 3. C 4. D 5. C 6. D 7. D 8. A 9. D 10. C

二、判断题

1. √ 2. × 3. √ 4. √ 5. × 6. √ 7. × 8. √ 9. × 10. ×

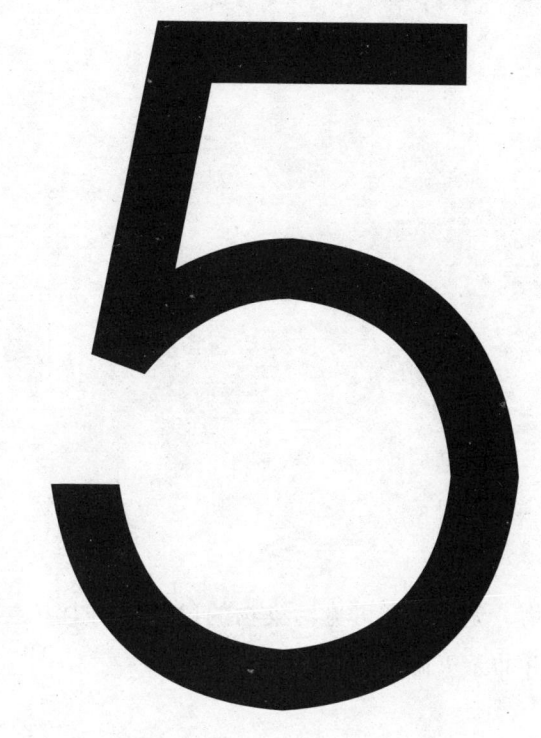

第 5 章

居住环境照护

第 1 节　清洁、消毒、灭菌　　/66
第 2 节　居住环境要求　　　　/75
第 3 节　床单位整理　　　　　/77

第1节 清洁、消毒、灭菌

 学习目标

➢ 了解清洁、消毒、灭菌的概念
➢ 能够选择常用物品的消毒灭菌法
➢ 能够对护理对象生活用具进行消毒

 知识要求

一、基本概念

1. 清洁

清洁是指用物理方法清除物体表面有机物、无机物和可见污染物的过程,如尘土、油脂、血迹等。其目的是去除和减少微生物,并非杀灭微生物。

2. 消毒

消毒是指用物理或化学方法清除或杀灭除芽孢以外的所有病原微生物,使其达到无害化的处理。用于消毒的药物称为消毒剂。

3. 灭菌

灭菌是指用物理或化学方法去除或杀灭全部微生物的过程,包括致病微生物和非致病微生物,也包括细菌芽孢和真菌孢子。经过灭菌的物品称为无菌物品。

消毒和灭菌是两个不同的概念,消毒处理不一定都达到灭菌要求,而灭菌一定是能达到消毒要求的,灭菌后的物品必须是完全无菌的。

二、常用消毒灭菌方法

常用消毒灭菌的方法有两大类:物理消毒灭菌法和化学消毒灭菌法。物理消毒灭菌法是利用物理因素作用于病原微生物,将之清除或杀灭,常用的有热力、光照、辐射、过滤除菌等方法。化学消毒灭菌法是采用各种化学消毒物品来清除或杀灭微生物的方法,所用的化学物品称为化学消毒剂。

1. 物理消毒灭菌法

（1）焚烧法。焚烧法即直接用火焰灭菌，是一种简单、迅速、彻底的灭菌方法，但对物品的破坏性大。

1）适用范围。焚烧法常用于搪瓷类物品、污染的废弃物。

2）注意事项。使用焚烧法灭菌应注意安全，远离易燃、易爆物品，在乙醇燃烧过程中不得再次添加乙醇，以免发生意外。

（2）煮沸消毒法。煮沸消毒法是应用最早的消毒方法之一，其操作简便无须特殊设备且效果可靠。

1）适用范围。煮沸消毒法用于不怕潮湿、耐高热的物品，如搪瓷、金属、玻璃、餐饮具、织物等。

2）注意事项

①先将物品洗干净，全部物品浸没在水中；物品不宜放置过多，一般不超过消毒容器容量的3/4；大小相同的物品（如碗、盆等）不可重叠，必须隔开加热；一般水温达到100℃后再煮沸5~15 min即可达到消毒目的。

②中途加入物品，则在第二次水沸后重新计时。

③高海拔地区，应适当延长煮沸时间。

（3）日光暴晒法。日光具有热、干燥和紫外线杀菌的作用。

1）适用范围。日光暴晒法常用于床垫、毛毯、衣服、书籍等物品的消毒。

2）注意事项。将物品放在直射阳光下暴晒6 h，定时翻动使物品各面均能受到日光照射。一般暴晒6 h可达到消毒目的。

（4）微波消毒法。微波炉也可以用来消毒餐具，是一种简便、快速、均匀而且高效的家庭消毒方法。

1）适用范围。微波消毒法用于毛巾、纱布、餐具、抹布等的消毒。

2）注意事项。干燥的瓷碗、竹筷、洗碗布等应用水浸湿后消毒，玻璃、塑料餐具应浸泡于水中或用湿布包裹后再消毒。微波无法穿透金属面，故不能以铁罐等容器盛放消毒物品，也不能用于金属餐具的消毒，因为可能产生电火花，损坏磁控管。

2. 化学消毒灭菌法

（1）化学消毒灭菌的原理。用于消毒的化学药物称为消毒剂。有的消毒剂杀菌能力较强，可以灭菌，也称为灭菌剂。化学消毒灭菌的原理是使菌体蛋白凝固变性，酶蛋白失去活性，抑制细菌代谢和生长，或破坏细菌细胞的结构，改变其通透性，使细胞破裂、溶解，从而达到消毒灭菌的作用。

（2）消毒剂的分级。消毒剂按杀菌能力强弱一般分为三级，见表5—1。

表 5—1　　　　　　　　　　消毒剂的分级

分级	分类	作用	常用品种
一级	高效消毒剂	能杀灭各种细菌繁殖体、真菌、病毒和细菌芽孢	如过氧乙酸、漂白粉、过氧化氢、臭氧、甲醛、碘酊等
二级	中效消毒剂	能杀灭细菌繁殖体、结核杆菌、病毒,不能杀灭芽孢	如高锰酸钾、乙醇等
三级	低效消毒剂	能杀灭细菌繁殖体、部分真菌和亲脂性病毒,不能杀灭结核杆菌、亲水性病毒和芽孢	如苯扎溴铵（新洁尔灭）、氯己定（洗必泰）等

(3) 化学消毒剂的使用原则

1) 坚持合理使用原则。能不用则不用；必须使用则尽量少用；能采用物理消毒灭菌法时,尽量不使用化学消毒灭菌法。

2) 根据物品的性能和各种病原微生物的特性,选择合适的消毒剂。严格掌握消毒剂的有效浓度、消毒时间及使用方法。

3) 消毒剂应定期更换,易挥发的要加盖,并定期检测,调整浓度。

4) 待消毒的物品必须先洗干净、擦干。

5) 消毒液中不能放置纱布、棉花等,因为这类物品可吸附消毒剂从而降低消毒作用。

6) 消毒后的物品在使用前应使用无菌生理盐水冲净,以避免消毒剂刺激人体组织。

7) 应熟悉消毒剂的副作用,并做好工作人员的自身防护。

(4) 常用的化学消毒剂

1) 质量分数为 2.5%～5% 的碘酊常用于皮肤消毒。

2) 体积分数为 75% 的乙醇常用于皮肤消毒,用于器械消毒时浸泡 30 min 以上。

3) 漂白粉常用于排泄物的消毒。

4) 含有效氯的消毒液用于一般物品消毒时浓度为 250～500 mg/L,常用于地面、桌、椅、家具、餐（饮）具、便器等的浸泡消毒。

(5) 化学消毒剂的消毒方法

1) 浸泡法。将被消毒的物品洗净、擦干后浸没在消毒液中。

2) 擦拭法。用化学消毒剂擦拭物体的表面。

3) 喷雾法。进行空气或物体表面消毒时,用喷雾器均匀地喷洒消毒剂。

4) 熏蒸法。将消毒剂加热成气体对空气、物品进行消毒。

三、常用物品的消毒灭菌法的选择

1. 室内空气消毒

(1) 自然通风法。每天早晨起床后,打开门窗通风半小时,可使室内空气净化。

(2)紫外线消毒法。家庭常用低臭氧紫外线灯,每5~15 m²的面积安装1个30 W的灯管。通常只要紫外线强度不低于100 $\mu W/cm^2$,照射1 h以上就可杀灭室内空气中90%以上的微生物。

紫外线消毒时须注意:应保持紫外线灯表面清洁,每周用酒精布擦拭一次;发现灯管表面有灰尘、油污等时,应随时擦拭;不应使紫外线光源直接照射到人。

(3)化学熏蒸法。用质量分数为15%的过氧乙酸(7 mL/m³)加热蒸发,相对湿度为60%~80%、室温熏蒸2 h。

2. 餐具和茶杯的消毒

(1)煮沸消毒法。将待消毒物品完全浸没在水中,加热水沸腾后维持≥15 min。煮沸消毒时须注意:从水沸腾时开始计消毒时间,中途加入物品应重新计时;消毒物品应保持清洁,所消毒的物品应全部浸没于水中,可拆卸物品应拆开;高海拔地区,应适当延长煮沸时间;煮沸消毒用水宜使用软水。

(2)蒸汽流通消毒法。家庭可使用蒸锅消毒,当水沸腾后产生水蒸气,消毒时间为15~30 min。该方法消毒时须注意:消毒作用时间应从水沸腾后有蒸汽冒出时算起;消毒物品应清洁干燥,垂直放置,物品之间留有一定空隙;高海拔地区,应适当延长消毒时间。

(3)浸泡法。用含有效氯500 mg/L的消毒液浸泡10 min以上。疑有传染性疾病病菌的餐具采用消毒、清洁、再消毒的方法,用含有效氯2 000~5 000 mg/L消毒液,浸泡30 min以上。

(4)食用消毒柜消毒法。应严格按照厂家提供的消毒柜说明书使用。

3. 衣物被褥的消毒

(1)衣物的消毒。衣物消毒可采取日光暴晒法,将物品放在直射阳光下暴晒6 h,定时翻动使物品各面均能受到日光照射;也可以采取浸泡法,用含有效氯250~500 mg/L的消毒液浸泡,疑有传染性疾病的用2 000 mg/L有效氯消毒液浸泡30~60 min。

(2)被褥的消毒。被褥消毒也可采取日光暴晒法。另外,也可以使用臭氧消毒被褥,具体方法是在密闭空间内,相对湿度70%以上,采用20 mg/m³浓度的臭氧作用60~120 min。必须注意的是,臭氧为强氧化剂,使用时对多种物品有损坏,如使铜片出现绿色锈斑,使橡胶老化、变色、弹性降低,使织物漂白、褪色等。

4. 地面和物体表面的清洁消毒

地面和物体表面无明显污染时,采用湿式清洁;有污染时用250~500 mg/L有效氯消毒液湿式拖地或喷洒作用30 min;疑有传染性病菌的地面用1 000 mg/L有效氯湿式拖地或喷洒作用30 min。喷雾消毒时,要求地面均匀湿透。

5. 便器和排泄物的消毒

便器一般使用含氯消毒剂 500~1 000 mg/L 浸泡 30 min。注意水剂应于阴凉处避光、密闭保存。使用液应现配现用，使用时限为 24 h 以内。

消毒分泌物、排泄物的方法是将含氯消毒剂干粉加入分泌物、排泄物中，使有效氯含量达到 10 000 mg/L，搅拌后作用 2 h 以上。注意粉剂应于阴凉处避光、防潮、密封保存。

6. 清洁用品的消毒

擦拭布巾、地巾应分区使用。擦拭布巾清洗干净后，在 250 mg/L 的有效氯消毒剂（或其他有效消毒剂）中浸泡 30 min，冲净消毒液，干燥备用。地巾清洗干净后在 500 mg/L 的有效氯消毒剂中浸泡 30 min，冲净消毒液，干燥备用。有条件的情况下，可使用清洗机自动清洗消毒，按照清洗机使用说明进行清洗与消毒，一般程序包括水洗、洗涤剂洗、清洗、消毒、烘干、取出备用。

四、无菌技术的概念及操作原则

1. 概念

无菌技术是指在医疗、护理操作过程中，防止一切微生物侵入人体和防止无菌物品、无菌区域被污染的技术。

2. 无菌技术的操作原则

（1）无菌操作环境应清洁、宽敞、定期消毒；物品布局合理；无菌操作前半小时应停止清扫工作、减少走动、避免尘埃飞扬。

（2）无菌操作前，工作人员要戴好帽子和口罩，修剪指甲并洗手，必要时穿无菌衣、戴无菌手套。

（3）进行无菌操作时，应首先明确无菌区、非无菌区、无菌物品的概念。无菌区指经灭菌处理且未被污染的区域；非无菌区指未经灭菌处理，或虽经灭菌处理但又被污染的区域；无菌物品是指通过物理或化学方法灭菌后保持无菌状态的物品。

（4）无菌物品必须与非无菌物品分开放置，并且有明显标志；无菌物品不可暴露于空气中，应存放于无菌包或无菌容器中；无菌包外需标明物品名称、灭菌日期，并按失效期先后顺序摆放；无菌包的有效期一般为 7 天，过期或受潮应重新灭菌。

（5）进行无菌操作时，操作者身体应与无菌区保持一定距离；取放无菌物品时，应面向无菌区；取用无菌物品时应使用无菌持物钳；手臂应保持在腰部或治疗台面以上，不可跨越无菌区，手不可接触无菌物品；无菌物品一经取出，即使未用，也不可放回无菌容器内；避免面对无菌区谈笑、咳嗽、打喷嚏；如用物疑有污染或已被污染，应予以更换并重新灭菌；非无菌物品应远离无菌区。

(6) 一套无菌物品只供一位护理对象使用一次。

五、隔离的种类及原则

1. 隔离的种类

(1) 呼吸道隔离。呼吸道隔离主要用于防止通过空气中的飞沫传播的感染性疾病，如肺结核、流行性脑膜炎、百日咳、流行性感冒等。

(2) 肠道隔离。肠道隔离适用于由护理对象的排泄物直接或间接污染了食物或水源而引起传播的疾病，如伤寒、细菌性痢疾、甲型肝炎等。

(3) 床边隔离。床边隔离是指以护理对象为单位，设立独立的环境与用具，防止交叉感染。

(4) 保护性隔离。保护性隔离也称反向隔离，适用于抵抗力差或极易感染的病人，如严重烧伤者、早产儿、白血病患者、脏器移植及免疫缺陷病人等。

(5) 终末消毒处理。终末消毒处理是指护理对象渡过隔离期或死亡时对其居室、用物、医疗器械等的消毒处理。

2. 隔离的原则

(1) 隔离居室或隔离床前悬挂隔离标志，门口放有消毒液浸湿的脚垫。

(2) 护理人员进入隔离室要穿工作衣，戴口罩，必要时穿隔离衣。

(3) 严格执行探视制度，向护理对象及其家属做好解释工作，以取得配合。

(4) 做好护理对象的思想工作，解除他们的恐惧和紧张。

(5) 穿隔离衣前必须将护理操作用物都准备齐全。

(6) 经医生下达医嘱后才可解除隔离。

(7) 隔离护理对象用过的物品不可用于其他护理对象。

六、不同类型隔离的具体要求

1. 呼吸道隔离的具体要求

(1) 呼吸道隔离的房间要求保持室内空气流通，采用自然通风法或消毒液喷洒法，每天两次。

(2) 护理对象应独处一室，有条件时尽量使隔离房间远离其他居室。

(3) 工作人员进入居室需戴口罩、帽子，必要时要穿隔离衣。

(4) 护理对象的口鼻分泌物须经严格消毒处理后方可排放。

2. 肠道隔离的具体要求

(1) 护理对象应独居一室，需做好床边隔离。

(2) 工作人员接触护理对象时需穿隔离衣、戴口罩，接触污染物时戴手套。

(3) 居室应有防蝇设备，并做到无蟑螂、无鼠。

(4) 护理对象的食具、便器应专用，并严格消毒。

(5) 剩余的食物或排泄物均应消毒处理后再排放。

(6) 污染的物品应放入带盖的分类桶中进行消毒处理。

3. 床边隔离的具体要求

(1) 居室外悬挂醒目的隔离标志。

(2) 门口放置消毒液浸湿的脚垫。

(3) 床边设立隔离衣悬挂架。

(4) 床边配备一盆消毒液或快速手消毒液。

(5) 放置专用桶用于盛放护理对象使用过的食具以及污物桶。

(6) 使用一次性擦手纸或避污纸。

4. 保护性隔离的具体要求

(1) 护理对象住单独房间。

(2) 护理人员进行护理操作前应准备好用物，穿隔离衣、戴口罩和帽子。

(3) 呼吸道疾病患者、咽部带菌者、工作人员均应避免接触病人。

(4) 居室内空气、地面、家具等均应严格消毒并通风换气。

(5) 探视者应采取相应的隔离措施。

5. 疑有传染病床单位的终末处理

(1) 将护理对象移至其他房间。

(2) 关闭居室门窗、打开床旁桌、摊开棉被、竖起床垫，用消毒液熏蒸。

(3) 熏蒸后打开门窗，用消毒液擦拭家具、地面。

(4) 被服类放入污物袋，专门处理后再清洗。

(5) 床垫、棉被和枕芯可用日光暴晒法处理。

(6) 污染物品应放入带盖的分类桶中进行消毒。

 技能要求

口罩的使用

口罩用于保护护理对象和工作人员，防止飞沫污染无菌物品或清洁物品。

操作步骤

步骤1 洗手。

步骤 2 戴清洁口罩（见图 5—1）。

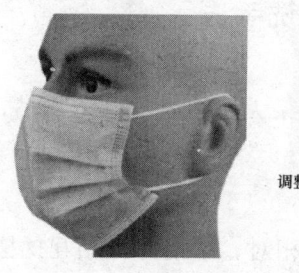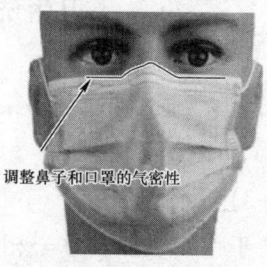

图 5—1 戴口罩

步骤 3 口罩要罩住口、鼻部位并系带，戴上口罩后不可用污染的手接触口罩。
步骤 4 脱口罩时应先洗手，取下后双手握住口罩两侧带子，将污染面向内折叠。
步骤 5 放入胸前小口袋或小塑料袋内，手不可接触污染面。

注意事项

1. 口罩用后应取下，不能挂在胸前。
2. 纱布口罩使用 4~8 h 后应更换，潮湿后应立即更换。
3. 每次接触严密隔离护理对象后应立即更换口罩。
4. 使用一次性口罩不超过 4 h，用毕丢入污物桶。

避污纸的使用

用避污纸垫着拿取物品或进行简单操作时，可保持双手或物品不被污染，以省略消毒程序。

操作步骤

步骤 1 取避污纸时，从页面抓取，不可掀开撕取，如图 5—2 所示。
步骤 2 避污纸用后随即丢入污物桶，集中焚烧处理。
步骤 3 在使用过程中，注意保持避污纸清洁，防止交叉感染。

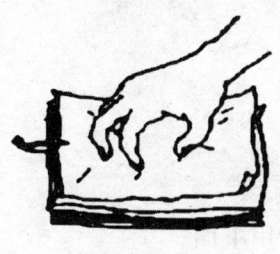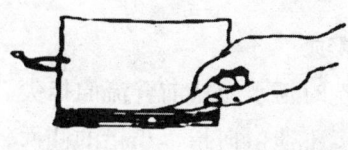

正确　　　　　　　　　　错误

图 5—2 避污纸的使用

卫生洗手法

在进行医疗护理操作前,洗手可避免污染无菌物品或清洁物品,可以避免感染和交叉感染。

操作步骤(见图5—3)

步骤1　取适量皂液于手掌表面,掌心相对、手指并拢相互揉搓。
步骤2　手指交叉,掌心对手背揉搓。
步骤3　手指交叉,掌心相对揉搓。
步骤4　弯曲手指指关节在掌心旋转揉搓。
步骤5　拇指在掌中揉搓。
步骤6　指尖在掌心中揉搓。

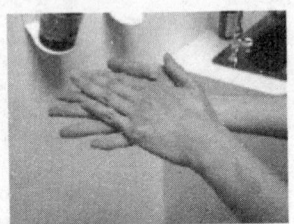
第一步
掌心相对,手指并拢相互摩擦

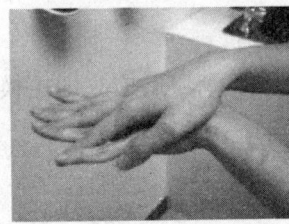
第二步
手心对手背沿指缝相互搓擦

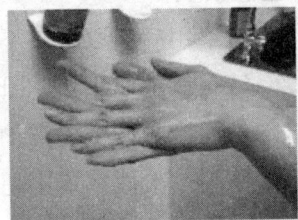
第三步
掌心相对,双手交叉沿指缝相互摩擦

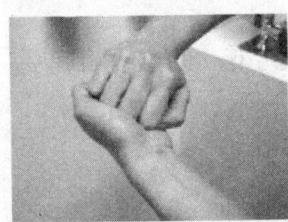
第四步
双手指交锁,指背在对侧掌心

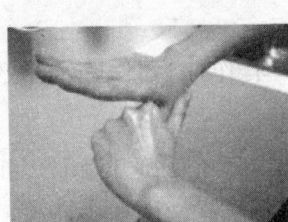
第五步
一手握另一手大拇指旋转搓擦,交换进行

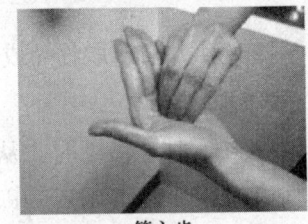
第六步
指尖在对侧掌心前后擦洗

图5—3　六步洗手法

注意事项

1. 冲洗时污水应从前臂流向指尖。
2. 注意不遗留拇指、小指的侧面、指关节背面以及指甲下面。
3. 搓揉时间至少10 s。

第 2 节　居住环境要求

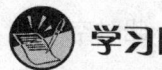
学习目标
- 了解老年人的居住环境要求
- 掌握老年人居室的环境要求

知识要求

一、老年宜居环境

1. 室内光线充足

老年人的居室应保证充足的阳光和适当的采光，保证老年人住房照明充足，但应避免直接阳光及刺眼的强光。由于老年人的适应力低下，因此一定要保持适当的夜间照明。

2. 保持室内空气流通

老年人的卧室窗户宜大、窗口朝南，以利于采光和通风。每天应定时开窗通风，保持室内空气新鲜。

3. 温度适宜

老年人所处环境的温度应适宜。持续的高温环境可导致中暑，还可导致肾脏、循环系统疾病及脑卒中的危险。极冷的环境有增加呼吸道疾病和发生冻伤的可能。

4. 设置安全

室内环境应收拾整齐，移去影响老年人活动的障碍物，室内应有供步态不稳的老年人使用的扶手、拐杖等。

在床周围和房屋出入口要注意使用扶手、改造台阶、使用拐杖、增加照明灯等措施，以预防摔倒等意外的发生。

厕所与浴室的设计要适合不同老年人的需要，如为老年人提供可以加温的坐式便器或将厕所改造成适合老年人个体需要的样式。

5. 避免噪声污染

安静的环境使人心情舒畅。强烈的噪声会使人听觉的敏感度下降，还可能造成暂时或永久的听力损伤。噪声会使人的唾液、胃液分泌减少，胃酸降低，从而易患胃溃疡。噪声还会影响食欲，甚至引起失眠。环境声音的强度最好保持在50～60 dB。

二、老年人居室的环境要求

1. 避免室内空气污染

每天开窗换气不少于两次，每次不少于30 min，且选择上午、中午开窗，此时空气质量最好。如遇大雾或雾霾天气时，暂时不要开窗。

2. 室内温度和湿度适宜

要注意室内温度、湿度控制，让人感到安全与舒适。适宜的室温是22±4℃，湿度是50%±10%。室内应有冷暖设备。如果使用火炉取暖，要特别注意防止煤气中毒。

3. 室内异味清除

老年人的居住环境空气要清新、自然，适当使用室内空气净化设备可以有效地去除灰尘、微生物，消除室内环境污染，提高室内空气质量。如果可能最好在老年人的居室安装一个排气扇，尤其在厨房安排排气扇作用更好。居室也要讲究绿化和美化，可在阳台或室内摆放几盆花卉、盆景、绿草等，不仅可增添美感，还能净化空气，减少污染，改善居室小气候，使室内空气清新、芳芬，有利于健康。

4. 噪声的控制

在噪声致病的过程中，90 dB是已明确的坎儿，超过90 dB后人与人之间的个体差异就不明显了，这种噪声对绝大部分的人都有不良影响，可引发各种疾病。为有效地防止和减轻噪声污染对家庭环境的影响与危害，可采取多种方式和措施。

（1）在进行居室装饰时，尽可能采用吸声隔音材料，以降低室内声音的混响时间。

（2）地面布置地毯，既增强室内保温作用，又可减轻行走和小孩玩闹时的声响，还有利于邻里的团结互助。

（3）在门窗上装置吸声效果较好的厚重窗帘式隔帷。

（4）在冰箱、洗衣机与地面接触的部位安装垫片，减轻工作时机器震动的噪声污染。

（5）有条件的可安排双层玻璃，即做成隔音窗的形式，条件有限的也要用密封条或橡胶海绵把窗户缝、门缝等处尽可能压紧。

（6）居室设计合理，各种功能搭配得当，不要人为地制造各种噪声污染源。

第 3 节　床单位整理

学习目标

➢ 了解床单位整理的目的和注意事项
➢ 掌握不同床单位整理的具体要求

知识要求

一、床单位整理的目的

1. 床单位整理可使护理对象清洁、舒适，预防压疮及肺炎。
2. 床单位整理时可观察了解患者病情，为诊断、治疗和护理计划的制订提供依据。
3. 床单位整理时可进行心理护理及卫生宣传，满足患者心理需求，促进沟通。
4. 床单位整理可保持房间和床单位的整洁和美观。

二、床单位整理的注意事项

1. 床单位整理时应观察病情变化。
2. 床单位整理时应使护理对象清洁、体位舒适、安全。
3. 床单位整理时应使床单位平整、清洁。
4. 床单位整理时，冬季开窗应注意保暖。

技能要求

铺 备 用 床

操作准备
1. 用物评估
床单元的设备完整、牢固、可靠；铺床布类用物清洁、折叠符合要求。

2. 用物准备

棉胎（毛毯）、床单、被套、枕套、枕芯。

3. 自身准备

洗手、戴口罩。

4. 环境准备

开窗通风，移开床头柜和椅子，用物按序摆放于床尾椅上。

操作步骤

步骤1 翻转床垫

自上而下翻转床垫（视情况左右均可），床垫上边缘需紧靠床头。

步骤2 铺床单

床单正面向上，对准中线，分别左右散开；用床单包裹床垫，使其以床为界与床边呈等边三角形；先将床单下部分平塞于床垫下，再塞上半部分（见图5—4）；床尾同样，一手托起床垫，一手握住床单，同法铺好床角；两手拉紧床单中部边缘，向内塞入（双手掌心向上）平铺于床垫下转至对侧，同法铺床单。

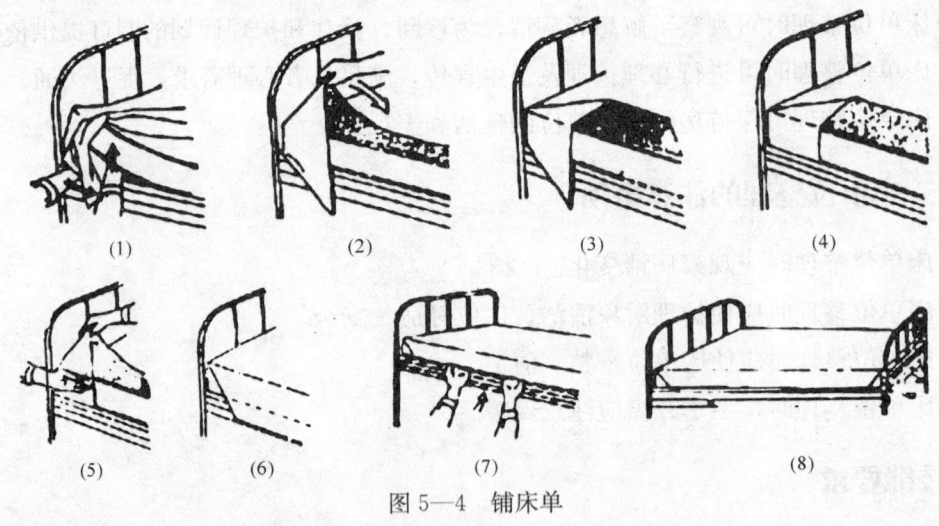

图5—4 铺床单

步骤3 套被套

（1）"S"形套被套。将被套正面向外，中线和床头中线对齐，封口端齐床头，平铺于床上。拉开被套开口端，开口端的被套上层倒转向上提拉约三分之一。将棉胎纵折三折。再按"S"形横折三折。将折好的棉胎放于开口处，底边同被套开口边平齐，拉棉胎上缘至被套封口处，再将竖折的棉胎两边拉开和被套齐，对好两上角，将棉胎与被套拉平整系带，如图5—5所示。盖被上缘与床头并齐，边缘向内折和床沿平齐，铺成被筒，棉胎尾端向内折。

（2）卷筒法。将被套正面向内平铺于床上，开口端朝床尾。棉胎平铺于被套上，上端与被套封口对齐。将棉胎同被套上层一并由床尾卷至被套封口（即床头），自开口处向内翻转，对齐拉平，系带或拉上拉链，两侧边缘向内折叠，平床尾，如图5—6所示。

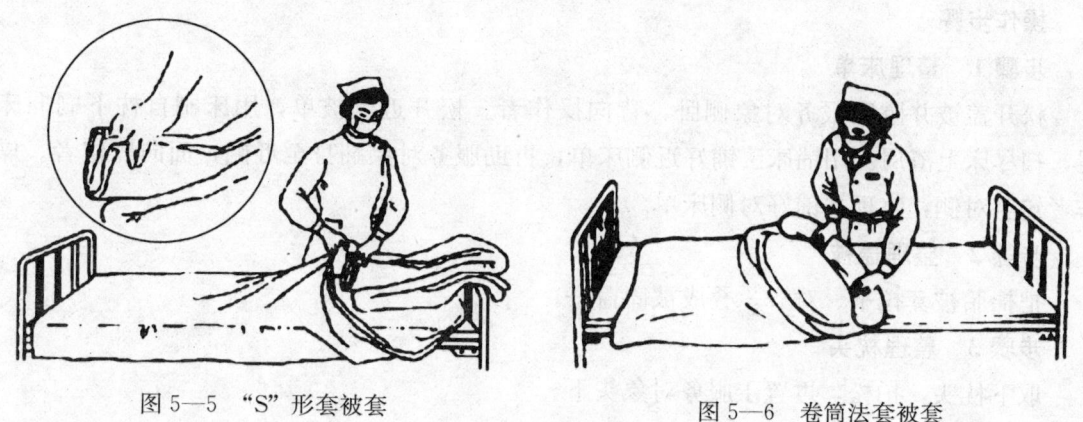

图5—5　"S"形套被套　　　　　　　　图5—6　卷筒法套被套

步骤4　套枕套

拍松枕芯，套上枕套，四角充实，开口背下放置于床头。

步骤5　整理用物

床头柜和椅子放回原处，整理居室环境，保持整洁美观。

注意事项

1. 进餐或做治疗时暂停铺床。

2. 操作中应用节力的原理。铺床前应将用物备齐，按使用顺序放置。铺床时，身体应靠近床边，上身保持直立，两腿前后分开稍屈膝，有助于扩大支持面，增加身体稳定性，既省力又能适应不同方向操作。同时，手和臂的动作要协调，尽量用连续动作，避免过多抬起、放下、停止等动作，以节省体力消耗，缩短铺床时间。

有人床整理

操作准备

1. 用物准备

床刷或扫床巾（略湿）。

2. 自身准备

洗手、戴口罩。

3. 护理对象准备

有人床整理时应先判断服务对象是否意识清醒，能否配合。有人床整理前应先解释并做好心理安抚，取得配合（按需先助便溺）后再开始操作。

操作步骤

步骤1　整理床单

松开盖被并协助服务对象侧卧，背向操作者。松开近侧被单，用床刷自枕下刷向床尾，扫尽床上渣屑。用铺床法铺好近侧床单，再助服务对象翻身至近侧，面向操作者。操作者转至对侧，整理并铺好对侧床单。

步骤2　整理盖被

把棉胎被套拉平、对齐，叠成被筒盖好。

步骤3　整理枕头

取下枕头，拍松，再置于服务对象头下。

步骤4　整理用物

物归原处，整理居室环境，保持整洁美观。

注意事项

1. 进餐或做治疗时暂停铺床。
2. 操作中应用节力的原理。

有人床更换床单

操作准备

1. 用物准备

准备需要更换的被服类用品、床刷等（按序摆放）。

2. 自身准备

洗手、戴口罩。

3. 护理对象准备

有人床更换床单前应先判断服务对象是否意识清醒，能否配合。有人床更换床单前应先解释并做好心理安抚，取得配合（按需先助便溺）后再开始操作。

4. 环境准备

温度适宜，关闭门窗，注意保暖。

操作步骤

步骤1　更换床单

松被角，放平床头支架。协助服务对象侧卧，背向操作者，松开近侧床单。将床单污染面向内卷至其身下,并超过床单中线。自上而下扫净床垫渣屑。铺清洁床单(正面向上),中线对齐,按铺床法铺好床单并拉紧。将服务对象移向近侧,面向操作者。操作者转至对侧。松开床单,将床单污染面向内卷好,撤出污单,安置于床后椅脚横档上。整理并铺好对侧床单。

步骤 2　更换被套

协助服务对象平卧,铺清洁被套。解开污被套末端系带或拉链,将棉胎从尾端拉出,按套被套法将棉胎放置于清洁被套内,同时撤出污被套。整理清洁被套,使被套头端不虚边、四角充实,并按要求折成被筒。更换被套时要注意做好服务对象的保暖工作。

步骤 3　更换枕套

一手托起服务对象头部,另一手迅速取出枕头,撤下污枕套,换上清洁枕套,拍松枕头后再放回服务对象头下。

步骤 4　整理用物

物归原处,使居室环境保持整洁美观。污物应按要求进行清洁消毒处理。最后洗手。

注意事项

1. 病员进餐或做治疗时暂停铺床。
2. 操作中应使用节力原理。
3. 确保服务对象安全舒适,并要与服务对象保持沟通交流。
4. 操作时动作要轻稳,减少不必要的翻动,操作过程中要注意保暖。
5. 必要时可两人协同铺床,应配合默契、注意节力。更换好的床单要平、整、紧。
6. 视服务对象的病情确定是否使用床档,避免发生意外。

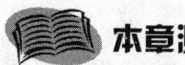

本章测试题

一、单项选择题

1. 用物理或化学的方法将物品中的病原微生物杀死称为(　　)。

　　A. 清洁　　　　　　B. 消毒　　　　　　C. 灭菌　　　　　　D. 无菌

2. 75%的乙醇属于(　　)。

　　A. 清洁剂　　　　　B. 消毒剂　　　　　C. 灭菌剂　　　　　D. 无菌剂

3. (　　)的消毒灭菌适用于焚烧法。

　　A. 剪刀、锐利的针　　　　　　　　　　B. 塑料用具

C. 带病菌且无保留价值的物品　　　　D. 床单、衣物类
　4. 煮沸法消毒时应注意（　　）。
　　　A. 物品须洗刷干净　　　　　　　　B. 物品叠放整齐
　　　C. 物品不必隔开　　　　　　　　　D. 物品煮沸后再沸腾 3 min
　5. 用紫外线灯管对老年人床单位进行消毒时，要注意的是（　　）。
　　　A. 老年人的衣物用毛巾遮盖　　　　B. 老年人的床单位用毛巾遮盖
　　　C. 老年人的眼睛和皮肤用毛巾遮盖　D. 老年人的餐具、茶杯用毛巾遮盖
　6. 为保护性隔离患者进行护理操作前，工作人员应穿戴的用品不包括（　　）。
　　　A. 口罩　　　　B. 眼镜　　　　C. 手套　　　　D. 隔离衣
　7. 疑有传染病床单位的终末处理，首先应该（　　）。
　　　A. 熏蒸　　　　B. 紫外线消毒　　C. 消毒液擦洗　　D. 清洗
　8. 对流行性感冒患者应采取（　　）措施。
　　　A. 消化道隔离　　B. 呼吸道隔离　　C. 床边隔离　　D. 保护性隔离
　9. 温度过高、空气潮湿，容易（　　）。
　　　A. 咽痛　　　　B. 口渴　　　　C. 呼吸道不畅　　D. 滋生细菌
　10. 要降低环境噪声，以下注意事项中不正确的是（　　）。
　　　A. 走路轻　　　　　　　　　　　　B. 操作轻
　　　C. 关门轻　　　　　　　　　　　　D. 尽量不与照顾对象讲话

二、判断题

　1. 消毒是指用物理或化学的方法将物品中的所有微生物全部杀灭，使物体处于没有微生物存在的状态。　　　　　　　　　　　　　　　　　　　　　　　　　（　　）
　2. 消毒与灭菌是两个不同的概念，消毒处理不一定能达到灭菌要求，而灭菌一定能达到消毒的要求。　　　　　　　　　　　　　　　　　　　　　　　　　（　　）
　3. 做好清洁消毒工作具有很重要的意义，有利于为老年人提供清洁安全的生活环境，保护老年人的身体健康。　　　　　　　　　　　　　　　　　　　　　　（　　）
　4. 焚烧法是一种简单、迅速、彻底、有效的化学消毒方法。　　　　　（　　）
　5. 75%的乙醇是常用的燃烧剂，在火焰未灭前不可中途添加乙醇，以免引起火灾或烧伤。　　　　　　　　　　　　　　　　　　　　　　　　　　　　　　（　　）
　6. 煮沸法是把物品放入水中，水煮沸至 100℃，保持 3 min 来杀伤细菌的一种方法。
　　　　　　　　　　　　　　　　　　　　　　　　　　　　　　　　（　　）

7. 煮沸法消毒时水量需足够，物品必须完全浸没在水面以下，碗、盆不可重叠。
（　　）

8. 强烈的噪声会使人的听觉敏感度下降。（　　）

9. 化学消毒灭菌法是应用化学药物消毒剂抑制微生物的生长繁殖或杀死微生物的消毒方法。（　　）

10. 老年人居室冬季温度不应低于25℃。（　　）

本章测试题答案

一、单项选择题

1. B 2. B 3. C 4. A 5. C 6. B 7. A 8. B 9. D 10. D

二、判断题

1. × 2. √ 3. √ 4. × 5. × 6. × 7. √ 8. √ 9. √ 10. ×

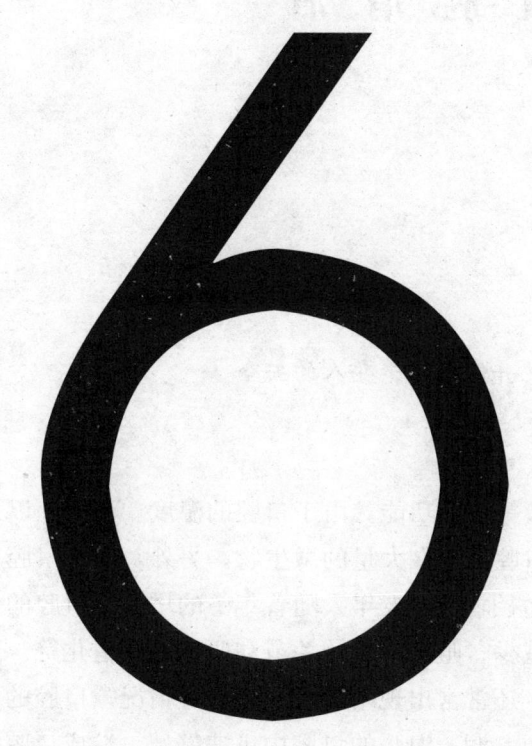

第 6 章

清洁照护

第 1 节　口腔清洁　　/86
第 2 节　头发清洁　　/92
第 3 节　皮肤清洁　　/96
第 4 节　衣服更换　　/103
第 5 节　晨晚间护理　/107

第1节 口腔清洁

学习目标

- 了解口腔清洁的目的
- 熟悉常用的口腔清洁方法
- 掌握义齿的清洁方法
- 能够熟练给卧床老年人进行口腔清洁，并能保证老年人的安全

知识要求

口腔具有辅助说话、咀嚼食物、分泌唾液等重要功能。由于口腔的温度、湿度，以及遗留的食物残渣适宜微生物的生长繁殖，使口腔内存在大量的微生物。另外，由于口腔与外界相通，也是病原微生物侵入人体的主要途径之一。老年人随着年龄的增长，口腔的各项功能会逐渐弱化，如牙齿脱落、唾液分泌减少、咀嚼相关的关节和肌肉功能退化等。这使得老年人在吃东西时咀嚼及舌的动作减少，还常常出现塞牙缝、口干等情况，口腔的自洁作用也因此受到很大影响，病原体可乘机在湿润、温暖的口腔中迅速繁殖，造成口腔炎症等问题。因此，对老年人而言，保持口腔清洁十分重要。

一、口腔清洁的目的

1. 帮助老年人去除口腔内食物残渣，保持口腔清洁、无异味。
2. 保持口腔清洁，促进老年人食欲。
3. 预防老年人口腔感染的发生。

二、口腔清洁的方法

在居家环境中，养老护理员可以针对老年人自理水平情况，协助或者帮助老年人保持口腔清洁。

1. 漱口

漱口可以清除口腔内的部分食物残渣，减少口腔内细菌的数量，从而可以促进口腔的清洁及健康。常用的漱口液有温开水、淡盐水等，医务人员也会根据患者口腔情况给予不

同的口腔护理液（见表6—1）。养老护理员应该协助老年人每次吃完饭后漱口。

表6—1　　　　　　　　　　　常用漱口溶液

溶液名称	浓度	作用
氯化钠溶液	0.9%	清洁口腔、预防感染
过氧化氢溶液	1%～3%	遇有机物时，放出新生氧，抗菌除臭
硼酸溶液	2%～3%	酸性防腐剂，抑菌
碳酸氢钠溶液	1%～4%	碱性药剂，用于真菌感染
呋喃西林溶液	0.02%	清洁口腔，广谱抗菌
醋酸溶液	0.1%	用于铜绿假单胞菌感染等
氯己定（洗必泰）	0.01%	清洁口腔，广谱抗菌
甲硝唑溶液	0.08%	用于厌氧菌感染
中药漱口液（金银花、一枝黄花、野菊花）	—	清热、解毒、消肿、止血、抗菌

2. 刷牙

刷牙能够减少口腔内大量的细菌，保持口腔清洁、口气清新，同时还能促进老年人的吞咽、唾液分泌、刺激咳嗽等，减少口腔内异物误吸到气管的可能性，减少老年人吸入性肺炎的发生。另外，剩余天然牙是义齿的基础，其健康直接影响着义齿的使用寿命。因此，老年人应该坚持每天早晚刷牙，即使牙齿已经完全脱落，也应该用柔软的牙刷刷洗牙龈和牙槽，这对预防口腔感染、吸入性肺炎有益。

3. 义齿的清洁

义齿也会积聚食物碎屑，必须定时清洗。佩戴义齿的老年人应白天持续佩戴，对增进咀嚼功能、说话与保持面部形象均有利；晚间应卸下义齿，可以减少对软组织与骨质的压力。卸下的义齿应浸泡在冷水中，以防遗失或损坏。不能自理者应由护理员协助保持义齿的清洁。

4. 卧床老年人的口腔清洁

卧床老年人由于自理能力受限，需要护理员帮助其进行口腔清洁。护理员可以用纱布、棉签、指刷（见图6—1）、一次性口腔护理海绵棒（见图6—2）等物品为卧床老年人擦拭牙齿、牙龈、舌面等部位，保持口腔清洁、湿润、舒适，预防口腔感染等并发症。

图6—1　指刷

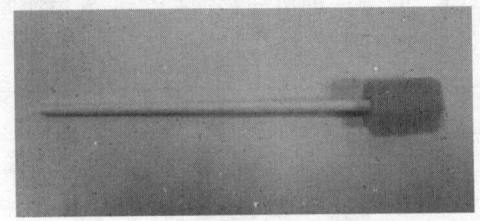

图6—2　一次性口腔护理海绵棒

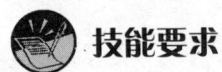 技能要求

漱　口

操作准备

1. 准备用物

漱口杯、吸管（必要时）、漱口水（根据老年人实际情况，选择合适的漱口水，注意水温不得过烫或过凉）、干毛巾或者纸巾、污水杯（必要时）等。

2. 环境准备

保持环境安静、舒适、安全。

3. 护理对象准备

向老年人解释漱口的重要性，确保老年人配合漱口。

4. 个人准备

洗手。

操作步骤

步骤1　协助老年人漱口

（1）对于卧床老年人，应铺干毛巾或纸巾于枕头上，协助其将头转向一侧，用吸管吸取漱口水。对于可坐起的老年人，应协助其坐起。对于能够行走的老年人，可以搀扶其至卫生间水池旁，注意地面要保持干燥，防止老年人滑到。

（2）老年人漱口时，应将漱口水含在口内，鼓动两腮，使漱口水在口腔内能充分与牙齿、牙龈接触，并利用水力反复地冲洗口腔各个部位，尽可能地清除掉存留在口腔内的食物残渣。

步骤2　将污水杯放置在卧床老年人的嘴角旁，让其将污水吐至杯中。

步骤3　协助老年人采取舒适卧位并整理床铺；或者协助老年人离开卫生间。

步骤4　用物放置原处，洗手。

刷 牙

操作准备

1. 用物准备

漱口杯、牙膏、牙刷（牙刷应尽量选用外形较小、刷毛软硬适中、表面平滑的尼龙毛刷，每隔 3 个月更换一次）、污水杯（必要时）、漱口水（注意水温，不得过烫或过冷）、干毛巾或纸巾等。

2. 环境准备

保持环境安静、舒适、安全。

3. 护理对象准备

向老年人解释刷牙的重要性，确保老年人能配合刷牙。

4. 个人准备

洗手。

操作步骤

步骤 1　协助老年人刷牙

（1）对于行动不便的老年人，可协助其坐起刷牙。对于能够行走的老年人，可以搀扶其至卫生间水池旁，注意地面要保持干燥，防止老年人滑到。

（2）如果老年人有活动的义齿，需要取下来浸泡在清水杯中。

（3）协助老年人采取正确的方法刷牙——上下竖刷法，即沿牙齿纵向刷，牙齿的内、外、咬合面都应刷到，刷完牙齿后，再刷舌面。对于牙齿脱落的老年人，应用牙刷刷洗、按摩牙龈、牙槽、舌面。

步骤 2　刷牙完毕，协助老年人用清水漱口。对于坐着刷牙者，应将污水杯放置在老年人的嘴角旁，让其将污水吐至杯中。

步骤 3　协助老年人采取舒适卧位并整理床铺；或者协助老年人离开卫生间。

步骤 4　用物放置原处，洗手。

义齿的清洁

操作准备

1. 用物准备

牙膏、牙刷等。

2. 环境准备

保持环境安静、舒适、安全。

3. 护理对象准备

向老年人解释义齿清洁的重要性，确保老年人能配合取下义齿。

4. 个人准备

洗手。

操作步骤

步骤1　协助老年人取下义齿

帮助老年人取下上腭部分义齿，再取下面的义齿，取下的义齿应放在冷水杯中。

步骤2　清洗义齿

（1）用牙刷刷洗义齿的各面，并用冷水冲洗干净。

（2）暂时不用的义齿，可泡于冷水杯中加盖保存，每日应更换一次清水。不可将义齿泡在热水或酒精中，以免义齿变色、变形和老化。如护理员发现老年人的义齿有松动、脱落、破裂、折断等情况，应协助老年人将损坏的部件保存好。

步骤3　协助老年人漱口并戴上义齿。

步骤4　用物放置原处，洗手。

卧床老年人的口腔清洁

操作准备

1. 用物准备

漱口杯、吸管、污水杯、毛巾、牙刷（必要时）、棉棒、适宜的漱口水（如温开水或者遵医嘱使用的碳酸氢钠等其他漱口水）、压舌板、手电筒等。

2. 环境准备

保持环境安静、舒适、安全。

3. 护理对象准备

向老年人解释口腔清洁的重要性，保证卧床老年人能配合口腔清洁。

4. 个人准备

洗手。

操作步骤

步骤1　检查口腔并协助老年人采取合适的口腔清洁体位

（1）借助手电筒检查口腔情况，查看有无破溃、肿胀等异常情况。如果口唇干燥者，应使用棉棒湿润嘴唇。有义齿的老年人,应帮助其取下义齿,并浸泡在冷水杯中。

(2) 协助老年人取坐位或者侧卧位,使其面向护理员。取干毛巾垫在老年人的下巴下面,防止弄湿床单。

步骤2　帮助卧床老年人清洁口腔

(1) 协助老年人用温开水漱口后,嘱其张口,用棉棒蘸取漱口水擦拭牙齿。擦拭牙齿的顺序:由内向外纵向擦拭到门牙及牙龈、颊部。注意牙齿的外侧面、内侧面、咬合面均要清洁到位。擦拭时要注意动作轻柔,避免伤及牙龈。棉棒蘸取漱口液时不宜过多,以免流入气管引起呛咳。

(2) 擦洗硬腭部、舌面及舌下,最后再擦洗口唇。擦洗硬腭部、舌面的时候,棉棒不宜伸入过深,以免触及咽部,引起恶心不适。

(3) 擦洗完毕后,应帮助老年人漱口,并用毛巾拭去口角处水渍。

(4) 如果老年人精神尚可,可以协助其坐起来刷牙。

步骤3　协助老年人戴上义齿,并擦拭面部。

步骤4　整理床铺,用物放置原处,洗手。

 相关链接

牙线对清洁牙齿很重要

很多人可能不熟悉牙线这种清洁牙齿的工具。牙线是用尼龙线、丝线或涤纶线等纤维制成的细线,是一种依靠拖拉运动来清洁牙齿、牙缝的用品,分涂蜡和不涂蜡两种,也分整卷牙线和(见图6—3)有棒牙线(见图6—4)。

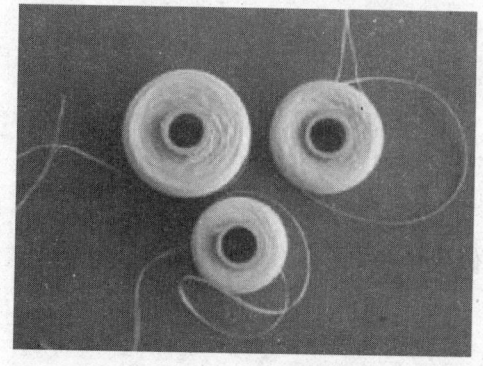

图6—3　整卷牙线

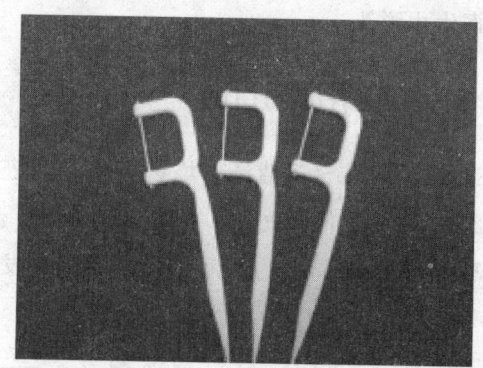

图6—4　有棒牙线

使用牙线的最佳时机应该是刷牙时，牙膏已经被牙刷均匀涂抹到各个牙齿表面，泡沫丰富。这个时候拉牙线，一来牙膏的摩擦剂可以和牙线一起作用，利于清洁；二来牙膏的防蛀等有效成分可以带入牙缝，有强化作用。

正确掌握使用牙线的技巧很重要，要用C字形清除法。只把牙线放进牙缝中来回清理一下是无法彻底清洁牙垢的。最好的方式就是拉紧牙线，然后以C字形贴着齿面上下、来回刮，这样才能把牙菌斑刮松并清除。每个牙缝拉三个来回，每清洁完一个牙断的间隙，要记得换一段牙线，因为用过的牙线上面有很多细菌和脏东西。

资料来源：黄璐．牙线对清洁牙齿很重要．家庭健康：医学科普，2014，12：25

第2节 头发清洁

学习目标

➢ 了解头发清洁的目的
➢ 熟悉常用的床上洗发方法

知识要求

保持头发清洁是居家老年人清洁照护的重要内容。清洁、整齐的头发与健康、自尊及自信密切相关。在湿热的环境下，头发容易出汗、油腻；生病或心情不佳时，头发的生长速度及发质都会改变。因此，人们要经常梳理、清洁头发，保持头发的健康，防止细菌感染或寄生虫滋生。

一、头发清洁的目的

1. 维护头发整齐清洁，增进美观，促进舒适及维护自尊。
2. 去除头皮屑及污物，防止头发损伤，减少头发异味，减少感染的机会。
3. 促进头皮局部的血液循环，促进头发的健康生长。

二、床上洗发的常用方法

在居家环境中，护理员可以充分利用家庭中的物品制作简易床上洗发工具，从而使得老年人床上洗发时更加舒适。

1. 马蹄形卷法洗发

可利用废旧报纸、床单等卷成一个实心的圆柱体,折叠该圆柱体成马蹄形卷,然后将塑料布等隔水材料覆盖在马蹄形卷上,并用夹子或者细绳固定,如图6—5所示。使用时,马蹄形卷上端垫于老年人颈部,马蹄形卷开口处下方可放置水桶接洗头时的污水,如图6—6所示。

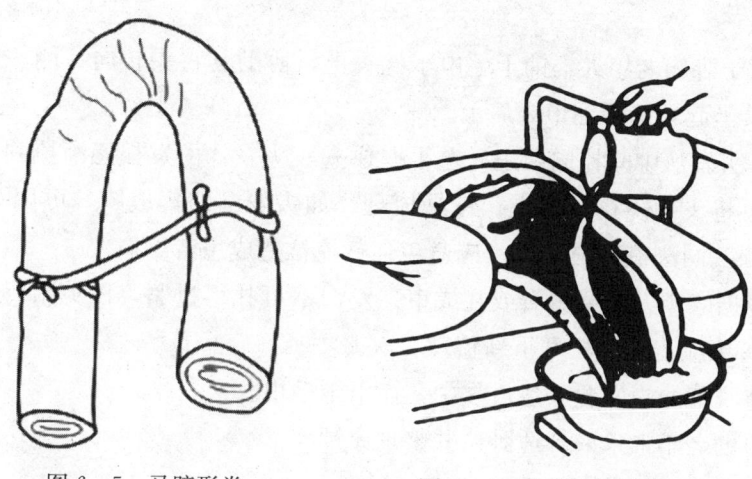

图6—5 马蹄形卷　　　　　图6—6 马蹄形卷洗头

2. 扣杯法洗发

取脸盆一个,盆底放一块毛巾,倒扣一个搪瓷杯,杯上垫一块四折的毛巾,毛巾外裹一层隔水薄膜固定。将患者头部枕于其上,脸盆内置一橡胶管,可利用虹吸原理将污水引入下面的污水桶内,如图6—7所示。

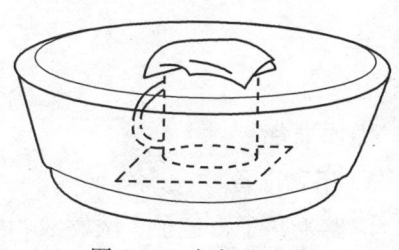

图6—7 扣杯法洗发

技能要求

床上梳头(以长发女性老年人为例)

操作准备

1. 用物准备

梳子、发夹、干毛巾、垃圾袋、30%乙醇(必要时)等。

2. 环境准备

保持环境安静、舒适、安全。

3. 护理对象准备

向护理对象及家属解释梳头的重要性，保证老年人配合床上梳头。

4. 个人准备

洗手。

操作步骤

步骤1 对于卧床老年人，铺干毛巾于枕头上，协助其将头转向一侧。对于可坐起的老年人，协助其坐起，铺干毛巾于肩上。

步骤2 将头发从中间梳向两边，左手握住一股头发，由发根逐渐梳到发梢。长发或头发打结时，可将头发绕在食指上，慢慢梳理。如头发已纠集成团，可用30%乙醇湿润后，再小心梳顺。同法梳理另一边。应避免强行梳拉造成患者疼痛。

步骤3 根据老年人需要编辫或扎成束。发辫不可扎得过紧，以免阻碍血液循环或造成患者疼痛。每天应将发辫松开重新梳理一次。

步骤4 将脱落的头发置于垃圾袋中，撤下干毛巾。

步骤5 协助老年人采取舒适卧位并整理床铺。

步骤6 用物放置原处，洗手。

床上洗发

操作准备

1. 用物准备

马蹄形垫子、梳子、洗发液、干毛巾2条、大毛巾1条、水盆、水壶、热水（40~50℃）、污物桶、吹风机、塑料布、别针、纱布、棉球等。

2. 环境准备

调节室温至22~26℃，关闭门窗，防止老年人洗头时受凉。

3. 护理对象准备

保证老年人配合床上洗发。体质虚弱的老年人避免洗发。洗发前可询问老年人是否需要排便。

4. 个人准备

洗手。

操作步骤

步骤1 移去枕头,将塑料布及大毛巾垫于老年人头及肩下。松开老年人衣领向内反折,将干毛巾围于颈部,用别针固定。

步骤2 协助老年人仰卧,把枕头垫在肩下。让老年人屈膝,可在两膝下垫枕头,使得老年人在洗头过程中保持舒适体位。

步骤3 将马蹄形卷置于床头侧边,马蹄形卷的开口下放一污水桶接污水。协助老年人将头置于马蹄形卷内(见图6—8),用眼罩或纱布盖于两眼上,用不吸水棉球塞入耳朵,梳通头发。

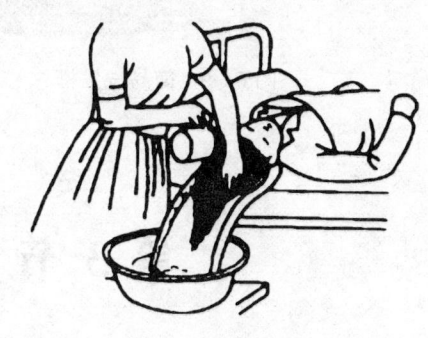

图6—8 床上洗发

步骤4 调节水温,并询问老年人感受,确定水温合适后,充分湿润头发。倒洗发液适量于掌心,搓出泡沫后涂遍头发,避免洗发液直接涂在头皮上对头皮的刺激。用指腹部揉搓头皮和头发,方向由发际向头顶部,注意揉搓力量适中,避免用指甲抓,以防抓伤头皮。使用梳子去除落发,放于纸袋中。用热水冲洗头发,直到洗净为止。注意在洗发过程中要密切观察老年人的反应,并询问其感觉。如果感觉不适应立即停止洗头。护理员动作要轻快,并及时调节室温与水温,防止老年人受凉。

步骤5 洗毕,解下颈部毛巾,包住头发,一手托老年人头,一手撤去马蹄形卷,除去耳内棉球及眼上纱布,擦干面部。

步骤6 协助老年人卧于床正中,将枕头、塑料布、大毛巾一起自肩下移至头部,用包头的毛巾揉搓头发、用大毛巾擦干,然后用电吹风吹干头发,梳理整齐。护理员要及时擦干老年人头发,防止受凉。

步骤7 用物放置原处,洗手。

相关链接

洗 发 槽

洗发槽较经济实用,可以代替马蹄形卷来帮助居家老年人洗头发,有简易洗发槽(见图6—9),也有充气式洗发槽(见图6—10)。

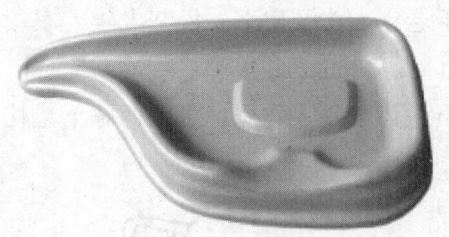
图6—9 简易洗发槽

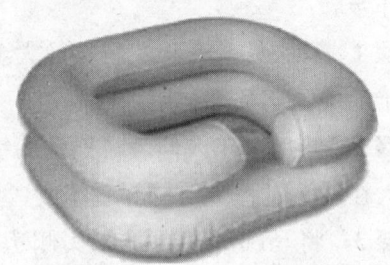
图6—10 充气式洗发槽

第3节 皮肤清洁

学习目标

- 了解皮肤清洁的目的
- 熟悉常用皮肤清洁照护的方法
- 能够熟练协助老年人进行洗浴、剃须，并能保证老年人的安全
- 能够熟练帮助老年人进行床上擦浴、会阴护理，并能保证老年人的安全

知识要求

皮肤是人体抵御外界环境中有害物质侵袭的第一道屏障，对人体起重要保护作用。老年人随着年龄的增长，皮肤开始老化。例如，由于表皮、真皮及皮下组织的萎缩，皮肤起皱变薄、缺少光泽、弹性降低、干燥、易裂；汗腺减少、萎缩，使汗液分泌减少，降低皮肤的排泄功能和调节体温功能，使皮肤对外界防御能力降低等。老年人皮肤一旦破损，其愈合能力较青壮年差，更易感染。因此，对于老年人来讲，保持皮肤清洁、及时清除皮肤上的污垢，可减少对皮肤的刺激，是促进舒适与健康的一项重要措施。

一、皮肤清洁的目的

1. 预防皮肤感染。
2. 促进皮肤血液循环，增强排泄功能，预防压疮等并发症。
3. 活动肢体，防止肌肉挛缩、关节僵硬等并发症。

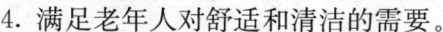

4. 满足老年人对舒适和清洁的需要。

5. 观察和了解老年人的一般情况。

二、皮肤清洁照护的主要内容

在居家环境中,养老护理员可以针对老年人自理水平情况,协助或者帮助老年人保持皮肤清洁。

1. 观察皮肤状况

养老护理员在给老年人进行皮肤清洁时,可以观察皮肤完整性、颜色、温度、质地(柔软度、湿润度、弹性)、感觉、清洁度等,观察皮肤是否有破损、皮疹、水泡、结节、异味等情况。如果发现一些异常情况,需要及时告知家属,并采取相应的医疗措施。

2. 协助洗浴

对于自理能力较好的老年人,养老护理员可以协助其自行进行沐浴,但要特别注意老年人自行沐浴时的安全问题,防止其在沐浴过程中出现跌倒、晕厥等。

3. 床上擦浴

对于自理能力较差的老年人,如因病卧床者,需要养老护理员帮助其进行床上擦浴。

4. 会阴部护理

会阴部护理包括清洁会阴及其周围部分。会阴部有许多孔道与外界相通,病菌常容易由此进入体内。患病时机体抵抗力较弱,长期卧床,会阴部空气流通不畅,加上局部温暖、潮湿,皮肤表面毛发生长较密,易于致病菌繁殖,皮肤易破损。因此,会阴部的清洁护理是十分必要的。对于长期留置导尿管的老年人来讲,会阴部护理可以减少泌尿系统感染的机会。

5. 协助剃须

剃须既是保持皮肤清洁的重要内容,也可以有效维护男性老年人的形象,促进舒适、维护自尊,有利于人际间的交往。

 **技能要求**

协助洗浴

操作准备

1. 准备用物

沐浴露、毛巾 2 条、浴巾、干净衣裤、拖鞋等。

2. 环境准备

关闭门窗，调节室温至22～26℃，浴室不拴门。

3. 护理对象准备

老年人一般状况良好才可洗浴。衰弱、患心脏病需卧床休息的老年人不宜沐浴。饭后1h才能进行沐浴，以免影响消化。向老年人及家属解释洗浴的重要性，保证其配合。

4. 个人准备

洗手。

操作步骤

步骤1 携带用物至浴室，送老年人入浴室，向老年人交代有关事项。盆浴时应扶持老年人进入浴盆。

步骤2 在浴室外等待老年人或在浴室内协助老年人洗浴。注意老年人洗浴时间，时间过久应予以询问，防止发生晕厥、滑跌等意外。

步骤3 老年人沐浴后，应再次观察老年人的一般情况。

步骤4 洗浴后协助老年人离开浴室。

步骤5 用物放置原处，洗手。

床上擦浴

操作准备

1. 用物准备

脸盆2个、沐浴露、干毛巾2条、湿巾（清洁会阴部用）、浴巾（大毛巾）、干净衣裤、2个水桶（一个盛热水，水温50～52℃，另一个盛污水）、便器（必要时）等。酌情带梳子、指甲剪等。

2. 环境准备

关闭门窗，调节室温至22～26℃。

3. 护理对象准备

老年人一般状况良好才可擦浴。饭后不宜马上擦浴，以免影响消化。如有需要，可提前给予便器。向老年人及家属解释擦浴的重要性，以确保老年人可以配合。

4. 个人准备

洗手。

操作步骤

步骤1 协助老年人擦洗上半身。

（1）携带用物至床旁，将脸盆放于床旁桌上。倒入热水至2/3盆，测试水温。根据老年人情况放平床头及床尾，松开床尾盖被。

（2）将微湿毛巾包在右手上（见图6—11），左手扶托老年人头顶部，按照顺序为老年人洗脸及擦洗颈部。先擦眼睛周围皮肤，然后擦洗一侧额部、颊部、鼻翼、人中、耳后、下颌，直至颈部；同法擦洗另一侧，用较干毛巾再依次擦洗一遍。注意洗净耳后、耳郭等处。

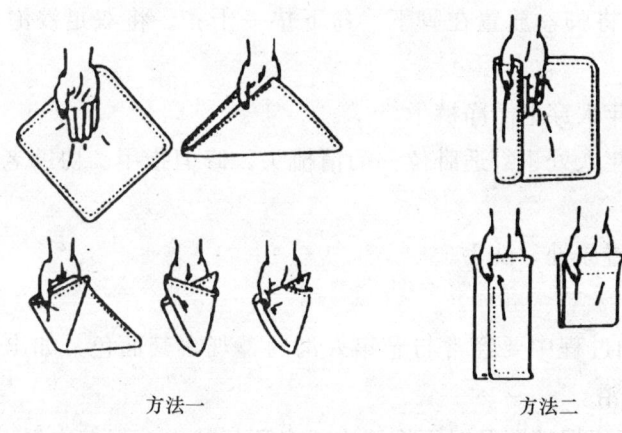

方法一　　　　　方法二

图6—11　包洗脸毛巾方法

（3）按更衣方法协助老年人脱下衣服，擦洗对侧手臂。养老护理员先在擦洗部位下铺浴巾，将毛巾包在手上，按顺序擦洗手、臂、腋下、肩部。各部位先涂沐浴露擦洗一遍，再用湿毛巾擦去沐浴露，清洗毛巾后再擦洗，最后用浴巾擦干。

（4）同法擦近侧的手臂。根据情况及时更换清水或者添加热水，保持水温；注意及时给老年人暴露部位进行遮盖，保护隐私并防止受凉。

（5）擦洗胸、腹部。将盖被向下折叠，将浴巾盖住胸、腹部。一手略掀开大毛巾，一手裹湿毛巾，分别用沐浴液及清水擦洗胸部。同法擦洗腹部。最后用浴巾擦干胸、腹部，盖上被子。注意洗净老年女性乳房下皱褶处及脐部。

（6）擦洗背部。协助老年人侧卧，背向养老护理员，背部盖被向上翻折，露出背部及臀部。铺浴巾于背部及臀部下。一手裹湿毛巾，分别用沐浴液及清水擦洗后颈部、背臀部。

步骤2 协助老年人穿上干净衣服。

步骤3 协助老年人擦洗下半身。

（1）擦洗会阴部。换盆、换水、换毛巾，协助老年人把裤子退至臀部以下，将浴巾垫至臀部，将清洁湿毛巾（或一次性湿巾）交给老年人，让其自行擦洗。嘱咐其从上往下擦。如果老年人不能自行擦洗，则按照会阴部护理的方法帮助老年人清洁会阴部。注意清洗会阴部的脸盆及毛巾应该单独使用。

（2）按更衣方法协助老年人脱下裤子，在远侧腿下铺浴巾，将洗澡毛巾包在手上，按顺序擦髋部、大腿、小腿。各部位先用沐浴露擦洗一遍，再用湿毛巾擦去沐浴露，清洗毛巾后再擦洗，最后用浴巾擦干。

（3）同法擦洗近侧下肢。注意洗净腹股沟。

（4）清洗足部。将脚盆放置在脚下，盆下垫一干布。将双足浸泡于脚盆中，洗净脚掌、趾间、指缝。

步骤4 协助老年人穿上干净裤子。

步骤5 协助老年人处于舒适卧位。酌情梳头、修剪指甲。协助老年人饮水。必要时应更换床单被套。

步骤6 用物放置原处，洗手。

注意事项

1. 在整个擦浴的过程中要经常与老年人沟通，观察其面色，如出现寒战、面色苍白等不适要立刻停止擦浴。

2. 擦浴过程中要根据情况及时更换清水或者添加热水，保持水温，防止受凉。

3. 及时遮盖老年人暴露部位，保护隐私并防止受凉。

4. 养老护理员要动作轻柔、敏捷，避免过多翻动老年人及皮肤擦伤。

5. 养老护理员要注意节力，减少体力消耗。

会阴部护理

操作准备

1. 用物准备

脸盆（或者水壶）、毛巾、大浴巾（必要时）、温水（水温为40~45℃）或者专用会阴护理液、便器、一次性尿垫（或塑料布）、薄膜手套、屏风（或遮布）等。

2. 环境准备

关闭门窗，调节室温至22~26℃。用屏风或者遮布遮挡老年人，注意保护其隐私。

3. 护理对象准备

老年人一般状况良好,并能够理解并配合会阴护理。向老年人及家属解释保持会阴部清洁的重要性,取得老年人及家属的配合。

4. 个人准备

洗手。

操作步骤

1. 擦拭法

步骤1 携带用物至床旁,用屏风或遮布遮挡老年人。帮助老年人脱去对侧裤腿,盖在近侧腿部,气温较低时还可盖上浴巾。对侧腿用盖被遮盖。取仰卧屈膝位,两腿略外展,露出外阴。

步骤2 将一次性尿垫垫于老年人臀下,将毛巾用温水浸湿,拧至半干擦拭会阴部。对于老年女性,按照由上至下、由外到内的顺序,从会阴部上部向下至肛门部擦拭干净。对于老年男性,养老护理员戴手套,一手提起阴茎,一手取毛巾从上到下、环行擦洗阴茎头部、下部和阴囊。

步骤3 撤去一次性尿垫,协助老年人穿上裤子,整理床铺。

步骤4 物品放置原处,洗手。

2. 冲洗法

步骤1 携带用物至床旁,用屏风或遮布遮挡老年人。帮助老年人脱去对侧裤腿,盖在近侧腿部,气温较低时还可盖上浴巾。对侧腿用盖被遮盖。取仰卧屈膝位,两腿略外展,露出外阴。

步骤2 将一次性尿垫垫于老年人臀下。一手拿便器,一手托住老年人臀部,将便器置于臀下。对于无法配合的老年人,先帮助其侧卧,放置便器后一手扶住便器,另一手帮助老年人恢复平卧位,或两人协力抬起臀部放置便器。

步骤3 一手持水壶,一手拿毛巾边冲洗边擦拭会阴部。顺序同擦拭法。

步骤4 撤去一次性尿垫,协助老年人穿上裤子,整理床铺。

步骤5 物品放置原处,洗手。

注意事项

1. 注意保暖,防止老年人受凉。

2. 注意遮挡,尊重老年人隐私。

3. 注意水温调节,特别是采用冲洗法时。养老护理员要先试一下水温是否合适,冲洗时先倒出少量水,征求老年人的意见,避免水温过高而引起会阴部皮肤烫伤,或者水温过低引起老年人不适。

4. 会阴部护理的毛巾要单独使用,不能混用。使用后要及时清洗,并在太阳下暴晒。会阴部护理的毛巾要定期更换。

5. 养老护理员使用便器时要注意避免动作粗鲁,不可硬塞或硬拉便器,以免损伤臀部皮肤。

协助剃须

操作准备

1. 用物准备

剃须刀、剃须膏(或者肥皂)、镜子(必要时)、毛巾等。

2. 环境准备

环境适宜。

3. 护理对象准备

老年人一般状况良好。向老年人解释剃须的重要性,取得老年人的配合。

4. 个人准备

洗手。

操作步骤

步骤1 携带用物至床旁。协助老年人坐起来,将毛巾围在颈部。若老年人卧床,可嘱其头偏向一侧,并将毛巾围在颈部。

步骤2 用热毛巾湿敷胡须处 5～10 min,然后涂抹适量的剃须膏或肥皂沫,润滑剃须部位的皮肤。

步骤3 用剃须刀剃去胡须。养老护理员给老年人剃须时需要注意动作轻柔,避免剃刀刮伤皮肤。

步骤4 剃须完毕后,用干毛巾擦拭老年人口唇部。

步骤5 撤去围在颈部的干毛巾。

步骤6 安置老年人体位,整理床铺。

步骤7 物品放置原处,洗手。

  相关链接

按摩背部

养老护理员给老年人擦浴时还可以进行背部按摩,可以使老年人舒适,有利于血液循环,从而减少压疮的发生。

（1）全背按摩。两手或一手沾少许按摩油或膏,用手掌按摩。按摩者斜站在老年人右侧,左腿弯曲在前,右腿伸直在后,从老年人尾骶部开始,以环状动作沿脊柱旁向上按摩到肩部时手法稍轻,转向下至腰部。按摩后,手再轻轻滑至臀部及尾骨处,此时左腿伸直,右腿弯曲。如此有节奏地按摩数次,再用拇指指腹由尾骶部开始沿脊柱按摩至第七颈椎处,如图6—12所示。

（2）受压处局部按摩。沾少许按摩油或膏,用手掌大、小鱼际部分紧贴皮肤,作压力均匀向心方向按摩,由轻到重,再由重到轻,每次3～5 min。

（3）电动按摩器按摩。操作者持按摩器,根据不同部位,选择合适的按摩头,紧贴皮肤进行按摩。

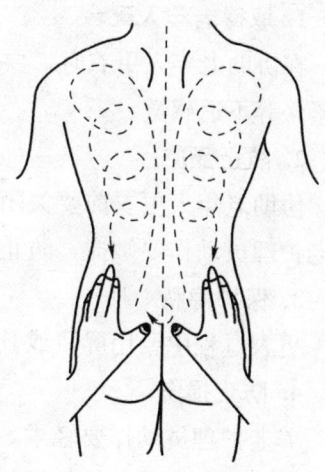

图6—12 背部按摩法

资料来源：姜安丽. 新编护理学基础. 北京：人民卫生出版社,2012：323

第4节 衣服更换

 学习目标

➢ 了解更换衣服的目的
➢ 能够熟练协助卧床老年人更换衣物,并能保证老年人的安全

 知识要求

一、协助更衣的目的

1. 协助自理困难的老年人更衣,可以保持衣物整洁,促进老年人的舒适。
2. 有利于维持老年人的形象和自尊,促进人际间的交往。

二、协助更衣的注意事项

1. 取得老年人配合

在协助老年人更衣时,要提前温馨提示老年人,取得老年人的同意和配合,以免引起其紧张等不适感觉。

2. 防止受凉

协助老年人更衣前要关闭门窗,保持室内温度22~26℃,在更衣过程中要及时遮盖。养老护理员动作要敏捷,防止老年人受凉。

3. 保护隐私

更衣过程中要用屏风或其他物品遮挡,保护隐私,维护老年人自尊。

4. 防止损伤

养老护理员动作要轻柔,方法要正确,防止更衣过程中对老年人肢体的生拉硬拽,以免造成皮肤甚至是肢体的损伤。

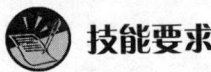

技能要求

协助卧床老年人穿脱上衣

操作准备

1. 准备用物

干净衣服、屏风(或其他遮布)等。

2. 环境准备

关闭门窗,调节室温至22~26℃。

3. 护理对象准备

老年人一般状况良好,能够配合穿脱上衣。

4. 个人准备

洗手。

操作步骤

步骤1 协助脱上衣

(1)脱开襟上衣

1)解开老年人上衣的纽扣或系带。

2)先协助老年人脱下近侧或健侧的衣袖。

3)协助老年人略微侧卧,将脱下的衣袖平整地塞入背下至另一侧。

4)协助脱下另一侧的衣袖。

(2)脱套头上衣

1)先将衣服向上拉至胸部,并协助老年人手臂上举。协助老年人脱下近侧或健侧的衣袖,再协助其脱下另一侧的衣袖。

2)一手托着老年人的头颈部,另一手从头颈部将整件衣服脱下。

步骤2 将脏衣服放在床尾或者污衣袋内,注意不要扔在地上。

步骤3 协助老年人穿上衣。

(1)穿开襟上衣

1)一手扶住老年人的肩部,另一手扶住髋部,使其翻身,侧身面向养老护理员。如果老年人有一侧不灵活,应该卧于健侧。

2)先协助老年人穿上侧或患侧衣袖。将背部衣服整理后,再嘱老年人平卧。从老年人身下拉出衣服,协助其穿上近侧或健侧的衣袖。

3)扣好纽扣、系上带子或拉好拉链。

4)整理、拉平衣服。

(2)穿套头上衣

1)将衣服的衣袖展开,呈"一"字形。先协助老年人两手同时伸进衣袖,或先穿患侧衣袖再穿健侧衣袖。

2)一手托着老年人头颈部,另一手拿住衣领轻轻向上提拉至颈部,从头颈部套入将整件衣服穿好。

3)扣好纽扣、系上带子或拉好拉链。

4)整理、拉平衣服。

步骤4 为老年人盖上被子,取舒适卧位,并整理床铺。

步骤5 用物放置原处,洗手。

协助卧床老年人穿脱裤子

操作准备

同协助卧床老年人穿脱上衣。

操作步骤

步骤1 协助脱裤子

(1)解开老年人裤子的纽扣、系带或拉链。

(2) 嘱老年人抬高臀部，养老护理员一手托起腰骶部，一手将裤子脱至臀部以下。

(3) 向下拉裤管口，将裤子完全脱下。

步骤 2 将脏裤子放在床尾或者污衣袋内，注意不要扔在地上。

步骤 3 协助老年人穿裤子。

(1) 一手从近侧（健侧）裤管下方将裤管套在自己手臂上，然后再从远侧（患侧）裤管下方将该侧裤管也套在同一手臂上。

(2) 一手轻握老年人远侧（患侧）腿，另一只手拉住裤管向老年人大腿方向轻轻拉去。同法套上另一侧裤管。最后将两侧裤管一起拉近老年人臀部。

(3) 协助老年人抬高臀部，将裤子拉至腰部，扣上扣子、拉上拉链或系上带子。

步骤 4 为老年人盖上被子，取舒适卧位，并整理床铺。

步骤 5 用物放置原处，洗手。

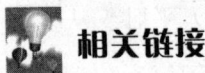 **相关链接**

改良式病员服在危重及术后患者中的应用

危重及术后患者有病情重、变化快、卧床、活动受限、管道多等特点，为了方便操作和观察，有时会让患者赤身裸体。传统分体式病员服影响临床操作也不能很好地体现优质护理服务和人文关怀理念。因此，我们针对危重及术后卧床患者设计了一款病员服，效果满意。

1. 材料

中等厚度、柔软的全棉布料。

2. 制作方法

此款病员服去除衣领，领口采取大圆领的设计，方便气管切开套管、深静脉置管的护理。衣袖七分袖设计，方便静脉穿刺、约束带使用、桡动脉置管的观察。两腋下不缝合，便于腋温测量。上衣两侧不缝合，利于术后胸腔或腹部引流管的放置和观察。一件式的设计，不仅方便导尿管固定，同时也遮盖会阴部，保护隐私。病员服下摆长度在脚踝上 10 cm 左右，便于足背、足跟的观察。腿部使用系带，形成两个裤腿，防止衣服上移，也便于患者下肢活动。此款病员服自行设计后请专业厂家进行生产，如图 6—13 所示。

3. 优点

(1) 此款病员服既保护了患者隐私，维护了患者自尊和形象，又体现了医院精细化管理和人性化服务。此款病员服制作简单，取材方便，经济实用。（2）此款病员服可保护皮肤，防止出现卧床相关并发症。病员服为中等厚度、柔软的全棉布料，吸汗舒适。一体式设计，避免纽扣、尼龙扣等损伤皮肤。无裤腰设计防止腰部束缚和皮肤受压。病员服只有前幅，可以防止卧床患者背部及尾骶部的压痕，同时便于背部及尾骶部肛周皮肤的护理和观察。（3）此款病员服方便操作。对于临床上病情危重不宜搬动、术后管道多、肥胖等患者，传统分体式病员服更换极其不方便。此款病员服方便穿脱，无须搬动患者一个人即可完成，省时省力，提高了工作效率。

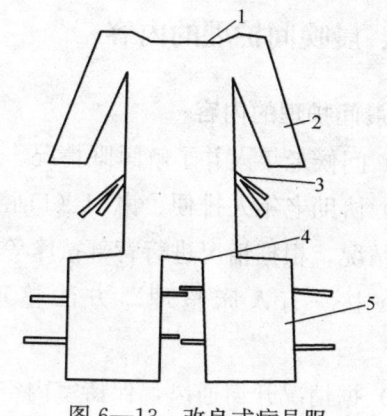

图6—13 改良式病员服
1—衣领 2—衣袖 3—两侧腰部
4—裤裆开口 5—裤腿

资料来源：陈鑫，许惠芬，吴娟．改良式病员服在危重及术后患者中的应用．护理实践与研究，2016，13（2）：72

第5节 晨晚间护理

 学习目标

- 了解晨晚间护理的目的和内容
- 熟练掌握帮助瘫痪老年人洗手的注意事项
- 熟练掌握帮助老年人足浴的注意事项

 知识要求

一、晨晚间护理的目的

1. 使老年人清洁、舒适，预防长期卧床老年人压疮、肺炎等并发症的发生。
2. 观察和了解老年人的一般状况，满足其身心需要，维持老年人的形象和自尊。
3. 保持房间和床铺的整洁。

二、晨晚间护理的内容

1. 晨间护理的内容

(1) 问候老年人并了解睡眠情况。

(2) 协助老年人排便、漱口（口腔清洁）、洗脸、洗手、梳发、翻身。检查老年人皮肤受压情况，根据情况进行背部按摩等。

(3) 按"有人床整理"方法整理床铺，需要时为老年人更换衣服、床单、被套等。

(4) 据情况开窗通风，保持室内空气新鲜。

2. 晚间护理的内容

(1) 协助老年人梳发、漱口（口腔清洁）、洗脸、洗手等，必要时协助老年人沐浴或者进行床上擦浴。

(2) 协助老年人翻身，检查皮肤受压情况，用热水擦背，进行预防压疮的护理等。

(3) 为老年人泡脚、清洁会阴部。寝前协助老年人排便。按"有人床整理"方法整理床单位，根据气温增减盖被等。

(4) 酌情关闭门窗，保持房间安静。关大灯、开地灯，使光线柔和。协助老年人处于舒适卧位，使其易于入睡。对于不易入睡的老年人，可以予以心理抚慰，也可以采取睡前热水足浴等方法促进老年人睡眠。

三、帮助瘫痪老年人洗手的注意事项

1. 水温适宜，防止烫伤

瘫痪老年人由于疾病的原因，患侧手部感觉较为迟钝甚至丧失。因此，水温一般以40~45℃为宜。养老护理员在协助其洗手时，要自己先试一下水温，然后让老年人健侧的手试一下水温是否合适，防止烫伤。

2. 保持舒适体位，避免影响血液循环

对于卧床老年人，可以将跨床小桌放于腿上部，置水盆于桌上，将双手浸泡于温水中。保持老年人体位舒适，防止不舒适的体位影响血液循环。

3. 清洁彻底

患侧手部需要充分浸泡温热后，再仔细刷洗指缝。

四、帮助老年人足浴的注意事项

1. 水温一般以40～45℃为宜，养老护理员自己先试一下水温，然后用少量水让老年人感受水温是否合适，防止烫伤。

2. 根据老年人的一般情况，对于能下床的老年人可协助其坐在椅子上，卧床者可取仰卧位，适当抬高床头，在足部床面上铺大毛巾，在足下合适位置放置水盆，将双足浸泡于温水中。足浴时将毛巾一侧卷在手上，其余放入水盆内可防止水的溅出，保持床铺的干燥。

3. 每日至少足浴一次，可进行足部按摩，以达到促进血液循环的目的。

4. 养老护理员协助老年人足浴（特别是患有糖尿病的老年人）时，需要观察其足部皮肤的颜色、破溃、损伤等情况。

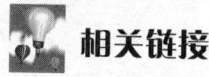 **相关链接**

糖尿病病人足溃疡的危险部位及日常护理

1. 糖尿病病人足溃疡的危险部位（见图6—14）

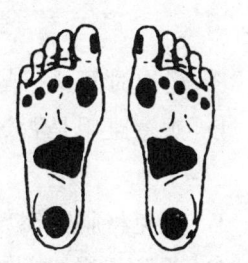

危险部位（阴影部分）

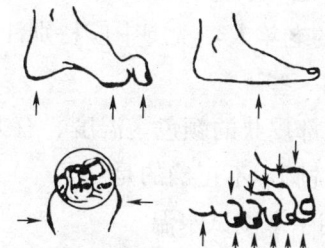

危险部位（箭头所示部位）

图6—14 糖尿病病人足溃疡的危险部位

2. 高危糖尿病病人足溃疡的日常护理

（1）每天检查足部，包括足趾间。如果患者本人不能自行检查，需请他人予以帮助。如果视力受损，糖尿病患者不应自行检查足部。

（2）定期洗脚，仔细擦干，特别是足趾间。水温通常低于37℃；不要用加热器或暖水袋暖脚。

（3）避免赤足在室内外行走或赤足穿鞋。

（4）不应用化学试剂或膏药去除角化组织或胼胝。

（5）每天检查鞋的内部。不要穿过紧、边缘粗糙、接缝不平的鞋。

（6）对于干燥皮肤应使用润滑油和护肤软膏，但不能在足趾间使用。

（7）每天更换袜子。应穿接缝向外或没有接缝的袜子。不要穿过紧的袜子或长袜。

（8）平直地剪趾甲，方法见图6—15。

（9）应由专业人员修剪角化组织和胼胝。

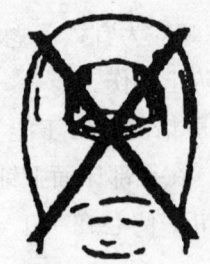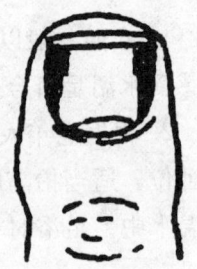

图6—15 糖尿病病人如何剪趾甲

（10）患者应定期让医务人员检查足部，如果出现水疱、开裂、割破、抓破或疼痛，患者应立即告知医务人员。

资料来源：国际糖尿病足工作组/ IDF 顾问组.2007糖尿病足处置和预防实用指南.中国糖尿病杂志，2007，15（11）：2

本章测试题

一、单项选择题

1. 有糖尿病的老年人，洗脚中应特别注意（　　）。
   - A. 水温高一些
   - B. 浸泡时间长一些
   - C. 观察足部皮肤的颜色、温度、有无破溃
   - D. 观察趾甲是否过长

2. 给老年人洗脚，不正确的是（　　）。
   - A. 事先用手掌测试水温
   - B. 避免将脚突然放入热水中
   - C. 认真擦洗脚的各个部位
   - D. 为防干燥脚部可涂上润肤油

3. 老年人因口腔功能衰退会引起（　　）。
   - A. 口腔消化能力增强
   - B. 口腔自洁作用增强
   - C. 唾液分泌增多
   - D. 抑菌功能降低

4. 老年人口腔的生理变化不包括（　　）。
   - A. 进食减少，口腔自洁作用增强
   - B. 牙齿缺损引起咀嚼不便
   - C. 唾液分泌减少引起口干
   - D. 错位牙引起食物嵌顿

5. 老年人漱口不正确的是（　　）。
   - A. 餐后及时漱口
   - B. 一般选择温水

C. 鼓励反复鼓漱　　　　　　　　　D. 漱口水应少一些

6. 关于义齿的清洁，正确的是（　　）。

　　A. 取下后用清水清洁，浸泡备用

　　B. 取下后用热水冲洗，浸泡备用

　　C. 取下后用酒精擦洗，浸泡备用

　　D. 在口腔内刷洗后，取下用热水浸泡

7. 卧床老年人头发打结，梳理时可用酒精湿润，其浓度是（　　）。

　　A. 20%　　　　B. 30%　　　　C. 75%　　　　D. 95%

8. 左侧肢体瘫痪的老年人床上擦浴，穿脱衣服的顺序是（　　）。

　　A. 左侧先脱先穿　　　　　　　　B. 右侧先脱先穿

　　C. 左侧后脱先穿　　　　　　　　D. 右侧后脱先穿

9. 床上擦浴时，老年人突然心慌、面色苍白，此时应（　　）。

　　A. 边擦洗边通知医生

　　B. 请家属协助擦浴

　　C. 停止操作让老年人平卧

　　D. 安慰病人，并加快速度完成擦浴

10. 老年人洗澡应在饭后 1 h 后进行，避免（　　）。

　　A. 影响活动　　　　　　　　　　B. 影响睡眠

　　C. 影响消化　　　　　　　　　　D. 影响服药

二、判断题

1. 晨间护理的内容是帮助排泄、促进睡眠、帮助清洁外阴和足浴。（　　）

2. 帮助老年人洗脸，应将毛巾折成手套状套于手上，避免引起不适。（　　）

3. 清洁外阴的顺序是从阴部到肛门。（　　）

4. 用生理盐水漱口可以预防感染。（　　）

5. 老年人应该坚持每天早晚刷牙，即使牙齿已经完全脱落，也应该用柔软的牙刷刷洗牙龈和牙槽。（　　）

6. 义齿不用时取下，用酒精擦拭后放入清水中浸泡。（　　）

7. 为卧床老年人做口腔护理时，棉签或棉球应吸足水分，以便于清洁牙齿。（　　）

8. 保持头发清洁，体质虚弱的老年人应采用床上洗头的方法。（　　）

9. 为右上肢有伤口的老年人擦浴后穿衣，应先穿右手后穿左手。（　　）

10. 老年人自行沐浴时间过久应予以询问，提供帮助。（　　）

本章测试题答案

一、单项选择题
1. C 2. A 3. D 4. A 5. D 6. A 7. B 8. C 9. C 10. C

二、判断题
1. × 2. √ 3. √ 4. √ 5. √ 6. × 7. × 8. × 9. √ 10. √

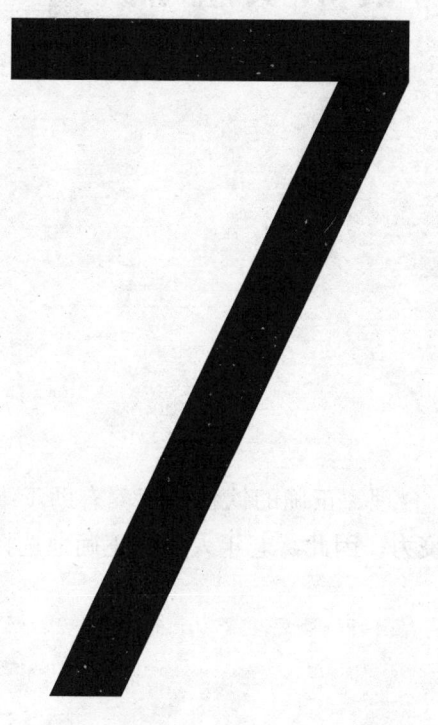

第 7 章

饮食照护

第 1 节　老年人的饮食特点　　/114
第 2 节　协助老年人进餐　　　/121
第 3 节　鼻饲　　　　　　　　/123

第1节 老年人的饮食特点

 学习目标

- 了解营养素的类型和作用
- 了解老年人营养缺乏与营养过剩的意义
- 熟悉老年人的饮食类型
- 能够帮助老年人正确选择食品种类

 知识要求

"民以食为天"充分说明了饮食的重要性。合理、正确的饮食与营养有助于维持老年人的各种生理活动,提高老年人的抵抗力和免疫力。因此,老年人应能正确地选择健康的饮食,从而保持健康,拥有充沛的精力和体力。

一、营养素的类型与作用

1. 热能

人体进行各种生命活动所需要消耗的能量称为热能,通常以焦耳(J)和卡(cal)来表示,营养学中用兆焦(MJ)和千卡(kcal)为热能单位。两者的换算公式是:1 MJ = 239 kcal。人体对热能的需要量根据年龄、性别、劳动量、环境等因素的不同而不同。我国成年男子的热能需要量为10.0~17.5 MJ/天,成年女子为9.2~14.2 MJ/天。

2. 营养素

食物中能被人体消化、吸收和利用的成分称为营养素。人体需要的营养素主要有碳水化合物(俗称"糖类")、蛋白质、脂肪、水、维生素、矿物质(无机盐)和膳食纤维七大类。这些营养素的主要功能是给机体供给能量、促进生长发育、构成及修补组织、调节生理功能等。其中,糖类、脂肪、蛋白质是提供热能的主要营养素,故又称为"产热营养素";维生素和矿物质不能提供能量,但是它们是人体代谢过程所必需的;水是构成人体最重要的成分。

(1) 蛋白质。蛋白质是生命的物质基础,机体中的每一个细胞和所有重要组成部分都需要蛋白质。蛋白质主要参与构成和修补人体细胞、组织,构成酶、激素、免疫物质等,维持血浆胶体渗透压，供给热能。

一般成人每日每千克需要量为 0.8～1.2 g，成年男性一般 90 g/天，成年女性一般 80 g/天，占总热量的 10%～14%。

蛋白质主要来源为禽、肉类、水产类、豆制品、蛋类、乳制品等。

（2）脂肪。脂肪主要起到供给能量、储存能量、参与构成机体组织、维持体温、保护脏器、促进脂溶性维生素的吸收等作用。

一般成人每日每千克体重需要量为 0.8～1.0 g，占总热量的 20%～25%。

脂肪主要来源为食用油、肉类、奶油、黄油等。

（3）碳水化合物。碳水化合物又称"糖类"，是一切生物体维持生命活动所需能量的主要来源，主要起到供给热能、构成机体组织、保肝解毒等作用。葡萄糖、蔗糖、淀粉、纤维素等都属于糖类化合物。

成人每日每千克体重需要量为 5～8 g，占总热能的 60%～70%。

碳水化合物主要来源为谷类（米饭、面条）、薯类、豆类、糖、水果等。

（4）矿物质（无机盐类）。矿物质是构成机体组织的重要原料，如钙、磷、镁是构成骨骼、牙齿的主要原料。矿物质也是维持机体酸碱平衡和正常渗透压的必要条件。矿物质主要包括常量元素（如钙、磷、钾、钠、镁）和微量元素（如铁、碘、铜、锌）。

钙主要来自乳制品、大豆、芝麻、小虾米、海带、骨粉、蛋壳粉等。

磷广泛存在于动植物组织中。

铁主要来自动物内脏、动物全血、肉类、鱼类等。

碘主要来自海产品、碘盐等。

锌主要来自海产品、肉类、家禽、豆类、坚果类等。

（5）维生素。维生素是维持人体正常功能的一类低分子有机化合物，机体所需要的大部分维生素需要从饮食中摄入。维生素可增强机体免疫力，参与调节机体的生理功能。

维生素 A 主要来自动物肝脏、未脱脂乳及乳制品、禽类、胡萝卜、绿叶蔬菜、水果等。

维生素 D 主要来自鱼肝油、海鱼、动物肝脏、蛋黄、奶油、日光照射等。

维生素 C 主要来自新鲜蔬菜和水果。

维生素 E 主要来自植物油、谷类、坚果类、绿叶蔬菜等。

维生素 K 主要来自菠菜、白菜等，肠道菌群可合成。

B 族维生素主要来自动物内脏、肉类、豆类、花生、未加工的谷类等。

叶酸主要来自绿叶蔬菜、肝、肾、蛋、牛肉、菜花、土豆等。

（6）水。水是维持生命最基本的营养素，用于构成人体组织、运送代谢产物和营养物质、维持体温、溶解营养素和代谢物、维持消化和吸收功能，约占体重的70%。人可以若干天不食而活，但没有水连一天都活不下去。人体每天需水2~3 L，来自代谢产生的水、食物中含有的水、饮水（含饮料水）。

(7) 膳食纤维。膳食纤维是一类不能被人体消化吸收的多糖类物质，包括纤维素、半纤维素、木质素、果胶等，在维持正常代谢和预防疾病中起重要作用。例如，促进肠蠕动，防止便秘；调节脂质代谢，降低血胆固醇，预防胆结石；稀释并减少肠内有害物质，预防大肠癌；减少热能摄入，预防肥胖；治疗糖尿病等。

膳食纤维主要分布于植物的根、茎、叶、花、果、种子及谷粒的外壳。

二、营养缺乏与营养过剩

营养缺乏也称"营养不足"，是指机体从食物中获得的能量、营养素不能满足身体需要，从而影响生长发育或生理功能的现象。营养缺乏可引起各种疾病症状。例如，微量元素铁缺少会导致贫血，碘缺少可以引起克汀病（呆小病）或地方性甲状腺肿（俗称"大脖子病"），缺钙可引起骨质疏松、佝偻病等；维生素类如维生素A缺乏可引起夜盲症、维生素D缺乏可引起佝偻病、维生素C缺乏可引起坏血病、维生素B缺乏可引起糙皮病等；蛋白质缺乏可影响婴幼儿的生长发育、伤口愈合等。

营养过剩是指机体摄入能量远超过机体消耗的能量，进而造成能量储备，通常以脂肪的形式储存在皮下组织、内脏器官的周围以及腹部网膜上，表现为肥胖。过多摄入某些营养素，又不能及时在体内代谢掉，就有可能引起中毒。例如，维生素A、维生素D、维生素E、维生素K中毒，过多的蛋白质摄入会增加肝肾代谢负担并阻碍铁的吸收，过多的脂肪会妨碍蛋白质、钙、铁等的吸收。

三、饮食调护原则

1. 中国居民平衡膳食指南

中国营养学会修订了《中国居民膳食指南（2016）》，并推出了"中国居民平衡膳食宝塔（2016）"（见图7—1）和"中国居民平衡膳食餐盘（2016）"（见图7—2），以便为居民合理调配膳食提供可操作性的指导。

(1) 食物多样，谷类为主。每天的膳食应包括谷薯类、蔬菜水果类、畜禽鱼蛋奶类、大豆坚果类等食物。建议平均每天摄入12种以上食物，每周摄入25种以上食物。每天摄入谷薯类食物250~400 g，其中全谷物和杂豆类50~150 g，薯类50~100 g。膳食中碳水化合物提供的能量应占总能量的50%以上。

(2) 吃动平衡，健康体重。各个年龄段人群都应该坚持天天运动、维持能量平衡、保

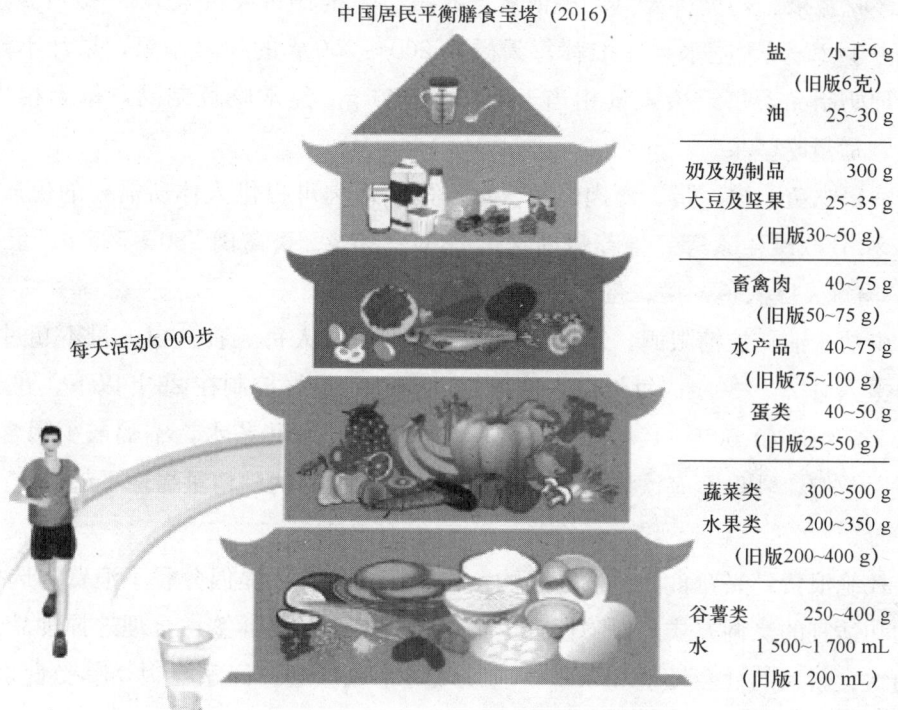

图 7—1 中国居民平衡膳食宝塔（2016）

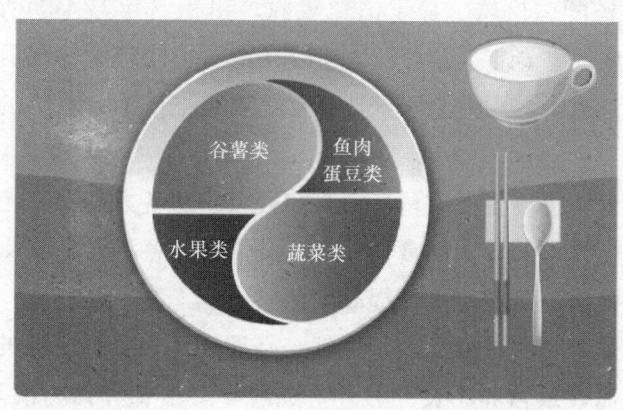

图 7—2 中国居民平衡膳食餐盘（2016）

持健康体重。推荐每周应至少进行 5 天中等强度身体活动，累计 150 min 以上；坚持日常身体活动，平均每天主动身体活动 6 000 步；尽量减少久坐时间，每小时起来动一动，动则有益。

（3）多吃蔬果、奶类、大豆。提倡餐餐有蔬菜，推荐每天摄入 300～500 g 蔬菜，深色蔬菜应占 1/2。天天吃水果，推荐每天摄入 200～350 g 的新鲜水果，果汁不能代替鲜果。吃各种奶制品，每天摄入量相当于液态奶 300 g。经常吃豆制品，每天相当于大豆 25 g 以上，适量吃坚果。

（4）适量吃鱼、禽、蛋、瘦肉。鱼、禽、蛋和瘦肉可提供人体所需要的优质蛋白质、维生素 A 和 B 族维生素等。推荐每周吃鱼 280～525 g，畜禽肉 280～525 g，蛋类 280～350 g。平均每天摄入鱼、禽、蛋和瘦肉总量 120～200 g。

（5）少盐少油，控糖限酒。培养清淡饮食习惯，成人每天食盐摄入量不超过 6 g；每天烹调油摄入量 25～30 g；每天摄入糖不超过 50 g，最好控制在 25 g 以下。建议成年人每天饮水 7～8 杯（1 500～1 700 mL），提倡饮用白开水和茶水，不喝或少喝含糖饮料。少年儿童、孕妇、乳母不应饮酒；成人如饮酒，一天饮酒的酒精量男性不超过 25 g，女性不超过 15 g。

（6）杜绝浪费，兴新食尚。按需选购食物、按需备餐，提倡分餐不浪费。选择新鲜卫生的食物和适宜的烹调方式，保障饮食卫生。学会阅读食品标签，合理选择食品。创造和支持文明饮食新风的社会环境和条件，应该从每个人做起，回家吃饭，享受食物和亲情，传承优良饮食文化，树健康饮食新风。

2. 中国老年人膳食指南

（1）食物要粗细搭配、松软、易于消化吸收。粗粮含丰富 B 族维生素、膳食纤维、钾、钙、植物化学物质等。老年人消化器官生理功能有不同程度的减退，咀嚼功能和胃肠蠕动减弱，消化液分泌减少，因此老年人选择食物要粗细搭配，食物的烹制宜松软、易于消化吸收。

（2）合理安排饮食，提高生活质量。家庭和社会应从各方面保证老年人饮食质量、进餐环境和进食情绪，使其得到丰富的食物，保证其需要的各种营养素摄入充足，以促进老年人身心健康、减少疾病、延缓衰老、提高生活质量。

（3）重视预防营养不良和贫血。由于生理、心理和社会经济情况的改变，可能使老年人摄取的食物量减少而导致营养不良。另外，随着年龄增长和体力活动减少，并因牙齿、口腔问题和情绪不佳等，可能导致老年人食欲减退、能量摄入降低、必需营养素摄入减少，而造成营养不良。60 岁以上老年人低体重、贫血患病率远高于中年人群。

（4）多做户外活动，维持健康体重。老年人适当多做户外活动，在增加身体活动量、维持健康体重的同时，还可接受充足紫外线照射，有利于体内维生素 D 合成，预防或推迟骨质疏松症的发生。

四、饮食类型

1. 基本饮食

老年人基本饮食的种类主要包括：普通饮食、软质饮食、半流质饮食、流质饮食。

（1）普通饮食。正常老年人食用普通饮食，每日3餐，进食易消化、无刺激性食物，需限制油煎、坚硬、胀气食物及强刺激调味品。

（2）软质饮食。软质饮食适用于咀嚼困难、胃肠功能不良、疾病恢复期的老年人，每日3～4餐，主食为软、烂、无刺激性、易消化食物，如面条、馒头等；副食如菜、肉应切碎、煮烂。

（3）半流质饮食。半流质饮食适用于发热、咀嚼与吞咽困难、消化系统疾患或功能不良的老年人。应少食多餐，一般每日5～6餐，每次300 mL。食物应无刺激、容易咀嚼和吞咽、呈半流体状，如米粥、面条、蒸蛋、肉末、菜末、豆腐、馄饨等。

（4）流质饮食。流质饮食适用于高热、口腔疾病、疾病急性期老年人。食物呈流体状，如牛奶、豆浆、米汤、菜汁、果汁等；少食多餐，一般每日6～7餐，每次200～300 mL；每次液体量为200～250 mL，注意甜咸相间。流质饮食因所含热量及营养素不足，故只能短期使用。

2. 特殊饮食

老年人常患有慢性疾病，根据其特点，一般宜在基本饮食的基础上，调整营养素的种类和量，以给予具有特殊辅助治疗或检查功能的饮食，常见的包括低盐饮食、低脂肪饮食、低胆固醇饮食、高膳食纤维饮食、隐血试验饮食等。各类饮食的膳食原则如下：

（1）低盐饮食。低盐饮食尤其适用于高血压、心脑肾功能障碍、水肿等老年人。在烹饪及饭菜中限制食盐的应用，成人食盐的总量限制在每天2 g以内或酱油每天10 mL以内，但不包含食物中自然存在的氯化钠。禁食腌制食品，如咸菜、皮蛋、火腿、咸肉、香肠、虾米等。

（2）低脂肪饮食。低脂肪饮食适用于肝、胆、胰疾患、高脂血症、动脉硬化、冠心病、肥胖症等老年患者。限制脂肪总量为每天50 g以内。肝胆胰疾患患者脂肪摄入量控制在每天40 g以内，尤其要限制动物脂肪摄入量。饮食应少油、禁用肥肉、奶油、蛋黄、动物脑、煎炸食物，高脂血症和动脉硬化者可以不必限制植物油。

（3）低胆固醇饮食。低胆固醇饮食适用于肝、胆、胰疾患、高脂血症、动脉硬化、冠心病、肥胖症等老年患者。控制摄入胆固醇的总量为每天300 mg以内，饮食需限制蛋黄、动物脏器、熏肉、肥肉、动物油等高胆固醇食物。

(4) 高膳食纤维饮食。高膳食纤维饮食适用于肠蠕动减弱、便秘、肥胖症、糖尿病、高脂血症等患者。宜选用含纤维素多的食物，如韭菜、芹菜、卷心菜、粗粮、豆类等，应多食水果、多饮水。

(5) 隐血试验饮食。隐血试验饮食可协助诊断有无消化道出血，为大便隐血试验做准备，试验期为3～5天，期间忌食易造成隐血假阳性的食物，如绿色蔬菜、肉类、动物血、含铁丰富的食物，可进食牛奶、豆制品、白菜、土豆、冬瓜、粉丝等食物。第四天起连续留3天大便做隐血检查。

五、老年人饮食的特殊性

1. 老年人饮食卫生和饮食品种选择

老年人消化功能不良比较普遍，多数老年人患有一种或多种慢性疾病，因此在饮食品种选择方面应注意科学搭配、合理选择。

(1) 食物选择品种要全面，保持多样化不偏食。五谷杂粮、畜禽蛋乳、水陆菜蔬、干鲜果品、鱼贝虾蟹、山珍海味等都要吃，以满足机体对各种营养素的全面需要。

(2) 饮食宜清淡。由于老年人味觉减迟，特别喜欢吃味浓油腻和油炸的食物，但这类食物不易消化，应该节制。但清淡不等于吃素。

(3) 饮食需有节制，避免暴饮暴食、生冷饮食，禁烟限酒。老年人胃肠道功能较差，暴饮暴食或生冷饮食可导致胃肠道负担加重或受刺激，甚至发生急性胃扩张或诱发心肌梗死。因此，老年人应少食多餐，以保证足够的营养摄入。

(4) 饭菜宜软烂，搭配需合理。老年人牙齿磨损、松动或脱落，咀嚼能力降低，各种消化酶分泌减少，消化能力差，因此应把食物切碎煮烂，如肉可以做成肉糜等以利于老年人进食。同时还需注意荤素、干稀搭配，烹调时多采用炖、焖、蒸等方法，注意色香味，可给老年人常做些汤、菜泥等，以增进食欲、促进消化。

2. 老年人腹泻和便秘的饮食调护

(1) 老年人腹泻饮食调护。腹泻老年人饮食应清淡少油，要多喝水，腹泻严重时需暂禁食，可补充淡盐水以防虚脱。同时，需防止病从口入，吃新鲜、卫生、煮熟的食物；应保持厨房清洁，烹饪用具、刀叉、餐具等都应洗干净；处理食品前要先洗手，不要让昆虫、兔、鼠、其他动物接触食品；饮用水和准备食品时所需的水应纯洁干净。此外，腹泻老年人可进食熟苹果、石榴等止泻，或按医嘱服用止泻剂。

(2) 老年人便秘饮食调护。老年人便秘可引起腹胀、嗳气等胃肠不适症状，也可导致肛裂、痔疮、腹痛、便血等肛肠疾患，还可能与肠癌、老年痴呆等有关。严重便秘用力排便时还可诱发心肌梗死、脑梗死、脑出血等心脑血管疾病发作。老年人便秘应注意多饮水，尤其养成晨起后喝杯温水或淡盐水的习惯；应多进食富含纤维素的蔬菜、水果、粗粮等食物，如香蕉、蜂蜜、燕麦、熟白萝卜等。

 技能要求

老年人半流质食物的制作（以红薯粥为例）

操作准备

1. 用物准备

半流质食物需用的食材如大米、小米等洗净备用；烹饪用具、刀叉、餐具等洗净，开水烫后备用。

2. 环境准备

保持厨房整洁、舒适。

3. 护理对象准备

洗手，准备进食。

4. 个人准备

洗手，戴卫生口罩。

操作步骤

步骤1 将红薯洗净去皮，切成小块。

步骤2 大米淘洗两遍，加水入锅后用大火煮开（水量根据干稀程度定）。

步骤3 加入红薯块，盖锅煮沸5~10 min，转小火慢煮。锅盖不要盖严，以防溢出。用勺子或筷子不时搅拌，防止黏锅。当红薯软烂、大米黏稠时即可。

第2节 协助老年人进餐

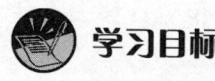 学习目标

- 熟悉协助老年人进餐的方法和注意事项
- 能够帮助进食不能自理的老年人按时、正确进餐

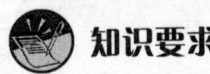 知识要求

一、协助老年人进餐的目的

协助进食不能完全自理的老年人按时、正确进餐,以保证必需的营养摄入。

二、协助进餐的方法与注意事项

1. 协助进餐的方法

根据老年人进食自理程度,给予喂食或协助进餐。

2. 协助进餐的注意事项

(1) 注意饮食卫生。饭前给老年人洗手,并备干净餐布;保证食物新鲜、冷热适当,避免给老年人提供变质剩食;餐具需保持洁净。

(2) 注意观察食欲、进食量。协助进食时注意观察老年人的食欲、进食量,以了解老年人的消化功能。

(3) 注意健康饮食的宣教。可在协助进食时给老年人进行健康饮食的宣教。

(4) 注意预防进食意外情况。食物冷热适当以防止烫伤,进食或喂食不宜过快、过多以防呛咳或噎食;给老年人安置稳妥的座位、食物放置位置合理以防老年人发生跌倒等意外。

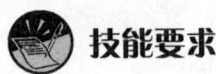 技能要求

协助老年人进餐

操作准备

1. 用物准备

准备干净的刀叉、餐具、餐布等;进流质饮食者需备吸管。

2. 环境准备

保持房间整洁、舒适;准备干净的餐桌或进餐台,调整合适的高度与位置;移去不良气味、不良视觉印象的便器、尿壶等。

3. 护理对象准备

督促并协助老年人漱口或口腔护理,洗手,准备进食;安置合理、安全、舒适的进餐体位,不能坐起者可取半坐卧位或侧卧位。

4. 个人准备

洗手，戴卫生口罩。

操作步骤

步骤 1 用餐巾围于老年人胸前。

步骤 2 检视食物是否适合老年人食用。

步骤 3 将食物摆放于餐桌上老年人够得着的位置，协助老年人进食。不能自行进食者应喂食，要根据老年人对食物的喜好顺序和习惯喂食，宜小口喂，每次一汤匙盛1/3满的食物，以便咀嚼和吞咽。喂食应耐心，温度适宜、速度适中，饭菜、干湿食物轮流喂食。进流质者，可用吸管或水壶吸吮。对双目失明或双眼被遮盖的老年人，喂食前先告知喂食的内容，以增加进食的兴趣及促进消化液的分泌。如要求自己进食，可设计时钟平面图安放食物，告知方向、食品名称，利于顺序摄取，一般6点处放饭，12点、3点处放菜，9点处放汤。

步骤 4 观察老年人进食情况，如食欲、进食量、饮食偏好等，及时进行健康饮食宣教。

步骤 5 进食后及时撤走餐具，协助老年人洗手、漱口，安置舒适卧位并整理床单位。

步骤 6 按需做好记录。

第3节 鼻 饲

学习目标

➢ 了解鼻饲的适应证
➢ 熟悉鼻饲的方法及注意事项
➢ 能够为不能自行进食的老年人进行鼻饲

知识要求

鼻饲是将胃管经鼻腔插入胃内，从管内灌注流质食物、水分和药物，以维持患者营养和治疗的需要。

一、鼻饲的适应证

1. 不能经口进食者，如昏迷、口腔疾患、口腔手术者。
2. 不能张口的患者，如破伤风病人。
3. 其他如早产婴儿、危重病人、拒绝进食的病人等。

二、鼻饲的方法

1. 流质食物的鼻饲

流质食物的鼻饲，就是将胃管通过鼻腔送到患者的胃中，为不能自行经口进食的老年人从胃管内灌入流质食物，通常用于昏迷、严重口腔疾患或手术后、体质衰弱等老年人。一般可选用自制的米汤、稀饭、果汁、菜汁、鱼汤等，也可选用成品或半成品，如牛奶或肠内营养液等。

2. 药物的鼻饲

患有慢性病的老年人常需在进餐前后服用一定的药物。不能自行经口进食的老年人需在胃管内灌入流质食物前后灌入所需的药物。液体药液可以直接从胃管内灌入，固体药片应研碎溶解后再注入。灌入药液前后需灌入温开水以润洗胃管，以防胃管堵塞。

3. 拔除胃管

停止鼻饲或长期鼻饲者更换胃管时需拔除胃管。

三、鼻饲的注意事项

1. 每次鼻饲前需确认胃管在胃内并通畅

留置在胃内的胃管有时可能会发生脱出、堵塞、移位等意外，因此每次鼻饲前需确认胃管在胃内并确认其通畅，以确保鼻饲液灌入胃内。一般可采用3种方法确认胃管是否在胃内：将注射器与胃管末端连接，抽吸胃内容物；快速向胃管内注入10 mL空气，同时将听诊器置于老年人胃部听有无气过水声；将胃管末端置于盛水碗内，无气泡逸出。

2. 确保鼻饲液温度合适无变质

应灌入新鲜制作或配置的鼻饲液，杜绝灌入已经变质的鼻饲液，以防导致老年人发生胃肠炎、腹泻等。鼻饲液适当温度一般为38～40℃。

3. 防止胃管堵塞

每次鼻饲前后应先注入少量温开水润洗胃管，以防食物积存在胃管内堵塞胃管或发生变质。

4. 防止食物返流

每次鼻饲量不宜过多,一般不超过 200 mL,间隔不少于 2 h;鼻饲毕嘱老年人不要马上开始高强度活动、俯卧、洗澡等,以防食物发生返流;鼻饲毕应将胃管末端反折固定,且不要放于低于胃部的位置,一般可用胶布固定在衣领处。

5. 及时观察与记录

鼻饲前应抽吸并观察胃内容物的颜色、性状、潴留量等,如抽出鲜红、暗红或咖啡色血性胃内容物时应及时向医生护士报告;如抽出大量胃内容物,说明胃内食物潴留,也应及时报告以确定是否需要继续灌注鼻饲液。

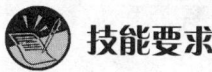 技能要求

鼻 饲 法

操作准备

1. 用物准备

餐巾或治疗巾 1 块,鼻饲饮食(温度 38～40℃)200 mL、温开水适量、50 mL 注射器(灌食用)1 副、弯盘 1 个、漱口或口腔护理用物 1 套、卫生纸适量。视需要另备:松节油适量、棉签 1 包、胶布(固定用)1 卷、10～20 mL 注射器 1 副、听诊器 1 副,如需灌注药物需备乳钵以研碎药片。

2. 环境准备

保持房间整洁、舒适,移去便器、尿壶等。

3. 护理对象准备

使护理对象保持合理、安全、舒适的体位。病情允许时,可协助护理对象取半坐卧位或坐位,无法坐起者可取右侧卧位,使头颈部自然伸直。

4. 个人准备

洗手,戴卫生口罩。

操作步骤

步骤 1 将餐巾或治疗巾围于老年人颌下以保持衣服、床单的清洁,弯盘和卫生纸放在便于取用处,可随时擦净脸面部。

步骤 2 接注射器于胃管末端,先回抽看有无胃内容物抽出,以确定胃管是否在胃内、是否通畅、有无胃潴留。确定无问题后注入少量温开水湿润胃管。

步骤 3 缓慢注入流质或药物，一次鼻饲量不超过 200 mL，间隔不少于 2 h。如需注入药片，应先研碎溶解后再注入；若灌入新鲜果汁，应与奶液分别灌入，以防凝块。

步骤 4 每次用注射器抽吸鼻饲液时，应反折胃管末端以防止导管内容物反流或空气进入造成腹胀；也可抽出注射器内芯，沿其管壁倒入鼻饲液。

步骤 5 鼻饲毕，应再次注入少量温开水以冲净胃管，避免食物积存管腔中变质干结造成胃肠炎或堵塞管腔。

步骤 6 将胃管末端反折，用纱布包好，用夹子夹紧，以安全别针固定于病人衣领或枕旁以防胃管脱落。

步骤 7 洗净注射器，放入治疗盘内，用纱布盖好备用。所有用物应每日消毒一次。

步骤 8 协助清洁面部、口腔、鼻腔，整理床单位。嘱老年人维持原卧位 20～30 min，以防活动造成呕吐。

步骤 9 洗手，记录插管时间、病人反应、胃潴留情况、鼻饲种类及量等。

拔除胃管

操作准备

1. 用物准备

餐巾或治疗巾 1 块、弯盘 1 个、漱口或口腔护理用物 1 套、卫生纸适量。视需要另备：松节油适量、棉签 1 包。

2. 环境准备

保持房间整洁、舒适，移去便器、尿壶等。

3. 护理对象准备

使护理对象保持合理、安全、舒适的体位。病情允许时，可协助护理对象取半坐卧位或坐位，无法坐起者可取右侧卧位，使头颈部自然伸直。

4. 个人准备

洗手，戴卫生口罩。

操作步骤

步骤 1 将弯盘置于老年人颌下，夹紧胃管末端放入弯盘内，轻轻揭去固定的胶布。

步骤 2 用纱布包裹近鼻孔处胃管，嘱老年人深呼吸，在呼气时拔管，以防胃管末端液体滴入气道。边拔边用纱布擦胃管，到咽喉处时应快速拔出。将胃管盘放在弯盘中，移出视线外。

步骤 3 清洁口、鼻、面部，用松节油擦去胶布痕迹，协助漱口并取舒适卧位，并整理床单位和用物。

步骤4　洗手，记录拔管时间和老年人反应。

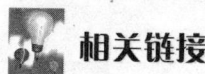 相关链接

要　素　饮　食

　　要素饮食又称元素饮食、要素膳、化学膳或组合膳，是由人工配制的符合机体生理需要的各种营养素合成的无渣的水溶性营养合成剂，一般为氨基酸、单糖、脂肪酸、各种维生素、微量元素、水等配制而成的水溶性粉剂和乳剂，其中含必需氨基酸和非必需氨基酸18种，营养素齐全、比例适当、营养价值高，可不需消化或很少消化而直接吸收。要素饮食用于严重创伤、胃肠道瘘、晚期癌症、严重营养不良等患者，可口服、经鼻饲灌注或经胃肠造瘘处滴入。滴注时温度保持在34～36℃，滴速为40～60 mL/h，最多不超过150 mL/h，浓度为5％～20％。滴注时温度不能过低或过高，速度不能太快，并且最好现用现配，不能隔夜使用。

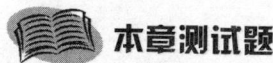 本章测试题

一、单项选择题

1. 不属于产热营养素的是（　　）。
   A. 葡萄糖　　　　B. 蛋白质　　　　C. 维生素　　　　D. 脂肪
2. 占人体体重最多的营养素是（　　）。
   A. 蛋白质　　　　B. 脂肪　　　　C. 碳水化合物　　　　D. 水
3. 不能被人体消化、吸收的营养素是（　　）。
   A. 蛋白质　　　　　　　　　　　　B. 无机盐
   C. 维生素　　　　　　　　　　　　D. 膳食纤维
4. 下列半流质饮食的膳食原则中错误的是（　　）。
   A. 每日进餐3次
   B. 食物呈半流体状
   C. 可用粥、面条、馄饨、面条等作为主食

D. 食物易咀嚼和吞咽

5. 鼻饲法操作错误的是（　　）。

　　A. 每次鼻饲量小于 200 mL

　　B. 应检查胃管是否通畅

　　C. 检查胃管是否在胃内可先灌入温开水

　　D. 如灌入药物应先将药片研碎溶解

6. 鼻饲流质每次量是（　　）mL。

　　A. 100　　　　　B. 200　　　　　C. 300　　　　　D. 400

7. 低盐饮食每日食盐摄入量不可超过（　　）g。

　　A. 1　　　　　B. 2　　　　　C. 3　　　　　D. 4

8. （　　）适宜作为大便隐血试验饮食。

　　A. 菠菜、红烧鱼　　　　　B. 油豆腐烧肉

　　C. 茭白炒粉丝　　　　　D. 大蒜炒猪肝

9. 低钠饮食者可以进食（　　）。

　　A. 青菜　　　　　B. 香肠

　　C. 方便面　　　　　D. 皮蛋

10. 协助老年人进食时正确的是（　　）。

　　A. 按照老年人口味分发饭菜

　　B. 家属送来的饭菜应先检查

　　C. 天气寒冷时进餐速度宜快

　　D. 要求老年人保持安静

二、判断题

1. 鼻饲法适用于不能由口进食者、不能张口者、拒绝进食者。（　　）

2. 昏迷患者可以通过鼻饲进食。（　　）

3. 老年人适宜食用的饮食应是酥软、易咀嚼、易吞咽、易消化的食物。（　　）

4. 老年人喜欢吃汤圆等食物时，应满足需求，多吃为好。（　　）

5. 鼻饲的食物量每次控制在 200～300 mL。（　　）

6. 两次鼻饲的间隔时间最多不应超过 1 h。（　　）

7. 维持生命最基本的营养素是维生素。（　　）

8. 肠蠕动减弱、便秘的老年人宜进食高膳食纤维饮食，如韭菜、芹菜等。（　　）

9. 老年人的三餐应以蔬菜为主。（　　）

10. 鼻饲时应先将胃管末端接无菌注射器回抽，再注入温开水。（　　）

本章测试题答案

一、单项选择题
1. C 2. D 3. D 4. A 5. C 6. B 7. B 8. C 9. A 10. B

二、判断题
1. √ 2. √ 3. √ 4. × 5. × 6. × 7. × 8. √ 9. × 10. √

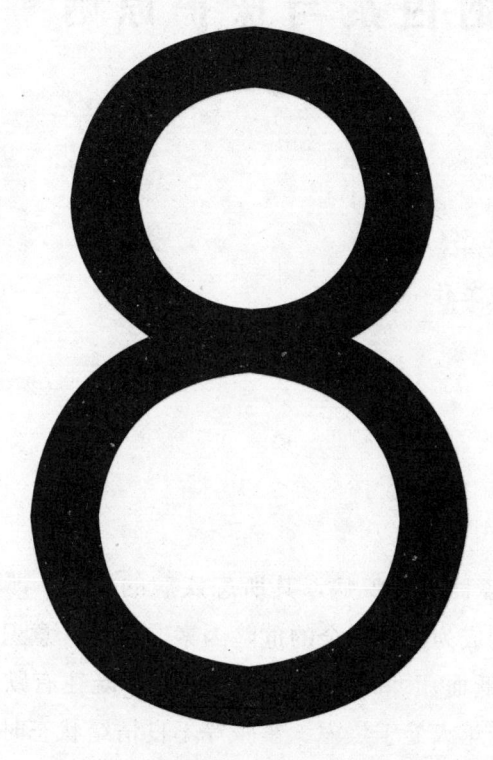

第 8 章

体位、移动与安全

第 1 节　影响安全的因素与保护原则　　/132
第 2 节　常用卧位　　/133
第 3 节　更换卧位　　/140
第 4 节　保护具的应用　　/146
第 5 节　移动护理　　/153

第1节　影响安全的因素与保护原则

学习目标

➤ 了解影响老年人安全的个体因素和环境因素
➤ 能够依照安全保护原则开展老年人护理工作

知识要求

一、影响老年人安全的因素

1. 老年人个体危险因素

（1）身心健康状态。老年人常合并患有各种慢性疾病，其所患疾病的病程、严重程度、症状、自理能力、情绪情感状态等均可能成为影响安全的危险因素。例如，意识模糊或昏迷、躁动、平衡功能失调或行动不便、低血压、眩晕症、严重贫血、既往有跌倒史等，可导致老年人发生跌倒的危险性增高；老年人处于焦虑、紧张等不良情绪状态时，对环境中的危险的警觉性下降而致易受伤害。

（2）老年人的感觉功能。老年人器官功能逐渐老化、感觉功能减退，会出现因无法辨清周围环境中存在或潜在的危险因素而易受伤害。例如，单侧或双侧肢体感觉功能障碍的患者，由于对温度、压力等刺激不敏感而烫伤或发生压疮；感知觉功能障碍，如失明或视力模糊患者发生跌倒、撞伤的危险性增加。

（3）老年人对环境的熟悉程度。初到新环境的老年人会由于对环境不熟悉而产生陌生、恐惧、焦虑等心理反应，因而缺乏安全感；同时，环境陌生也使得老年人与他人的沟通交流受到限制，增加不安全的危险；对环境的陌生还有可能导致老年人迷路或走失。

2. 环境危险因素

在养老机构中，可能存在各种影响安全的因素，如床设计不合理、缺乏扶手等安全辅助设施、安全设施设置不当、环境照明过暗或过亮、地板湿滑、地面不平或有障碍物、身上导管牵绊等会导致老年人发生跌倒、坠床的危险性等。因此，养老护理员应经常评估环境，并及时解除环境中不利于老年人安全的因素，以确保老年人安全。

二、老年人的安全保护原则

1. 开展危险性评估

对老年人常见的安全问题,如跌倒、压疮、导管滑脱等危险性因素开展常态性评估,及时发现潜在安全问题,及时采取有效的防护措施避免意外或损害的发生。

2. 采取有效措施保护老年人安全

针对易发意外的老年人及可能情况,养老护理员应采取积极、有效的措施保护老年人安全,并主动、及时去除环境中的不安全因素。在可能涉及老年人安全的环境或情境中应设置安全警示,如在卫生清扫后应设置"当心地板湿滑"等警示。正确使用必要的防护设备,如紫外线灯照射消毒床单位时应遮盖或遮挡紫外线灯。

3. 制定常见安全问题的应急预案

养老机构应制定各种常见安全问题的应急预案,如针对各种火灾、爆震、供氧供电意外中断等意外事件制定相关的应急预案,并定期开展相关演练;同时,对跌倒、转运安全、导管安全等意外事件也应制定应急预案及规范处置流程,以便在意外发生时能及时、规范进行处置。

4. 积极开展对老年人及家属的安全防范教育

积极开展对老年人及家属的安全防范教育,增加其安全防范意识。例如,向老年人宣教地板清洁后需待地面干燥后方可走动;久卧坐起者应缓慢坐起,静坐片刻后方可起身进行循序渐进的活动,以防跌倒。

5. 加强常见安全意外防护的培训

养老机构应制定相关制度,加强对工作人员开展经常性的安全教育和培训,主要包括防跌倒、转运安全、导管安全等。

第 2 节 常 用 卧 位

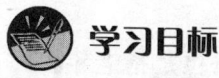
学习目标

- 了解卧位的性质及常用卧位的种类
- 掌握侧卧位、仰卧位、俯卧位、半坐卧位的安置方法

知识要求

一、卧位的性质

卧位按平衡性，可分为稳定性卧位（见图8—1）和不稳定性卧位（见图8—2）。卧位的平衡性与人体的重量、支撑面成正比，与重心高度成反比，即人的体重越重、支撑面越小、重心越高，卧位的平衡性越差。稳定性卧位状态下，老年人会感到舒适、轻松。不稳定性卧位状态下，大量肌群肌肉紧张，易疲劳、让人感到不舒适。

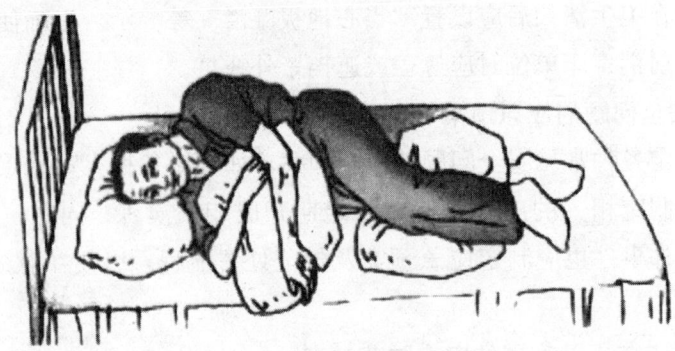

图8—1　稳定性卧位

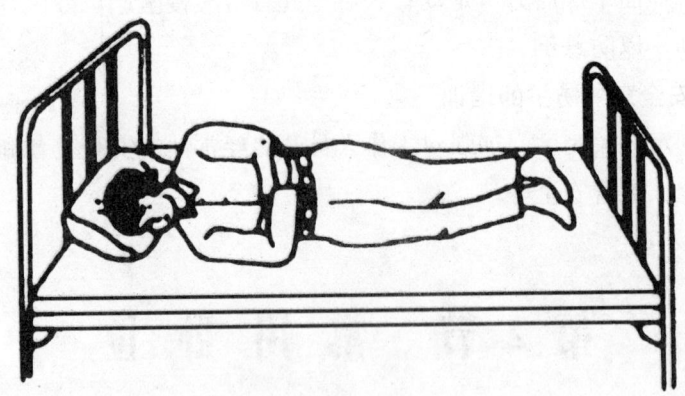

图8—2　不稳定性卧位

卧位按自主性，可分为主动卧位、被动卧位和被迫卧位三种。主动卧位是指老年人在床上自己采取的最舒适的卧位。被动卧位是指当老年人自己无力变换卧位时，由其他人帮助安置的卧位，常见于极度衰弱或意识丧失的老年人。被迫卧位是指老年人的意识清晰，也有变换卧位的能力，但由于疾病的影响或治疗的需要，被迫采取的卧位，如哮喘急性发作的老年人由于呼吸极度困难而被迫采取端坐位。

卧位按身体的姿势，可分为仰卧位、侧卧位、俯卧位、端坐位（半坐卧位）等。常用卧位主要依据这种分类。

二、常见卧位

1. 仰卧位

仰卧位也称平卧位，是一种自然的休息姿势。老年人仰卧，头下置一个枕头，两臂放于身体两侧，两腿自然放置。仰卧位又可适当调整后分为去枕仰卧位、屈膝仰卧位、中凹卧位。

去枕仰卧位适合昏迷或全身麻醉未清醒的患者，需防止呕吐物误入气管而引起窒息或肺部并发症，椎管内麻醉或脊髓腔穿刺后的患者需预防因脑压减低而引起头痛。

屈膝仰卧位适合：胸腹部检查或行导尿术时，可放松腹肌，便于检查或暴露操作面。

中凹卧位适合：休克患者。抬高头胸部有利于保持气道通畅，改善呼吸及缺氧症状；抬高下肢有利于静脉血回流，增加心输出量。

2. 侧卧位

侧卧位适合灌肠、肛门检查、臀部肌内注射、配合胃肠镜检查等。侧卧位与仰卧位交替便于擦洗和按摩受压部位，预防压疮。对单侧肺部病变者，视病情采取患侧卧位或健侧卧位。

3. 俯卧位

俯卧位适合腰、背部检查或配合胰、胆管造影检查时；脊椎手术后或腰、背、臀部有伤口，不能仰卧或侧卧的患者；缓解胃肠胀气所致的腹痛。

4. 端坐位（半坐卧位）

（1）胸腔疾病、胸部创伤或心肺疾病患者适合采用半坐卧位，可以减轻肺部瘀血和心脏负担，有利于气体交换，改善呼吸困难，亦有利于脓液、血液及渗出液的引流。

（2）腹腔、盆腔手术后或有炎症的患者适合采用半坐卧位，一方面可减轻腹部切口缝合处的张力、疼痛，有利切口愈合；另一方面可使腹腔渗出物流入盆腔，减少炎症扩散和毒素吸收，促使感染局限化和减少中毒反应。

（3）某些面部及颈部手术后，采取半坐卧位可减少局部出血。

（4）恢复期体质虚弱的老年人采取半坐卧位，有利于向站立过渡。

技能要求

仰卧位的安置

操作准备

1. 准备用物

软枕。

2. 环境准备

保持环境安静、舒适、安全。

3. 护理对象准备

理解、配合卧位安置。

4. 个人准备

洗手。

操作步骤

步骤1 老年人仰卧,头下置一个枕头,两臂放于身体两侧,两腿自然放置。腰下或者膝盖下可以垫一个薄的软枕,促进舒适,如图8—3所示。

步骤2 物品放置原处,洗手。

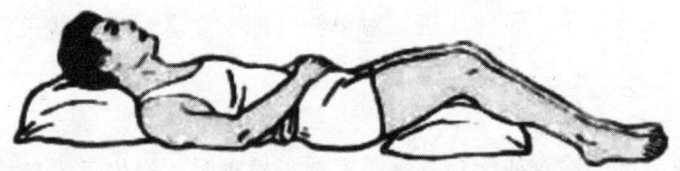

图8—3 仰卧位

侧卧位的安置

操作准备

1. 准备用物

软枕。

2. 环境准备

保持环境安静、舒适、安全。

3. 护理对象准备

理解、配合卧位安置。

4. 个人准备

洗手。

操作步骤

步骤1 老年人侧卧,臀部稍后移,两臂屈肘,一手放于胸前,一手放于枕旁,下腿稍伸直,上腿弯曲。必要时在两膝之间、后背和胸腹前放置软枕,扩大支撑面、稳定卧位,使老年人舒适,如图8—4所示。

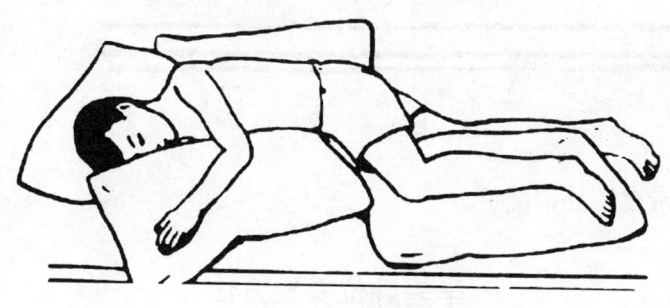

图8—4 侧卧位

步骤2 物品放置原处,洗手。

俯卧位安置方法

操作准备

1. 准备用物

软枕。

2. 环境准备

保持环境安静、舒适、安全。

3. 护理对象准备

理解、配合卧位安置。

4. 个人准备

洗手。

操作步骤

步骤1 老年人俯卧,两臂屈肘放于头部两侧,两腿伸直,胸下、髋部及踝部各放一个软枕,头偏向一侧,如图8—5所示。

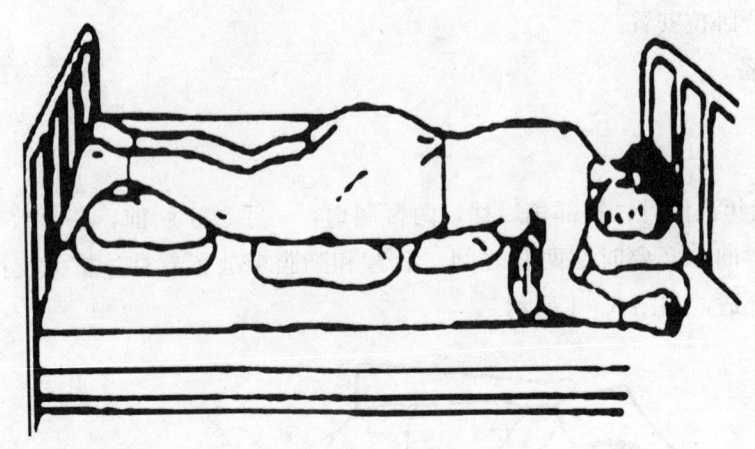

图 8—5 俯卧位

步骤 2 物品放置原处，洗手。

半坐卧位安置方法

操作准备

1. 准备用物

软枕。

2. 环境准备

保持环境安静、舒适、安全。

3. 护理对象准备

理解、配合卧位安置。

4. 个人准备

洗手。

操作步骤

步骤 1 老年人仰卧，床头支架或靠背架抬高 30°～50°，摇高床尾支架，使下肢屈曲，以防老年人下滑，如图 8—6 所示。从半坐卧位放平时，先放平膝下软枕，后放平床头支架。病情危重的老年人采取半坐卧位时，臀下应放置海绵软垫或使用气垫床，防止局部受压而发生压疮。

步骤 2 物品放置原处，洗手。

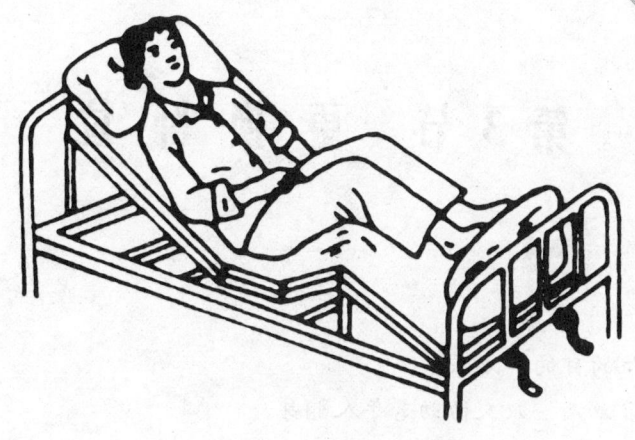

图8—6 半坐卧位

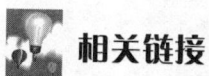 相关链接

端 坐 位

适用范围：左心衰竭、心包积液、支气管哮喘发作时。由于极度呼吸困难，患者被迫端坐。

姿势：扶患者坐起，抬高床头支架，患者身体稍向前，床上放一跨床小桌，桌上放一软枕，让患者伏桌休息。必要时可加床栏，保证患者安全，如图8—7所示。

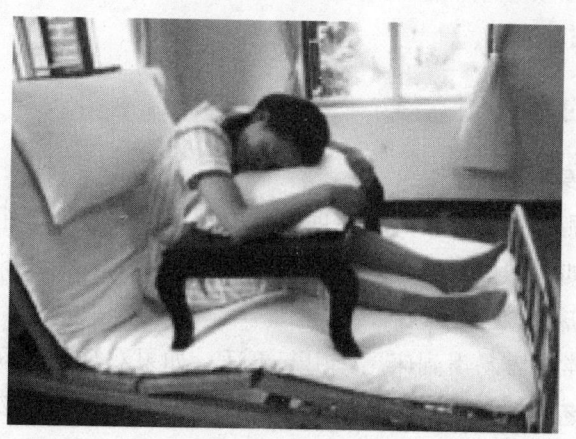

图8—7 端坐位

资料来源：姜安丽. 新编护理学基础. 北京：人民卫生出版社，2012：304

第3节 更换卧位

学习目标

➢ 了解更换卧位的目的和方法
➢ 能够熟练完成单人、双人协助老年人翻身
➢ 能够熟练完成单人、双人协助老年人移向床头

知识要求

老年人若长期卧床，会引起局部组织持续受压、呼吸道分泌物不易咳出，易出现压疮、坠积性肺炎、便秘、肌肉萎缩等。因此，养老护理员应定时为老年人变换卧位，以预防并发症的发生。

一、更换卧位的目的

1. 协助老年人变换体位，使老年人感到舒适。
2. 促进血液循环，减少局部皮肤受压，减少压疮发生的可能性。
3. 促进老年人的活动，增加肌肉活动和提高肺活量，减少长期卧床并发症，如坠积性肺炎、便秘、肌肉萎缩等。

二、更换卧位的方法

1. 协助老年人翻身侧卧

协助老年人翻身侧卧可便于更换或整理床单位；可以减轻局部组织受压，预防压疮发生；可减少并发症，如坠积性肺炎等；适应治疗护理的需要，如背部皮肤护理。

2. 协助患者移向床头

半卧位时老年人常常容易滑到床尾，引起不适。如果双足长时间抵压床尾还容易引起足底压疮。因此，养老护理员需要经常协助老年人移向床头，调整姿势和位置，使老年人感到舒适。

技能要求

单人帮助护理对象翻身

操作准备

1. 用物准备

软枕数个，必要时准备三角翻身枕，如图8—8所示。

2. 环境准备

温度适宜、关闭门窗、注意保暖。

3. 护理对象准备

老年人一般状况良好，没有明显不适。向老年人解释翻身的重要性，取得其理解和配合。

4. 个人准备

洗手。

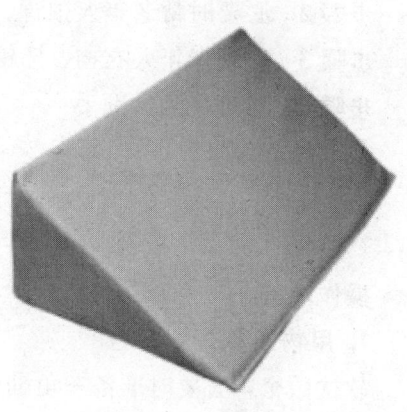

图8—8　三角翻身枕

操作步骤

步骤1　为老年人翻身

（1）关闭门窗。如卧床老年人有导尿管、输液装置等，必须先妥善安置，防止管道脱落。必要时可将盖被折叠至床尾或一侧。

（2）养老护理员站在老年人的一侧，将枕头移向近侧。将对侧的床栏拉上，以免翻身过程中坠床。

（3）养老护理员一手托住老年人肩颈部，另一手托住其腰部，将老年人上半身向近侧移动；然后一手托住老年人臀部，另一手托住其大腿，将老年人下半身向近侧移动，如图8—9所示。

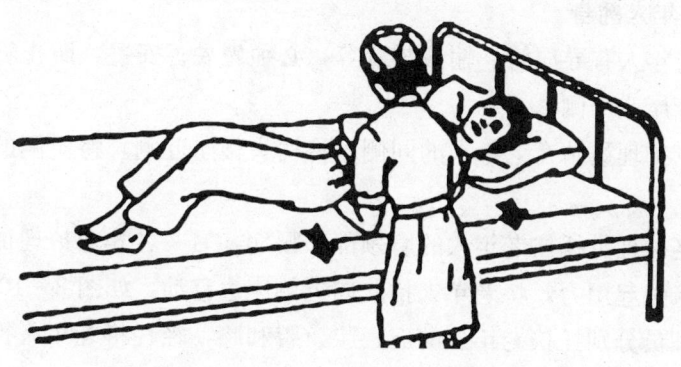

图8—9　单人帮助护理对象翻身

（4）养老护理员一手扶肩，另一手扶膝，轻轻将老年人推向对侧，使老年人背向护理员。注意避免动作粗鲁，不可拖拉，以免擦破皮肤；注意应用节力原则，翻身时，让老年人尽量靠近护理员，以缩短重力臂，达到省力的目的。

（5）在老年人的背部、胸前各放一个软枕。使老年人上侧腿略往前屈曲，下侧腿微屈，两腿中间放置一个软枕，使得老年人肢体各关节处于功能位置。

（6）按需拉起或放下床栏。

步骤 2　必要时帮老年人拍背、观察受压部位皮肤状况，并询问老年人感受。

步骤 3　整理老年人衣物、床铺。

步骤 4　整理物品，洗手。

双人帮助护理对象翻身

操作准备

1. 用物准备

软枕数个，必要时准备三角翻身枕。

2. 环境准备

温度适宜、关闭门窗、注意保暖。

3. 护理对象准备

老年人一般状况良好，没有明显不适。向老年人解释翻身的重要性，取得其理解和配合。

4. 个人准备

洗手。

操作步骤

步骤 1　为老年人翻身

（1）如卧床老年人有导尿管、输液装置等，必须先妥善安置，防止管道脱落。必要时可将盖被折叠至床尾或一侧。

（2）两名养老护理员站在老年人的同侧，将枕头移向近侧。将对侧的床栏拉上，以免翻身过程中坠床。

（3）一名养老护理员托住老年人的肩颈部和腰部，另一名养老护理员托住老年人的臀部及大腿部，两人一起用力，将老年人抬起向近侧床边移动，如图8—10所示。

（4）两名护理员分别托扶老年人的肩、腰、臀和膝，轻轻将老年人推向对侧，使老年人背向护理员。

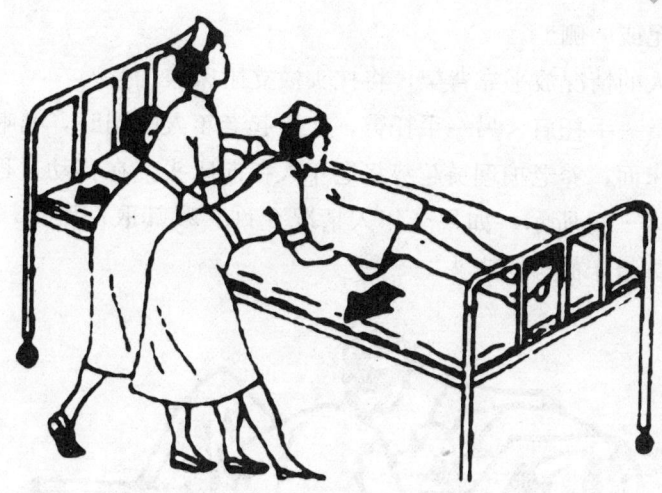

图 8—10　双人帮助护理对象翻身

（5）在老年人的背部、胸前各放一个软枕。使老年人上侧腿略往前屈曲，下侧腿微屈，两腿中间放置一个软枕，使得老年人肢体各关节处于功能位置。

（6）按需拉起或放下床栏。

步骤2～步骤4　同单人帮助护理对象翻身。

单人协助护理对象移向床头

操作准备

1. 用物准备

软枕数个。

2. 环境准备

温度适宜、关闭门窗、注意保暖。

3. 护理对象准备

老年人一般状况良好，没有明显不适。向老年人解释移向床头的重要性，取得其理解和配合。

4. 个人准备

洗手。

操作步骤

步骤1　单人协助为老年人移向床头

（1）如卧床老年人有导尿管、输液装置等，必须先妥善安置，防止管道脱落。必要时可将盖被折叠至床尾或一侧。

（2）根据老年人的情况放平靠背架，将枕头横立于床头。

（3）养老护理员一手托肩，另一手托臀，在抬起老年人的同时，嘱咐其双手握住床头栏杆，双脚用力蹬床面，养老护理员趁势将老年人移向床头，在移动过程中不可拖拉，以免擦伤皮肤，如图8—11所示。如果老年人情况允许，嘱其取仰卧位，双手握住床头栏杆，双腿屈膝，双脚蹬床面移向床头。

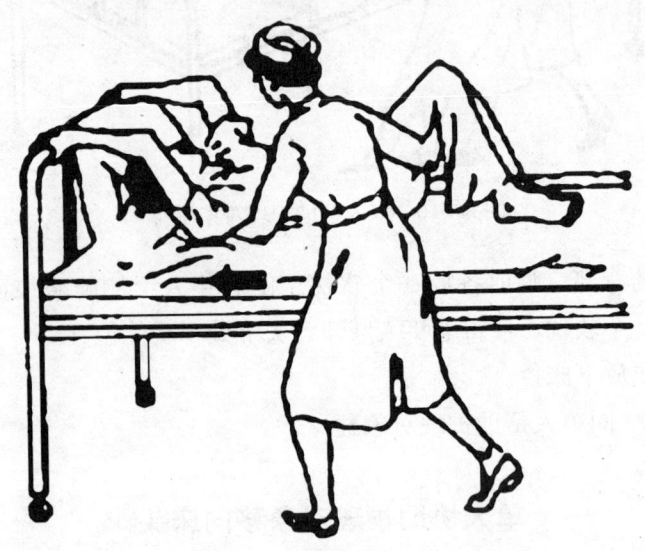

图8—11 单人协助老年人移向床头

步骤2 将枕头撤去，支起靠背架，观察并询问老年人的情况及感受。

步骤3 整理老年人衣物、床铺。

步骤4 整理物品，洗手。

双人协助护理对象移向床头

操作准备

1. 准备用物

软枕数个。

2. 环境准备

温度适宜、关闭门窗、注意保暖。

3. 护理对象准备

老年人一般状况良好,没有明显不适。向老年人解释移向床头的重要性,取得其理解和配合。

4. 个人准备

洗手。

操作步骤

步骤1　双人协助为老年人移向床头

(1) 如卧床老年人有导尿管、输液装置等,必须先妥善安置,防止管道脱落。必要时可将盖被折叠至床尾或一侧。

(2) 根据老年人的情况放平靠背架,将枕头横立于床头。

(3) 两名护理员站在两侧,交叉托住老年人的颈肩部和臀部,嘱咐老年人双脚用力蹬床面,两名护理员趁势将老年人抬起,移向床头;或两人同侧,一人托住颈、肩部及腰部,另一人托住臀部及腘窝,同时抬起老年人移向床头。

步骤2　将枕头撤去,支起靠背架,观察并询问老年人的情况及感受。

步骤3　整理老年人衣物、床铺。

步骤4　整理物品。洗手。

 相关链接

轴式翻身术

轴式翻身术常用于协助脊椎受损或脊椎手术后患者改变卧位,避免翻身时脊柱错位而损伤脊髓。方法如下:

(1) 患者去枕、仰卧,护理员小心地将大单铺于患者身体下。

(2) 两名护理员站于病床同侧,分别抓紧靠近患者肩、腰背、髋部、大腿等处的大单,将患者拉至近侧,拉起床栏。

(3) 绕至病床另一侧,将患者近侧手臂移到头侧,另一手放于胸前,两膝间放一个软枕。

(4) 护理员双脚前后分开,两人双手抓紧患者肩、腰背、髋部、大腿等处近侧大单,由其中一人发口令,两人动作一致地将患者整个身体以圆滚轴式翻转至侧卧,使患者面向护理员。翻转时,勿让患者身体屈曲,以免脊柱错位。

资料来源:姜安丽.新编护理学基础.北京:人民卫生出版社,2012:307

第4节 保护具的应用

 学习目标

- 了解保护具的使用范围
- 了解保护具的使用原则
- 能够熟练使用各种常见保护具

 知识要求

保护具是用来限制老年人身体或身体某部位的活动,以达到维护其安全与治疗效果的各种器具。老年人是发生意外的高危人群,如烦躁不安、意识不清、昏迷、精神失常的老年人,为了防止其损伤,可采用床档防止坠床。本节将对床档、约束带和支被架的应用进行介绍。

一、保护具的使用范围

1. 精神病老年人,如躁狂症老年人、自我伤害的老年人等。
2. 坠床高危老年人,如麻醉后未清醒者、意识不清、躁动不安、失明、视力障碍、痉挛、年老体弱者等。
3. 施行了某些手术的老年人,如白内障摘除术、虹膜牵张术老年人。
4. 皮肤瘙痒的老年人,包括全身或局部瘙痒难忍的老年人。
5. 长期卧床、极度消瘦(稍微变动体位就没力气支持,也易坠床)、虚弱、易发压疮的老年人等。

二、使用保护具的注意事项

1. 要向老年人和家属说明使用保护具的原因、目的和方法,取得其同意及配合。
2. 保护具只能短期使用,使用时应该保证肢体各关节处于功能位,保证老年人安全、舒适。
3. 应预防被约束部位发生血液循环障碍或皮肤破损。每 15 min 观察受约束肢体的末梢循环 1 次,每 2 h 放松约束带 1 次,及时协助老年人翻身和进行皮肤护理。
4. 确保老年人可以与护理员随时联系,或有监护人员随时监测其约束情况,以使老年人随时可将不适感告诉护理员。

5. 及时做记录,包括保护具使用原因、时间、每次观察结果、护理措施、最后解除时间等。

三、保护具种类

1. 床档

床档也称为床栏,主要用于预防老年人坠床。常用的床档根据不同的设计,可有多种样式。多功能床档(见图 8—12a)不用时插于床尾,使用时可插入两边床沿。必要时还可垫于老年人背部,用作胸外心脏按压装置。半自动床档(见图 8—12b)可按需升降,先

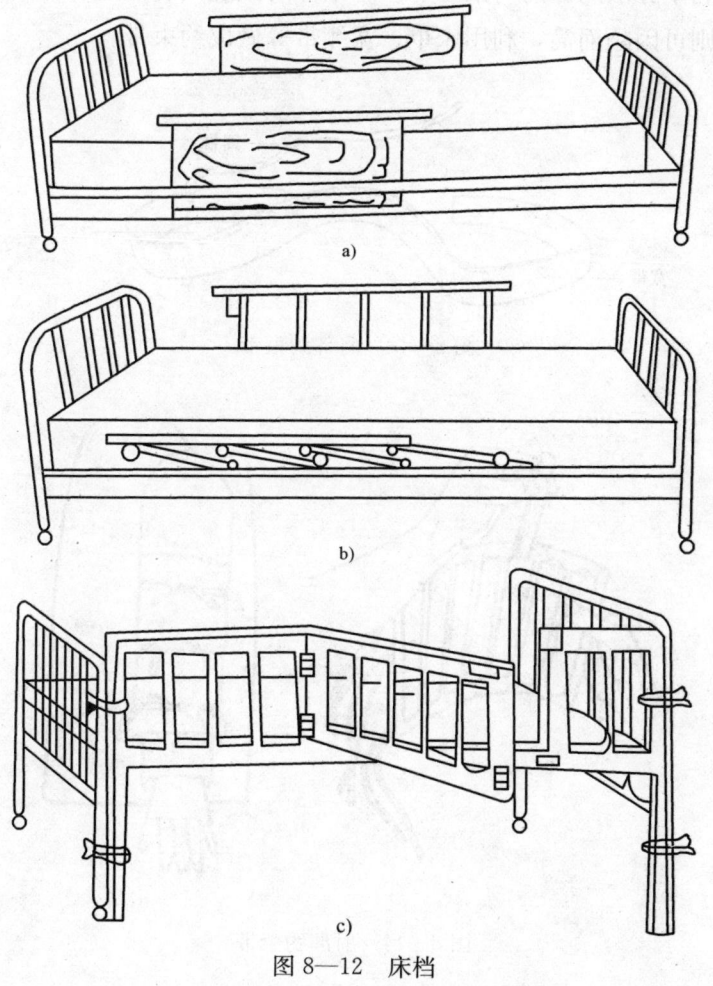

图 8—12 床档
a) 多功能床档 b) 半自动床档 c) 木杆床档

进的只用电钮就可控制。木杆床档（见图8—12c）在使用时需进行稳妥固定，床档中间为活动门，进行治疗或护理时将门打开，平时将门关上。

床档必须两侧同时应用。治疗或护理时，可暂时拆除床档，操作完毕后，应随即将床档安置稳妥，确保老年人安全。

2. 约束带

约束带主要用于保护躁动的老年人，约束失控的肢体活动。根据使用部位的不同，约束带可以分为肩部约束带（见图8—13）、肘部约束带（见图8—14）、肘部保护器（见图8—15）、约束手套（见图8—16）、约束衣（见图8—17）、膝部约束带（见图8—18）等。随着材料和设计的改进，约束带等保护器变得更为简便、实用，如利用尼龙搭扣代替系带，既方便又有利于分散局部的约束压力。有条件的医院或病区配有专用的保护具，而部分病区在急用时则可因陋而简，利用床单、宽绷带等做成约束带。

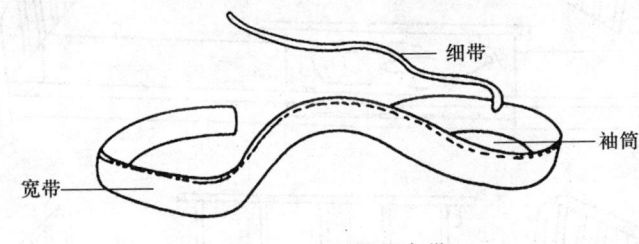

图8—13 肩部约束带

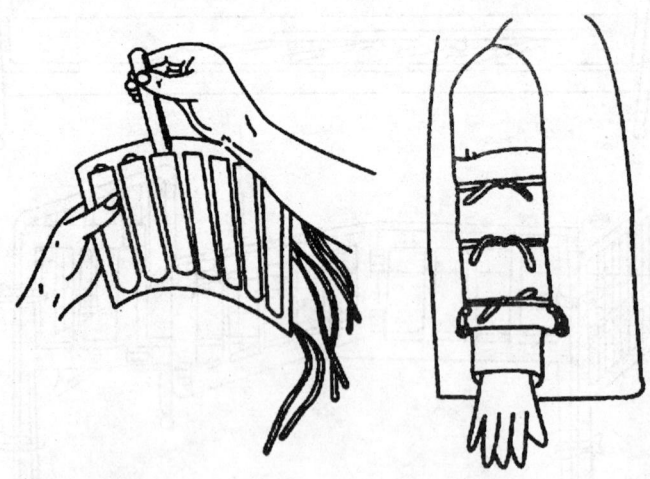

图8—14 肘部约束带

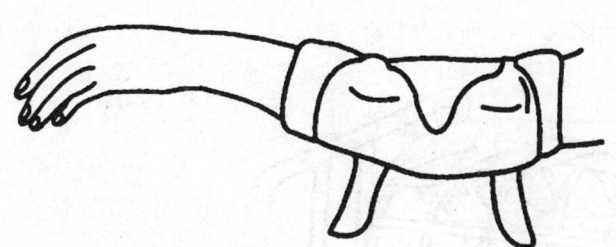
图 8—15 肘部保护器

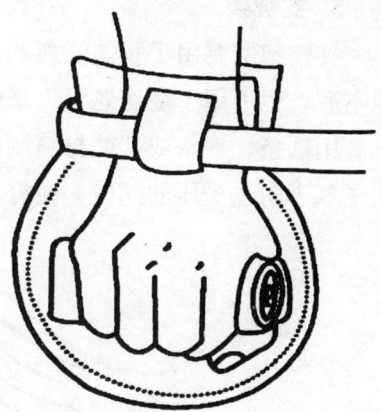
图 8—16 约束手套

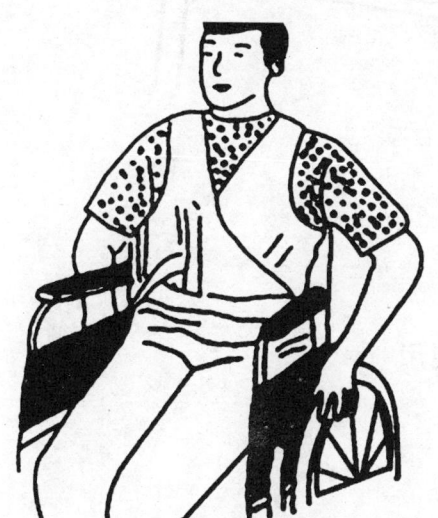
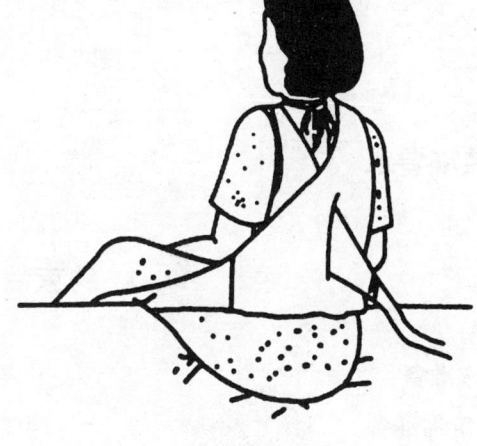
图 8—17 约束衣

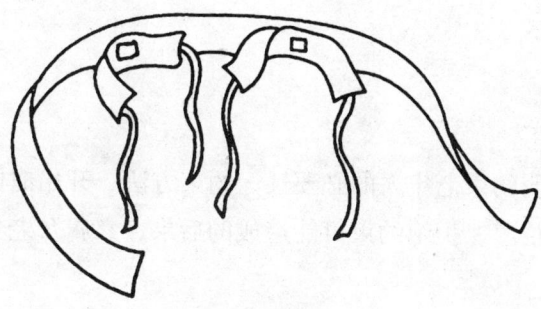
图 8—18 膝部约束带

3. 支被架

支被架主要用于肢体瘫痪的老年人，防止盖被压迫肢体而造成足下垂、足尖压疮或其他不适，也可用于烧伤老年人暴露疗法需保暖时。

用铁条、木条或其他材料制成半圆形带栅栏的架子，其宽度比病床稍窄。使用时，将架子罩于防止受压的部位，盖好盖被，如图 8—19 所示。

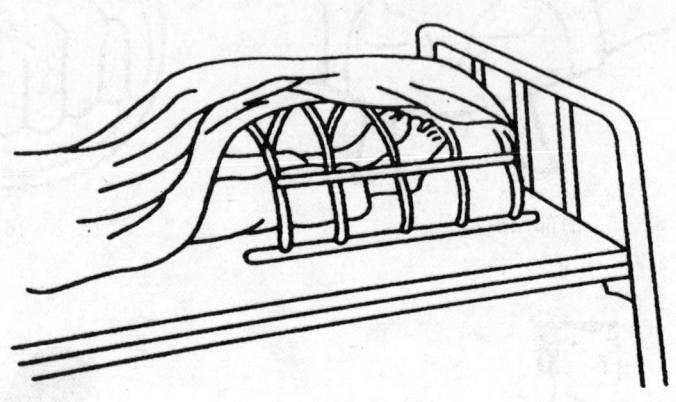

图 8—19　支被架

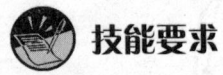 技能要求

约束带使用

操作准备

1. 用物准备

棉垫若干、宽绷带、肩部约束带、膝部约束带、大单。

2. 护理员准备

洗手、戴口罩。

操作步骤

步骤 1　解释说明

向老年人及家属说明约束老年人的必要性、约束方法、开始时间、可能持续时间、约束后可能会出现的意外情况、拒绝约束可能造成的后果、家属及老年人如何配合等，征得老年人家属的同意。

步骤2　实施

（1）宽绷带约束法用于固定手腕和踝部。先用棉垫包裹手腕和踝部，再用宽绷带打成双套结（见图8—20），垫在棉垫外，稍拉紧使之不脱出（见图8—21），松紧度以不影响血液循环为宜，然后将绷带系于床沿。

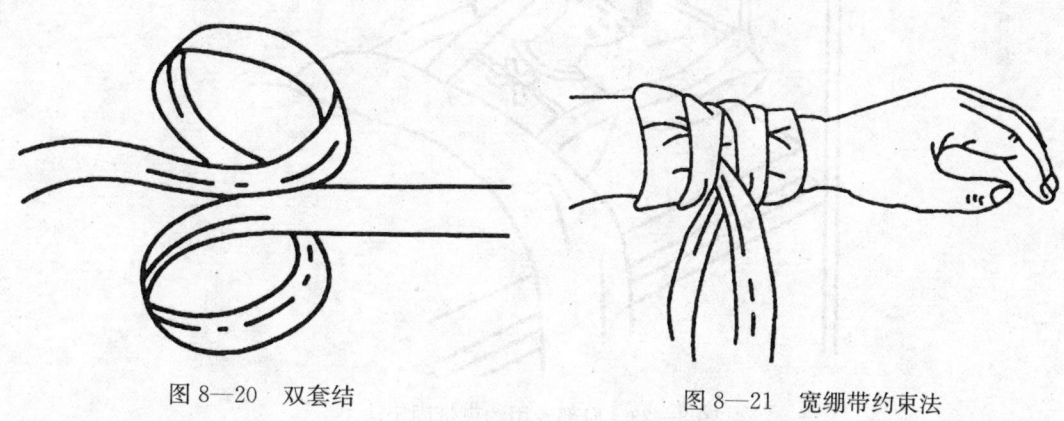

图8—20　双套结　　　　　　　图8—21　宽绷带约束法

（2）肩部约束带用于固定肩部，限制坐起，但不影响翻身。肩部约束带可用大单斜折成长条或用布制成。用大单固定时，枕头横立于床头，斜折成长条的大单放在老年人的肩背部下，将带的两端由腋下经肩前绕至肩后，从横在肩下的单子上穿出，再将两端系于床头横栏上，如图8—22所示。用专用的肩部约束带时，老年人两侧肩部套上袖筒，腋窝衬棉垫，两袖筒上的细带在胸前打结固定，将两条长带子系于床头，如图8—23所示。

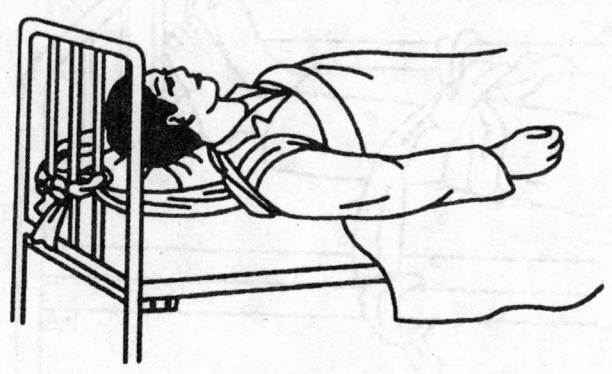

图8—22　肩部大单固定法

（3）膝部约束带用于固定膝部，限制下肢活动。用大单固定时，将大单折成30 cm宽的长条，横放在两膝下，拉着宽带的两端向内侧压盖在膝上，并穿过膝下的横带，拉向外侧使之压住膝部，将两端系于床沿，如图8—24所示。用专用的膝部约束带时，两膝、腘

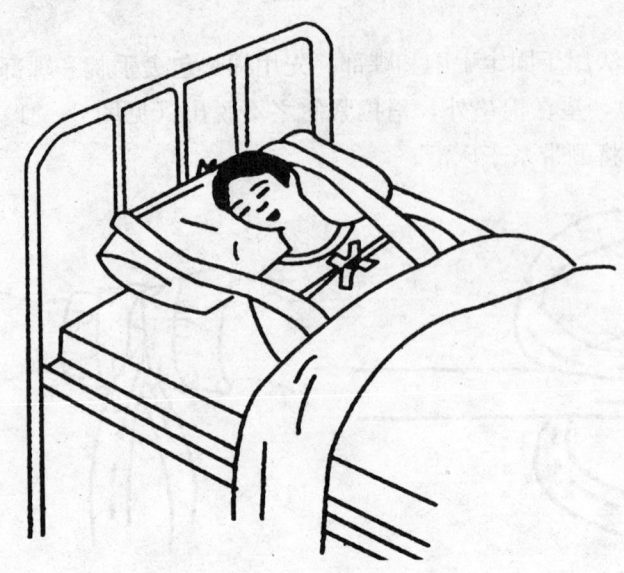

图 8—23 肩部专用约束带固定法

窝衬棉垫,将约束带横放于两膝上,宽带下两头各固定一侧膝关节,再将宽带系于床沿,如图 8—25 所示。

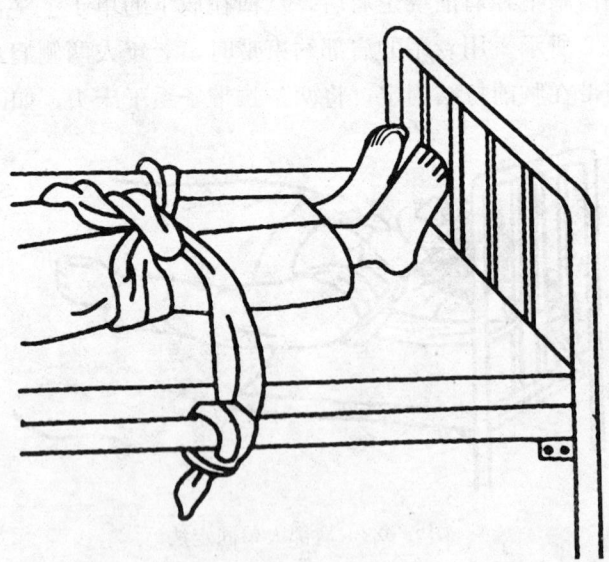

图 8—24 膝部大单固定法

步骤 3 及时记录保护具的使用原因、使用目的、使用时间、每次观察结果、护理措施及解除约束的时间。

体位、移动与安全

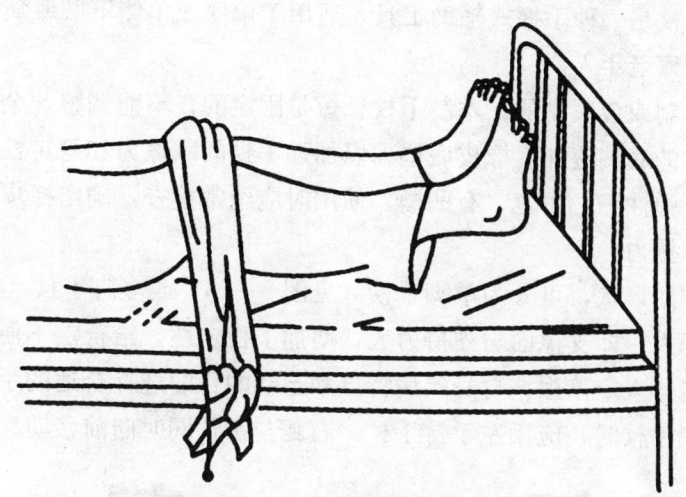

图 8—25　膝部专用约束带固定法

第 5 节　移 动 护 理

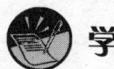 学习目标

- ➢ 了解手杖的使用方法
- ➢ 了解助行器的使用方法
- ➢ 能够熟练使用轮椅护送老年人

 知识要求

老年人的平衡功能下降会影响其稳定度,关节相关疾病使老年人无法承担自身的全部体重,此时可用助行器分担下肢所承受的体重,以减少疼痛或减缓疾病的发展。为了保证老年人正确使用助行器,必须了解助行器的使用方法。

一、手杖的选择和使用要点

1. 手杖的选择

对于行走不便的老年人,可以借助手杖辅助行走,以增加支撑力量,增强稳定性,减少跌倒的风险。手杖是一种手握式辅助工具，适用于偏瘫或单侧下肢瘫痪的老年人，前臂杖和腋杖适用于截瘫老年人。

手杖可以是木制或金属制的。木制手杖长短是固定的，不能调整。金属制手杖可依据身高来调整。手杖的底端应加上橡皮底垫，以加强手杖的摩擦力和稳定性，预防跌倒。橡胶底垫应有吸力、弹性好、面宽、有凹槽。使用时应经常检查，确定橡皮底垫的凹槽能产生足够的吸力和摩擦力。

依据手杖底端的形状，可分为单脚手杖（见图8—26）或多脚手杖（见图8—27）。多脚手杖的基底面积大，即支撑面与支持力大，增加了稳定性，给行走不便的老年人增加了活动的安全性。老年人应该根据自身疾病特点和运动的目的选择合适的手杖。如右侧偏瘫的老年人使用一般手杖时，应用左手持手杖，右腿与手杖同时向前移动。

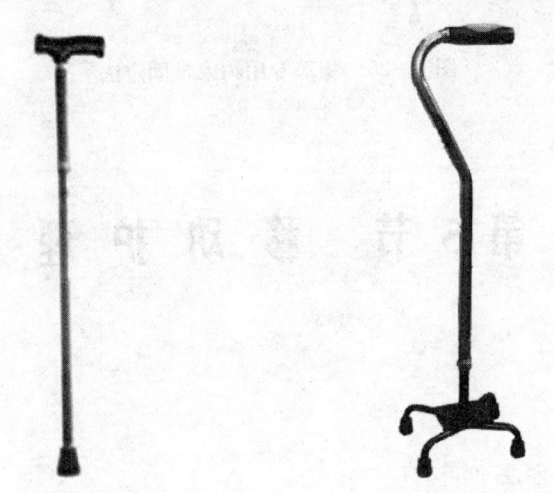

图8—26　单脚手杖　　　　图8—27　多脚手杖

2. 手杖的使用要点

手杖的合适长度需要符合以下要求：肘部在负重时能稍微弯曲；手柄适于抓握，弯曲部与髋部同高，手握手柄时感觉舒适；行走过程向前支撑时，手臂可以伸直。

手杖应该由健侧手握，护理员要协助老年人握住手杖，然后适当地将手杖靠近身体以防止倾斜，手杖前进的同时移动患肢，继而迈出健脚。上楼时，健脚先踏上楼梯，手杖和患肢再跟进。下楼梯时，手杖和患肢先下，健肢再跟进。

二、助行器使用的注意事项

助行器的支撑面积较大，较手杖的稳定性高，多在室内使用。常用的助行器有两种。一种是带轮子的助行器，老年人可推着助行器进行下肢的功能训练或进行日常生活的自理活动，适用于上肢肌力较差，提起助行器有困难，能够助行但容易疲劳的老年人。另一种是不带轱辘的助行器，此种助行器既可帮助老年人直立，又能训练其行走能力。助行器使用时应注意以下几点：

1. 助行器长度的量法与手杖类似，扶手应能让老年人的肘关节弯曲 20°。
2. 助行器的标准用法是老年人轻举助行器，置于身前约 15 cm 处，继而挪动患脚，健脚再跟进。
3. 助行器前移时，要保持背部挺直，不要离助行器太远，要站在中间的框内。
4. 不要坐在不稳固或者过低的椅子上。
5. 如果患腿有石膏或者支具固定伸直位，可以用助行器上下一两格台阶，但是不要上下楼梯。因为楼梯较窄，容易造成助行器支撑不稳而导致摔倒。

三、轮椅使用注意事项

轮椅主要用于护送不能行走的老年人检查、治疗、室外活动等，帮助老年人下床活动，促进血液循环和体力恢复。

1. 使用者必须熟悉使用的轮椅的性能。
2. 使用前要全面检查轮椅的各个部件，以保证安全。
3. 到达目的地后，应先制动轮椅，然后帮助老年人站立或转移至他处，以防轮椅滑脱导致老年人跌伤。
4. 注意安全，进出门或遇到障碍物时，勿用轮椅撞门或障碍物。因为老年人大部分都有骨质疏松症，易受伤。
5. 轮椅使用时，应嘱咐老年人手扶着轮椅扶手，尽量靠后坐，身体勿向前倾或不要自行下车，以免跌倒。必要时可使用约束带固定。
6. 轮椅的前轮较小，在快速行驶时如遇到小障碍物（如小石子、小沟等）易造成轮椅突停而导致轮椅或老年人向前倾翻而伤害老年人，因此推轮椅者一定要小心，必要时可采用后拉的方式（因后轮较大，越障碍的能力较强）。
7. 推轮椅下坡时速度要慢，老年人的头及背应向后靠并抓紧扶手，以免发生意外。
8. 随时注意观察老年人的病情，老年人如有下肢水肿、溃疡或关节疼痛等，可将轮椅脚踏板抬起，垫以软枕。
9. 天气寒冷时要注意保暖，可将毛毯直接铺在轮椅上。还可以用毛毯围在老年人颈部，用别针固定，同时围住两臂，用别针固定在腕部，再将上身围好，脱鞋后用毛毯将两下肢和脚包裹好。
10. 应经常检查轮椅，定时加润滑油，保持轮椅完好备用。

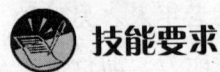 技能要求

协助老年人从床移动到轮椅上

操作准备

1. 用物准备

备好轮椅、毛毯或保暖外出衣（按季节备）。检查轮椅各个部件是否完好，轮椅是否安全可用。将轮椅推至床边，椅背与床尾平齐，面向床头或成45°，翻起踏脚板，拉起车闸以固定车轮，保证轮椅使用安全。

2. 护理对象准备

向老年人做好解释，取得老年人配合。

操作步骤

步骤1 将老年人移至床沿侧，使其双脚垂下，为老年人穿好鞋袜，协助老年人坐起。

步骤2 对于身体虚弱的老年人，坐起后应适应片刻，无特殊情况后方可下地，以免发生体位性低血压。

步骤3 养老护理员将双臂伸入老年人肩下，老年人可以双手十指交叉抱住养老护理员的颈部。养老护理员可用一侧膝盖抵住老年人患侧膝盖，稍微下蹲双腿，协助老年人慢慢下床，并一起转向轮椅。使老年人坐入轮椅。帮助老年人调整位置，尽量往后坐，切勿向前倾斜或自行下车。

步骤4 放下脚踏板，让老年人双脚置于脚踏板上、两手臂放在轮椅扶手上，根据季节采取保暖措施，避免老年人着凉。

步骤5 松闸后推老年人至目的地。在推行过程中，下坡时采用倒车推行法，护理员以八字步慢慢后退，上坡或过门槛时应踩下防翻杆，轻轻翘起前轮，前轮过后再轻推后轮，使老年人的头背部后倾并抓住扶手，以免发生意外。

协助老年人下轮椅

操作准备

1. 用物准备

将轮椅推至床边，椅背与床尾平齐，面向床头，翻起踏脚板，拉起车闸以固定车轮，保证老年人安全。

2. 护理对象准备

向老年人做好解释，取得老年人配合。

操作步骤

步骤1 向老年人解释下车过程，鼓励老年人站立时尽量利用较有力的腿支撑体重。

步骤2 养老护理员站在老年人面前，两腿前后放置并屈膝，让老年人双手放于养老护理员肩上，护理员双手扶住老年人腰部。此时，最好也用膝盖抵住老年人患肢膝部。

步骤3 协助老年人慢慢转向床沿，坐于床边缘，脱去外套及鞋子。

步骤4 协助老年人取舒适卧位，盖好被子。

步骤5 整理好床单位，观察病情。轮椅退回原处放置，必要时作记录。

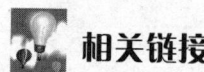 相关链接

智能轮椅

随着社会的发展和人类文明程度的提高，人们（特别是残疾人）越来越需要运用现代高新技术来改善他们的生活质量和生活自由度。因为各种交通事故、天灾人祸和种种疾病，每年均有成千上万的人丧失一种或多种能力（如行走、动手能力等）。因此，对用于帮助残疾人行走的智能轮椅的研究已逐渐成为热点，如西班牙、意大利等国。中国科学院自动化研究所也成功研制了一种具有视觉和口令导航功能并能与人进行语音交互的智能轮椅。

智能轮椅主要有口令识别、语音合成、自定位、动态随机避障、多传感器信息融合、实时自适应导航控制等功能。

智能轮椅关键技术是安全导航问题，采用的基本方法是靠超声波和红外线测距，个别也采用了口令控制。超声波和红外线导航的主要不足在于可探测范围有限，视觉导航可以克服这方面的不足。在智能轮椅中，轮椅的使用者应是整个系统的中心和积极的组成部分。对使用者来说，智能轮椅应具有与人交互的功能。这种交互功能可以很直观地通过人机语音对话来实现。

尽管个别现有的移动轮椅可用简单的口令来控制，但真正具有交互功能的移动机器人和轮椅尚不多见。

资料来源：廖晓辉，沈大中，王东署. 智能轮椅的研究现状与关键技术分析[J]. 制造业自动化，2008，30（4）：1-6

本章测试题

一、单项选择题

1. 在使用轮椅运送病人的过程中，不恰当的做法是（　　）。
   A. 上、下轮椅应先拉起车闸，翻起踏脚板　　B. 运送过程中应随时观察病情
   C. 上坡或过门槛时应翘起前轮　　D. 坐轮椅应重心向前以便于推行

2. 用于限制患者坐起的约束方法是（　　）。
   A. 约束手腕　　B. 约束踝部
   C. 固定肩部　　D. 固定一侧肢体

3. 患者：男、70岁、脑出血。患者神志模糊、躁动不安，为保证患者安全使用约束带，以下注意事项中不正确的是（　　）。
   A. 应维护患者自尊，约束带下应垫衬垫
   B. 使用时应使肢体处于功能位置
   C. 1~2 h观察一次约束部位的血液循环
   D. 定时松开约束带，每2 h松开一次，必要时进行局部按摩

4. 用轮椅运送患者的做法正确的是（　　）。
   A. 轮椅椅背应与床头平齐，面向床尾　　B. 患者上轮椅时不应翻起脚踏板
   C. 患者尽量向前坐，勿向后倾斜　　D. 推轮椅时放下脚踏板

5. 关于支被架的描述错误的是（　　）。
   A. 支被架可用于烧伤患者暴露疗法时保暖
   B. 支被架宽度最好能比床稍宽
   C. 支被架主要用于肢体瘫痪、极度虚弱的患者
   D. 支被架使用的主要目的是防止压迫肢体造成不适和足下垂

6. 使用轮椅搬运老年人，应注意（　　）。
   A. 尽快移动老年人　　B. 尽力拖拉患肢
   C. 使用命令口吻指导老年人配合　　D. 尽可能发挥老年人残存的功能

7. 轮椅安全检查不包括检查（　　）。
   A. 车闸是否灵活　　B. 轮胎气体是否充足
   C. 轮椅的材质　　D. 各部件螺丝固定是否牢靠

8. 老年人助行器作用不包括（   ）。

   A. 支撑体重　　　　B. 保持平衡　　　　C. 强身健体　　　　D. 辅助步行

9. 偏瘫老年人使用手杖时，应以健臂持杖，行走时（   ）如此反复就可前行了。

   A. 手杖前移→手杖支撑体重→健肢前移→健肢支撑体重→患肢前移

   B. 手杖支撑体重→患肢前移→健肢支撑体重→手杖前移→健肢前移

   C. 手杖前移→手杖与健肢支撑体重→患肢前移→重心转至手杖→健肢前移

   D. 手杖支撑体重→健肢前移→患肢前移→健肢支撑体重→手杖前移

10. 拐杖使用中，（   ）是不正确的。

    A. 拐杖高低长度舒适

    B. 行走时，应用力撑着把手

    C. 拐杖与腋窝接触部位要用海面布带缠绕保护，拐杖头用橡皮套安上防滑

    D. 拐杖下端与脚的侧面距离以大于 30 cm 为好

二、判断题

1. 助行器比手杖、拐杖的稳定性要好，大多用于老年人的行走训练。（   ）
2. 老年人坐上轮椅后，应注意检查身体是否有倾斜不稳和扭曲。（   ）
3. 老年人坐上轮椅后，应嘱老年人尽量靠轮椅前坐。（   ）
4. 老年人行走的道路或活动场所一定要有防滑措施。（   ）
5. 搀扶偏瘫老年人时要搀扶其偏瘫侧。（   ）
6. 老年人使用拐杖时，拐杖的高低要反复调整合适。（   ）
7. 助行器比手杖、拐杖的稳定性要好，应尽可能选用它作为助行器材。（   ）
8. 轮椅常用于不能行走，但是可以坐起的患者入院、出院等。（   ）
9. 轮椅还可以帮助患者下床活动，促进血液循环。（   ）
10. 推轮椅时，速度一定要慢，同时注意患者病情变化。（   ）

本章测试题答案

一、单项选择题

1. D　2. C　3. D　4. D　5. B　6. D　7. C　8. C　9. C　10. D

二、判断题

1. √　2. √　3. ×　4. √　5. ×　6. √　7. ×　8. √　9. √　10. √

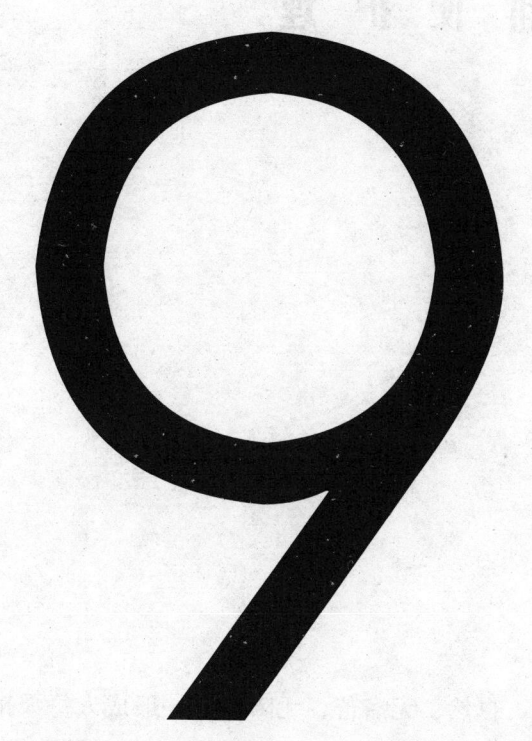

第 9 章

排泄照护

第 1 节　排便护理　/162
第 2 节　排尿护理　/169

第1节 排便护理

学习目标

- 了解正常排便和异常排便
- 熟悉老年人如厕时的注意事项
- 能够熟练给予卧床老年人便器
- 掌握人工取便、开塞露通便的方法
- 能够熟练给便秘老年人进行腹部按摩
- 能够熟练给腹泻老年人进行皮肤护理

知识要求

一、正常粪便

正常情况下，人的排便活动受意识控制，自然、无痛苦、无障碍。一般成人每天排便1～3次，量为100～300 g，腹部无胀气。但许多因素会影响肠的活动，进而导致排便、排气活动异常。

二、异常排便

1. 便秘

便秘是指排便次数每周少于3次，粪便量少，粪便过于干硬难以排出，或者粪便不干硬也难以排出，且排便不畅、困难。便秘的老年人常伴有腹痛、腹胀、消化不良、乏力、食欲不佳、舌苔变厚、头痛、恶心等情况。严重便秘的老年人，在其腹部甚至可以摸到包块状的粪块。引起老年人便秘的常见原因有以下几点：

(1) 排便习惯不良，常抑制便意。

(2) 饮食结构不合理，如蔬菜水果吃得较少。

(3) 饮水量不足。

(4) 长期卧床或缺乏规律性锻炼。

(5) 滥用缓泻剂，如用番泻叶、栓剂、灌肠导致正常排泄反射消失。

（6）不合理地使用某些药物。

（7）疾病的影响，如甲状腺功能减退、低血钙和低血钾等，神经系统功能障碍导致神经冲动传导受阻。

（8）各类直肠、肛门手术。

（9）情绪消沉。

（10）老年人机体功能的老化，肠蠕动减慢、消化酶分泌减少、小肠吸收功能下降、食物在肠道内停留时间过长、大便水分被过多吸收、粪便干燥，肌肉张力下降，排便敏感性降低，排便无力等。

2. 粪便嵌塞

粪便嵌塞指粪便持久滞留堆积在直肠内，坚硬不能排出。粪便嵌塞常见于难以缓解的慢性便秘者。患有粪便嵌塞的老年人的典型表现是少量粪水从肛门渗出，尽管反复有排便冲动，但却不能排出粪便，常伴有食欲差、腹部胀痛、直肠肛门疼痛，十分痛苦。

粪便嵌塞是老年人便秘的主要并发症，常常会导致肠梗阻、结肠溃疡、大便失禁、腹泻等问题，在某些情况下可能会给老年人带来危险，如患有心脏病的老年人在用力排便时可能诱发心绞痛和心肌梗死。

3. 腹泻

腹泻指频繁排出稀薄、不成形的粪便，甚至是水样大便，是消化道消化、吸收和分泌功能紊乱的表现。患有腹泻的老年人常常会表现为腹痛、肠痉挛、疲乏、恶心、呕吐，肠道蠕动加快，有急于排便的需要和难以控制的感觉。引起腹泻的原因有以下几点：

（1）肠道感染或疾病。

（2）饮食不当，如老年人肠道消化功能下降，若食用过多生冷的食物则有可能导致腹泻。

（3）食物过敏。

（4）服用过量泻药。

（5）疾病的因素，如某些内分泌疾病（如甲亢）等。

（6）情绪紧张、焦虑。

4. 大便失禁

大便失禁指粪便及气体不能随意控制，不由自主地流出肛门外。大便失禁的老年人表现为常常会不自主地排出粪便。其原因多为神经肌肉系统的病变或损伤，心理方面多见于情绪失调、精神障碍等。大便失禁时粪便常常会污染内裤，产生异味，影响老年人的自尊、自信，同时可能还会引起肛门周围皮肤的感染、破溃等问题，给老年人带来很大的痛苦，也给家庭的照顾带来很大的负担。

5. 胀气

胀气指肠道内有过量气体积聚，不能排出，肠壁牵张膨胀。正常情况下，胃内的气体可通过口腔打嗝排出，肠道内的气体部分在小肠被吸收，其余通过肛门排出。如果老年人食用过多的产气性食物（如豆制品、牛奶等），或者在吃饭时吞入大量空气，或者由于疾病等原因肠蠕动减少（如肠道梗阻、肠道手术等），则有可能会导致胀气情况的发生。胀气表现为腹胀、痉挛性疼痛、打嗝，严重时可能会导致呼吸困难。

三、老年人如厕的注意事项

1. 防跌倒

及时清除卫生间地面积水，保持地面干燥，防止地面湿滑导致老年人跌倒。必要时可以放置防滑垫，并在便器旁安装扶手。排便时间不宜过长，排便结束起身时要缓慢，防止体位性的低血压。

2. 防意外

对于大便干结的老年人，要给予其充足的排便时间，嘱咐其耐心排便，必要时可给予一定的通便措施，避免过于用力而引起心脑血管意外。老年人排便时，卫生间不要上锁，便于当有意外发生时，养老护理员或者家人可以及时进行处理。

3. 养成良好的排便习惯

老年人要养成定时排便的习惯。一般饭后（特别是早餐后）肠道蠕动较强，容易形成排便反射，有较强的排便冲动。但也不要强行改变老年人原有的排便习惯。

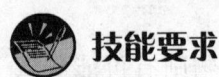 **技能要求**

床上便器的使用

操作准备

1. 用物准备

清洁无破损的便器、卫生纸、一次性尿垫或者废旧报纸、一次性手套。

2. 环境准备

保持环境安静、舒适、安全，关闭门窗，必要时要有屏风或者其他遮布的遮挡以保护老年人的隐私。

3. 护理对象准备

老年人理解、配合床上使用便器。

4. 个人准备

洗手，戴手套。

操作步骤

步骤1　放置便器

（1）协助老年人将裤子脱至膝盖下，两腿屈曲。注意给老年人遮挡和进行保暖。

（2）一手抬起老年人腰骶部，一手将一次性尿垫或者废旧报纸垫于床单上，防止将床单弄脏。

（3）一手抬起老年人腰骶部，一手将便器垫于臀下。便器的扁平部置于老年人的腰骶部，如图9—1所示箭头标记的部位。

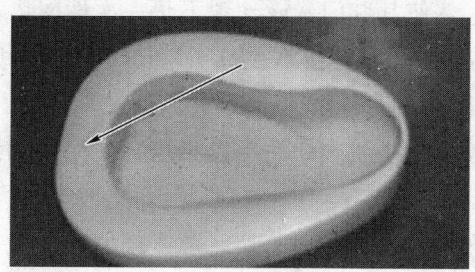

图9—1　便器

步骤2　老年人便后，协助其用卫生纸擦拭肛门。必要时可以用清水清洗。

步骤3　一手托住老年人腰骶部，一手取出便器和一次性尿垫或者废旧报纸。用一次性尿垫或者废旧报纸盖在便器上。

步骤4　帮助老年人穿上裤子，整理床铺，并开窗通风。

步骤5　处理便器，物品放置原处，洗手。

人工取便法

操作准备

1. 用物准备

便器、卫生纸、一次性手套、一次性尿垫、屏风、润滑剂、2%利多卡因等。

2. 环境准备

保持环境安静、舒适、安全，关闭门窗，必要时要有屏风或者其他遮布的遮挡以保护老年人的隐私。

3. 护理对象准备

老年人理解、配合人工取便。

4. 个人准备

洗手，戴口罩。

操作步骤

步骤1　为老年人人工取便

（1）关闭门窗。必要时用屏风或者遮布遮挡。

（2）向老年人解释，取得其理解和配合。

（3）帮助老年人取左侧卧位，双腿屈曲，背向养老护理员。

（4）用毛毯遮盖老年人，使其肛门暴露。臀下垫一次性尿垫，便器放置在床旁。

（5）戴上清洁的手套，在右手食指端倒 1~2 mL 的 2% 利多卡因，插入肛门停留 5 min 后拔出，对肛周皮肤黏膜进行麻醉。

（6）嘱老年人张口呼吸，放松肌肉，右手食指指套上涂以润滑剂轻轻插入肛门，顺着直肠方向进入直肠。

（7）手指轻轻摩擦，碾松粪块，取出粪块，放入便器，如此反复进行。取便过程中注意观察老年人的反应，如发现面色苍白、出汗、疲惫等表现，应暂停休息片刻。

步骤2　取便完毕，清洗且擦干臀部和肛门。脱手套。

步骤3　协助老年人穿好裤子。

步骤4　整理物品，洗手。

开塞露通便法

操作准备

1. 用物准备

开塞露 1~2 支，便器、卫生纸等。

2. 环境准备

温度适宜，关闭门窗，必要时要有屏风或者其他遮布的遮挡以保护老年人的隐私。

3. 护理对象准备

老年人理解、配合使用开塞露。

4. 个人准备

洗手。

操作步骤

步骤1　为老年人开塞露通便

（1）帮老年人取左侧卧位，脱下裤子至膝部，暴露肛口。臀下垫一次性尿垫，便器放在床旁。

（2）取下开塞露塑料囊顶端帽盖，先挤出少许润滑开口处。如开塞露为无盖密封型，用剪刀剪去塑料囊顶端（见图9—2a），剪开处应尽量光滑，无锐角，避免损伤肛门、直肠黏膜。

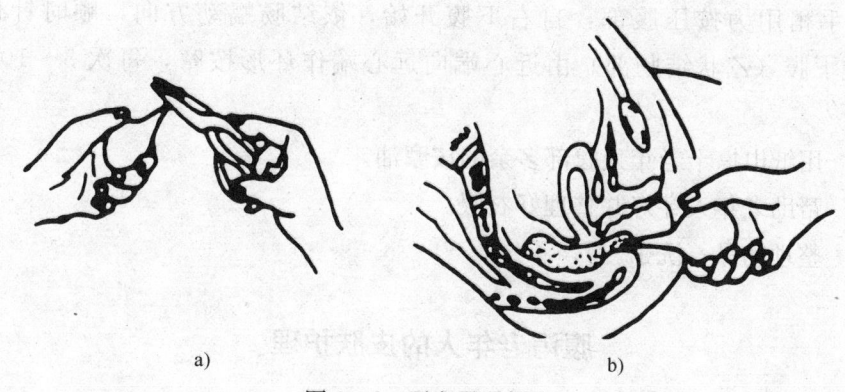

图9—2　开塞露通便法
a）剪开　b）挤入

（3）捏住塑料囊膨大部位，将胶囊颈部轻轻全部插入肛门，将药液全部挤入，如图9—2b所示。

（4）取出塑料囊，包于卫生纸内，嘱患者保留5～10 min后排便。

步骤2　用卫生纸擦拭肛门。

步骤3　帮助老年人穿好并整理好裤子。

步骤4　整理物品，洗手。

便秘老年人的腹部按摩

操作准备

1. 用物准备

按摩油或者润肤露、纸巾。

2. 环境准备

温度适宜，关闭门窗，必要时要有屏风或者其他遮布的遮挡以保护老年人的隐私。

3. 护理对象准备

老年人理解、配合腹部按摩。

4. 个人准备

洗手。

操作步骤

步骤1　为老年人按摩腹部

（1）帮老年人取平卧位，暴露腹部。养老护理员双手涂抹适量按摩油。

（2）右手稍用力按压腹部，自右下腹开始，依结肠蠕动方向，顺时针作环形按摩，或在左下腹（乙状结肠部）由近心端向远心端作环形按摩，每次5～10 min，每日2次。

步骤2　用纸巾擦干老年人腹部多余的按摩油。

步骤3　帮助老年人穿好并整理好衣服。

步骤4　整理物品，洗手。

腹泻老年人的皮肤护理

操作准备

1. 用物准备

温水、软毛巾、一次性尿垫、鞣酸软膏等。

2. 环境准备

温度适宜，关闭门窗，必要时要有屏风或者其他遮布的遮挡以保护老年人的隐私。

3. 护理对象准备

老年人理解、配合皮肤护理。

4. 个人准备

洗手。

操作步骤

步骤1　为老年人进行皮肤护理

（1）关闭门窗。必要时用屏风或者遮布遮挡。

（2）向老年人解释，取得其理解、配合。

（3）帮老年人取侧卧位，暴露肛门，臀下垫一次性尿垫。

（4）每次便后，养老护理员用温水清洗肛门周围皮肤，擦洗时动作要轻柔，以免对皮肤造成损伤。尤其要注意对皮肤褶皱部位的清洗。

（5）用干燥的软毛巾轻轻擦干皮肤上的水迹，皮肤褶皱部位的水迹用软毛巾吸干。

（6）必要时涂抹鞣酸软膏防止肛周皮肤破损。对于已经被粪便刺激发红的肛周皮肤，可以涂抹氧化锌软膏。

步骤2 撤去一次性尿垫，帮助老年人穿好并整理好衣物。

步骤3 整理物品，洗手。

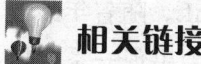

排 便 改 道

排便改道是指因为疾病治疗的需要，将肠道的一部分外置于腹部表面，在腹壁建立暂时性或永久性的人工肠造口（也称人造肛门）以排泄粪便。排便改道分暂时性和永久性两种。暂时性肠造口是指原来肛门保存，建立暂时性的人工造口，使末端的肠道得以恢复，然后安全地施行肠道重接手术，恢复原来肛门的排便功能。永久性肠造口是指原来肛门不可能被保留或已失去功能，建立一个永久性的人工肛门来取代它，陪伴患者终生。

最常见的肠造口有回肠造口和结肠造口，造口的位置决定了粪便的性质。回肠造口的粪便呈液态，并持续地从造口排泄出来，而结肠造口的粪便呈固态。根据不同的造口手术，有的患者能控制造口的粪便，有的则不能。

对排便改道的患者要重点评估造口处粪便流出的频率、粪便的特性、造口处有无红肿和炎症、使用器具的类型、控制造口功能的方式等。

资料来源：姜安丽. 新编护理学基础. 北京：人民卫生出版社，2012：323

第2节 排 尿 护 理

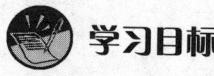

➢ 了解正常排尿和异常排尿

➢ 能够熟练给尿失禁老年人进行皮肤护理

➢ 能够熟练给老年人更换尿布

➢ 能够熟练给留置导尿管的老年人更换集尿袋

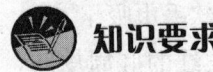
知识要求

一、正常排尿

正常情况下,人的排尿活动受意识控制,自然、无痛苦、无障碍。成人排尿日间3～5次,夜间0～1次,每次尿量为200～400 mL,24 h尿量为1 000～2 000 mL。随着年龄增加,肾脏萎缩、膀胱肌肉萎缩、肌张力下降,老年人泌尿系统功能老化,会出现一系列排尿问题,如对尿液的浓缩功能下降、膀胱内残余尿量增加等。

二、异常排尿

1. 多尿

24 h尿量经常超过2 500 mL者为多尿。多尿的常见原因为:①正常情况下大量饮水;②疾病,如患有糖尿病的老年人排尿增多是其非常典型的症状。此外,随着年龄增加,老年人泌尿系统功能老化、对尿液的浓缩功能下降,夜尿次数增多。

2. 少尿和无尿

成人尿量少于400 mL/24 h或17 mL/h者为少尿;24 h尿量少于100 mL或12 h内无尿者为无尿或尿闭。少尿多见于患有心脏、肾脏、肝脏功能衰竭和休克的人;无尿多见于严重休克和急性肾衰竭的人。

3. 尿潴留

尿液大量存留在膀胱内不能自主排出称为尿潴留。当尿潴留时,膀胱容积可增至3 000～4 000 mL,膀胱高度膨胀,可至脐部。尿潴留的老年人常表现为下腹胀痛、排尿困难。严重者下腹部可见有隆起的囊样包块,按压后疼痛。引起老年人尿潴留的常见原因为:老年男性前列腺肥大或肿瘤压迫尿道,可能会造成排尿受阻,引起尿潴留;外伤、疾病或使用麻醉剂所致骶髓初级排尿中枢活动发生障碍或受到抑制,不能形成排尿反射;各种原因引起的不能用力排尿或不习惯卧床排尿,包括某些心理因素(如焦虑、窘迫)使得排尿不能及时进行;由于尿液存留过多,膀胱过度充盈,致使膀胱收缩无力,造成尿潴留。

4. 尿失禁

排尿失去意识控制或不受意识控制称为尿失禁。尿失禁可分为:

(1)真性尿失禁。真性尿失禁即膀胱稍有一些尿便会不自主地排出,排尿后膀胱处于空虚状态。真性尿失禁常见于外伤等原因导致的与排尿相关的神经或者肌肉损伤的人,如昏迷、截瘫的老年人。

（2）充溢性尿失禁（假性尿失禁）。充溢性尿失禁指膀胱内可储存部分尿液，当膀胱充盈达到一定压力时不自主溢出少量尿液。当膀胱内压力降低时，流尿活动立即停止，但膀胱仍呈胀满状态而不能排空。充溢性尿失禁常见原因为脊髓初级排尿中枢排尿活动受抑制，膀胱充满尿液、内压增高，迫使少量尿液流出。

（3）压力性尿失禁。压力性尿失禁即当咳嗽、打喷嚏或运动时腹肌收缩、腹压升高，不自主地有少量尿液排出。压力性尿失禁的原因为膀胱括约肌张力减低、骨盆底部肌肉及韧带松弛、肥胖等，多见于中老年女性，对其身心健康及社会人际交往有着较大的影响。

5. 膀胱刺激征

膀胱刺激征的主要表现为尿频、尿急、尿痛。单位时间内排尿次数增多，成人排尿次数昼夜大于等于8次、夜间大于等于2次。平均每次尿量小于200 mL时考虑为尿频，是由膀胱炎症等原因引起；突然有强烈尿意，不能控制需立即排尿称尿急；排尿时膀胱区及尿道疼痛为尿痛，为病损区域受刺激所致。有膀胱刺激征时常伴有血尿。

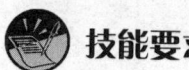

技能要求

尿失禁的皮肤护理

操作准备

1. 用物准备

温水、软毛巾、一次性尿垫、鞣酸软膏等。

2. 环境准备

温度适宜，关闭门窗。必要时要有屏风或者其他遮布遮挡，以保护老年人的隐私。

3. 护理对象准备

老年人理解、配合皮肤护理。

4. 个人准备

洗手。

操作步骤

步骤1 为老年人进行皮肤护理

（1）帮老年人取侧卧位，暴露臀部，臀下垫一次性尿垫。

（2）养老护理员用温水清洗老年人臀部及会阴部皮肤。擦洗时动作要轻柔，以免对皮肤造成损伤。尤其要注意对皮肤褶皱部位的清洗。

（3）用干燥的软毛巾轻轻擦干皮肤上的水迹，皮肤褶皱部位的水迹用软毛巾吸干。也可以采用自然通风法，保持臀部及会阴部皮肤的干燥。勿使用爽身粉，以免堵塞毛孔。

（4）必要时涂抹鞣酸软膏防止臀部皮肤破损。对于已经被尿液刺激发红的肛周皮肤，可以涂抹氧化锌软膏。及时更换尿垫或者纸尿裤等尿失禁防护用品，防止皮肤长期受到尿液的刺激。

步骤2 撤去一次性尿垫，帮助老年人垫上尿垫或者穿上纸尿裤等尿失禁防护用品，穿好并整理好衣服。

步骤3 整理物品，洗手。

纸尿裤的更换方法

操作准备

1. 用物准备

纸尿裤、温水、软毛巾、鞣酸软膏等。

2. 环境准备

温度适宜，关闭门窗。必要时要有屏风或者其他遮布遮挡，以保护老年人的隐私。

3. 护理对象准备

老年人或家人理解、配合更换纸尿裤。

4. 个人准备

洗手。

操作步骤

步骤1 为老年人更换纸尿裤

（1）将纸尿裤摊开后对折拉松，让纸尿裤成凹槽弧形。

（2）打开污湿的纸尿裤腰侧的黏扣。必要时养老护理员用温水清洗老年人臀部及会阴部皮肤，并用软毛巾轻轻擦干皮肤表面水迹，或者采用自然通风法保持皮肤表面干燥。必要时涂抹鞣酸软膏。

（3）帮老年人取侧卧位，从两腿间抽出用过的纸尿裤。

（4）将纸尿裤平铺于床上，然后将纸尿裤穿过胯下，后片对齐脊椎，前片对齐肚脐，调整至前后等高。

（5）整理并摊开纸尿裤后片，包覆于臀部，再将老年人从侧卧位变换为仰卧位。注意纸尿裤尽量要整理平整，避免卧床老年人长期受压引起皮肤的损伤。

(6) 整理并摊开前片，注意保持纸尿裤中部的凹槽弧形，不要刻意拉平。
(7) 先固定两侧下方胶带，微斜向上拉；再贴上方胶带，微斜向下拉。
(8) 向外拉伸腿部立体护围，确认腿部和纸尿裤充分贴合。

步骤2 帮助老年人整理衣物及床铺。

步骤3 整理物品。污染的纸尿裤丢弃在卫生间垃圾桶内，洗手。

集尿袋的更换

操作准备

1. 用物准备

一次性集尿袋1套、棉签和碘伏（或者安尔碘）、血管钳或者夹子、清洁毛巾等。

2. 环境准备

保持环境舒适，停止打扫卫生或者更换床单。

3. 护理对象准备

老年人或家人可以理解、配合更换集尿袋。

4. 个人准备

洗手。

操作步骤

步骤1 帮助老年人更换集尿袋

(1) 在集尿袋与导尿管连接处下方垫上干净毛巾。

(2) 用血管钳或者夹子夹住导尿管。一手拿住导尿管，另一手将集尿袋的引流管一端轻稳地与导尿管分离。养老护理员动作要轻稳，避免将导尿管拔出。注意导尿管口不得接触周围的衣物、被褥，防止导尿管被污染。

(3) 棉签蘸取碘伏或者安尔碘。一手拿住导尿管末端，另一手用消毒棉签消毒导尿管口及周围。注意保持消毒好的导尿管口不被污染。

(4) 打开集尿袋包装，将引流管一端接上导尿管。松开止血钳，观察尿液引流情况。

(5) 将引流管固定在床旁。引流管应留出足够长度，以防止翻身时牵拉使导尿管滑脱。将集尿袋置于低于膀胱高度的位置固定，以防尿液回流引起尿路感染。

步骤2 帮助老年人整理衣物及床铺。

步骤3 整理物品，洗手。

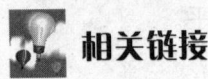 相关链接

留置导尿管的护理

(1) 向患者及其家属解释留置导尿管的护理方法，使其认识到预防泌尿道感染的重要性，并主动参与护理。

(2) 鼓励患者每日摄入足够的液体，使尿量维持在 2 000 mL 以上，达到自然冲洗尿路的目的，以减少尿路感染和结石的发生。

(3) 保持引流通畅，避免导尿管受压、扭曲、堵塞。

(4) 防止泌尿系统逆行感染。保持尿道口清洁，女患者用消毒棉球擦拭外阴及尿道口，男患者用消毒棉球擦拭尿道口、龟头及包皮，1～2 次/天。每周更换集尿袋 1～2 次，若有尿液性状、颜色改变，需及时更换。定时排空集尿袋，并记录尿量。更换导尿管 1 次/周，硅胶导尿管可酌情延长更换周期。

(5) 患者离床活动时，应用胶布将导尿管远端固定在大腿上，集尿袋不得超过膀胱高度，防止尿液逆流。

(6) 采用间歇性夹管方式训练膀胱反射功能。夹闭导尿管，每 3～4 h 放开 1 次，使膀胱定时充盈和排空，促进膀胱功能的恢复。

(7) 倾听患者主诉，并观察尿液。若发现尿液混浊、沉淀、有结晶，应作膀胱冲洗。尿常规检查 1 次/周。

资料来源：姜安丽. 新编护理学基础. 北京：人民卫生出版社，2012：323

 本章测试题

一、单项选择题

1. 解除便秘进行腹部按摩的部位是（　　）。

    A. 由左向右按摩　　B. 由右向左按摩　　C. 肚脐周围按摩　　D. 下腹部按摩

2. 将开塞露挤尽后应（　　）。

    A. 让患者立即排便　　　　　　　　B. 让患者忍耐 2 min 后排便

    C. 尽量让患者忍耐 5～10 min　　　D. 以上均可以

3. 腹泻引起肛门周围皮肤发红疼痛，不恰当的护理措施是（　　）。
   A. 使用抗生素　　　　　　　　B. 每次便后温水清洁局部
   C. 用软毛巾吸干局部　　　　　D. 局部涂鞣酸软膏
4. 尿失禁老年人的护理应注意（　　）。
   A. 控制饮水　　　　　　　　　B. 常规留置导尿管
   C. 保持局部皮肤干燥清洁　　　D. 控制饮食
5. 为老年人更换集尿袋应注意（　　）。
   A. 集尿袋的高度应与床栏平齐　B. 集尿袋的高度应低于膀胱
   C. 集尿袋的高度应和膀胱平齐　D. 集尿袋的高度应高于床面

二、判断题
1. 老年人活动过少容易导致便秘。　　　　　　　　　　　　　　（　　）
2. 便秘老年人应定时使用开塞露。　　　　　　　　　　　　　　（　　）
3. 使用开塞露前应挤出少量液体润滑开塞露头端部。　　　　　　（　　）
4. 腹泻引起的肛周皮肤破损应常规使用抗生素。　　　　　　　　（　　）
5. 卧床者应将集尿袋妥善固定，并低于膀胱的高度，但不低于床沿。（　　）

本章测试题答案

一、单项选择题
1. B　2. C　3. A　4. C　5. B
二、判断题
1. √　2. ×　3. √　4. ×　5. ×

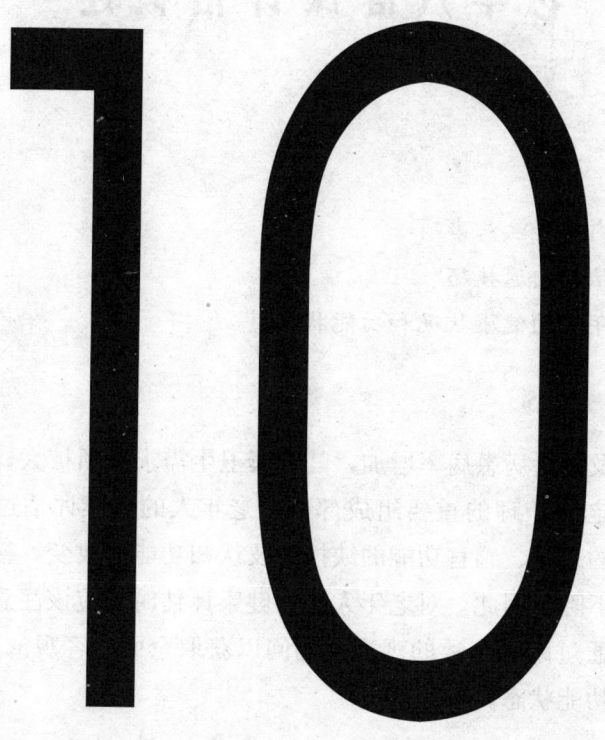

第 10 章

健 康 评 估

第1节　老年人健康评估概述　/178
第2节　呼吸的评估与护理　/184
第3节　脉搏测量　/190
第4节　血压测量　/195
第5节　体温测量　/200
第6节　血糖监测　/207

第1节 老年人健康评估概述

 学习目标

- 掌握老年人健康评估的内容和注意事项
- 掌握老年人躯体健康评估和沟通技巧
- 能够正确判断、分析老年人的健康状况和功能状况

 知识要求

老年人各种生理功能衰退及慢性病患病率增加,其健康卫生需求不断扩大,对老年人进行健康水平的评估,已成为老年护理的重要组成部分。老年人的健康评估过程同成年人,但是由于老年人生理功能的衰退、感官功能的缺损以及认知功能的改变,接受信息和沟通的能力均会有不同程度的下降。因此,对老年人进行健康评估时,应该注意正确应用语言和非语言性的沟通技巧,通过耐心细致的观察、询问以获取全面、客观的评估资料,准确判断老年人的健康状况和功能状态。

一、老年人健康评估的原则与注意事项

老年人健康评估的内容包括身体、心理健康状况、社会角色功能等方面。养老护理员通过交谈、观察(视、听、嗅、触等多种感官)对老年人进行健康功能评估,可以全面反映其健康状况,是实现协同护士完成老年个体化优质护理的前提。

1. 老年人健康评估的原则

老年人由于机体老化和患各种慢性疾病比例较高等特点,在对其进行健康评估的过程中,应该根据老年人的特点,遵循以下评估原则:

(1)了解老年人身心变化特点。养老护理员要了解老年人生理和病理性改变的特点,全面、客观地收集老年人的健康资料。老年人心理变化有以下特点:

1)身心变化不同步,心理发展具有潜能和可塑性,个体差异性大。

2)在智力方面,由于反应速度减慢,记忆力随之变慢或下降。

3)在思维方面,个体差异较大。

4)在特性或个性方面,会出现由于孤独、任性、把握不住现状而产生怀旧、焦虑和

烦躁。

(2) 注意疾病非典型表现。老年人感受性降低，加之常并发多种疾病，因而发病后往往没有典型的症状和体征，称为非典型性临床表现。例如，老年人肺炎时常无症状，或仅表现出食欲差、全身无力、脱水或突然意识障碍，而无呼吸系统的症状。阑尾炎导致肠穿孔的老年人，临床表现可能没有明显的腹膜炎体征或仅主诉轻微疼痛。由于这种非典型表现的特点，给老年人疾病的诊治带来了一定的困难，容易疏忽。

2. 老年人健康评估的注意事项

在老年人健康评估的过程中，结合老年人身心变化的特点，养老护理员应注意以下事项：

(1) 提供适宜的环境，注意保暖，以22～24℃为宜。老年人视力下降，评估时应避免对老年人的直接光线照射。老年人听力下降，环境尽可能要安静、无干扰。应注意保护老年人的隐私。

(2) 避免过度劳累，巧妙安排时间

1) 养老护理员应根据老年人的具体情况，分次进行健康评估，让其有充足的时间回忆往昔。

2) 避免老年人疲惫，以获得详尽的健康史。

(3) 选择适当的方法。对老年人进行躯体评估时，应根据评估的要求，选择合适的体位，在全面评估的基础上，重点检查易发生皮损的部位。

1) 对有移动障碍的老年人，可取合适的体位。

2) 有些老年人部分触觉功能消失，应注意不要损伤老年人。

3) 检查口腔和耳部时，有活动性义齿及助听器的应先取下。

(4) 运用沟通的技巧

1) 尊重、关心、体贴老年人。

2) 语速慢、语音清，使老年人容易懂。

3) 近距离、耐心听。

4) 注意非语言交流。

5) 必要时可由家属提供资料。

(5) 获取客观的资料。对老年人进行健康评估时，应在细致全面收集资料的基础上，进行客观准确的判断分析，避免因为养老护理员的主观判断引起偏差。

二、老年人躯体评估的主要项目

养老护理员通过对老年人细致的观察可以更好地了解其身体状况。对老年人进行身体健康状况评估时，除了生理功能以及疾病本身外，还要对其日常生活能力进行评估。

1. 健康史

老年人的健康史是指老年人过去和现在的健康状况、老年人对自身健康的认识、日常生活和社会活动能力等方面的资料。

(1) 基本情况。基本情况包括老年人的姓名、职业、籍贯、文化程度、宗教信仰、家庭成员、联系方式等。

(2) 健康状况

1) 既往的健康状况。既往的健康状况包括既往疾病，食物、药物等过敏史，参与日常生活活动和社会活动的能力。

2) 目前的健康状况。目前的健康状况是指目前有无不适（头痛、胸闷、气急、疼痛不适等）。

3) 疾病发生后，其主要症状有无加重等情况。

4) 过去参与日常生活和社会活动的能力。

2. 全面检查

检查时，养老护理员按要求协助老年人选择适宜的舒适体位，采用视诊、触诊等方法，了解其身体健康状况。

(1) 全身状态

1) 营养状态。通过老年人的体型（胖瘦）了解其营养状况，向陪同者及老年人本人了解老年人的饮食习惯、食物的性状。

2) 生命体征

①体温。用体温表测量评估老年人的体温。

②呼吸。评估呼吸时应注意呼吸的形态、节律以及有无呼吸困难。

3) 智力、意识状态。通过与老年人及其陪同者的交谈，评估老年人的意识及智力状况（老年人神志清或不清；能准确对答或不能准确对答）。

4) 体位、步态。疾病常可使体位发生改变，如心、肺功能不全的老年患者可出现强迫坐位。步态的类型对疾病诊断有一定帮助，如慌张步态见于帕金森病、醉酒步态见于小脑病变。

(2) 皮肤。评估的内容包括老年人皮肤的颜色、温度、湿度，皮肤的完整性与特殊感觉。卧床不起的老年人应重点检查易发生破损的部位，观察有无压疮发生，如图10—1、图10—2所示。由于老年人的皮肤干燥、皱纹多、缺乏弹性、没有光泽，因此应注意观察有无皮损状况。

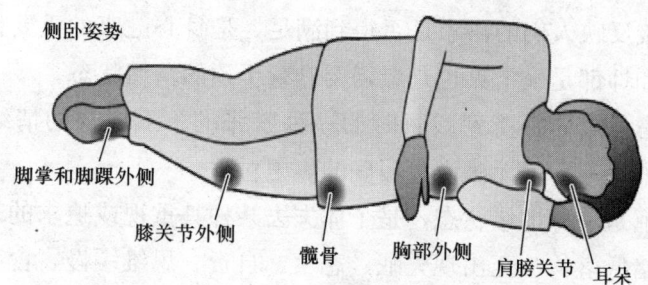

图 10—1 侧卧位易发生压疮部位

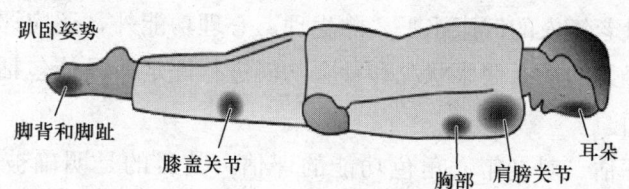

图 10—2 俯卧位易发生压疮部位

三、老年人功能状态评估

功能状态主要是指老年人处理日常生活的能力，其完好与否影响着老年人的生活质量。养老护理员要定期对老年人的功能状态进行客观评估。这是老年护理的良好开端，对维持和促进老年人独立生活能力、提高其生活质量，具有重要的指导作用。

老年人的功能状态受年龄、视力、躯体疾病、运动功能、情绪等因素的影响，评估时要结合其机体健康、心理健康及社会健康状态进行全面衡量和考虑。

日常生活能力是老年人最基本的自理能力，是老年人自我照顾、日常生活的能力，如衣（穿脱衣、鞋、帽、修饰打扮）、食（进餐）、行（行走、变换体位、上下楼）、个人卫生（洗漱、沐浴、如厕、控制大小便）。这一层次的功能受限，将影响老年人基本生活需要的满足。通过评估，可以了解老年人的功能状态。日常生活能力也是评估老年人是否需要补偿服务的指标。

四、老年人心理健康和社会状况评估

1. 老年人心理健康状况评估

进入老年期，在应对各种生活事件的过程中，老年人常有一些特殊的心理活动，表现出老年期特有的个性心理。老年人的心理健康状况直接影响其躯体健康和社会功能状态。老年人的心理健康状态常从情绪和情感、认知能力、压力与应对等方面进行评估。

情绪和情感直接反映人们的需求是否得到满足,是身心健康的重要标志。老年人的情绪纷繁复杂,焦虑和抑郁是最常见也是最需要进行干预的情绪状态。

(1) 焦虑。焦虑是个体感受到威胁时的一种紧张的、不愉快的情绪状态,表现为紧张、不安、急躁、失眠等,但无法说出明确的焦虑对象。

(2) 抑郁。抑郁是一种情绪状态,是个体失去某种其重视或追求的东西时产生的情绪状态,其特征是情绪低落,甚至出现失眠、悲哀、自责、思维缓慢、食欲减退等表现。

通过询问、观察、综合判断老年人有无焦虑、抑郁等情绪存在。

2. 老年人社会状况评估

全面认识和衡量老年人的健康水平,除生理、心理功能外,还应评估其社会状况。社会状况评估应对老年人的社会健康状况和社会功能进行评定,具体包括角色功能、文化背景、家庭状况等方面。

(1) 角色功能评估。对老年人角色功能的评估,其目的是明确被评估者对角色的感知,对承担的角色是否满意,有无角色适应不良等情况,以便及时采取干预措施,避免角色功能障碍给老年人带来的生理和心理两方面的不良影响。

1) 角色的含义

①角色。角色又称社会角色,是社会对个体或群体在特定场合下职能的划分,代表了个体或群体在社会中的地位及社会期望表现出的符合其地位的行为。老年人一生中经历了多重角色的转变,从婴儿到青年、中年直至老年,从学生到踏上工作岗位直至退休,从儿子或女儿到父母亲直至祖父母等,其适应能力对其角色功能起着相当重要的作用。

②角色功能。角色功能指从事正常角色活动的能力,包括正式的工作、社会活动、家务活动等,老年人由于老化及某些功能的退化而使这种能力下降。个体对老年角色的适应程度与性别、个性、文化背景、家庭背景、社会地位、经济状况等因素有关。

2) 角色功能的评估。老年人角色功能的评估,可以通过交谈、观察两种方法收集资料。评估的内容包括:

①角色的承担

a. 一般角色。了解老年人过去的职业,离退休年份和现在的工作状况,有助于防范由于退休所带来的不良影响,也可以确定目前角色是否适应。评估角色的承担情况,可询问最近一周内做了什么事情,哪些事情占去了大部分时间,对他而言什么事情是重要的、什么事情很困难等。

b. 家庭角色。老年人离开工作岗位后,家庭成了主要的生活场所,并且大部分家庭有了第三代,老年人由父母地位上升到了祖父母的地位,家庭角色增加,常常担当照料第三代的任务。此外,老年期又是丧偶的主要阶段,若老伴去世,则要失去一些角色。

　　c. 社会角色。社会关系形态的评估，可提供有关自我概念和社会支持资源的信息。收集老年人每日活动的资料，对其社会关系形态进行分析评价，如果被评估者对每日活动不能明确表述，提示社会角色的缺失或是不能融入社会活动中去。无法明确其社会角色的反应也可提示有认识或其他精神障碍。

　　②角色的认知。询问老年人对自己角色的感知和别人对其所承担的角色的期望，以及老年期对其生活方式、人际关系方面的影响。同时，还应询问别人对其角色期望是否认同。

　　③角色的适应。询问老年人对自己承担的角色是否满意以及与自己的角色期望是否相符，观察有无角色适应不良的身心行为反应，如头痛、头晕、疲乏、睡眠障碍、焦虑、抑郁、忽略自己和疾病等。

　　(2) 文化背景评估。文化背景评估的目的是了解老年人的文化差异，为制定符合老年人文化背景个体化的护理措施提供依据。老年人文化背景评估的主要内容包括价值观、信念和信仰、习俗等。这些因素与健康密切相关，决定着人们对健康、疾病、老化和死亡的看法及信念。老年人文化的评估基本同成年人一致，但应该注意的是，老年人一旦住院容易发生文化休克，应结合观察进行询问。如果老年人独居，应详细询问是否有亲近的朋友、家属。

　　上面提到的文化休克是指人们生活在陌生的文化环境中所产生的迷惑与失落的经历。有着如下的分期和表现：

　　陌生期：刚入院的迷茫；觉醒期：表现最突出，有失眠、食欲下降、焦虑、恐惧、沮丧、绝望等；适应期：从心理、生理、精神上逐渐适应的。

　　(3) 家庭状况评估。家庭状况评估的目的是了解老年人家庭对其健康的影响，以便制定有益于老年人疾病恢复和健康促进的护理措施。家庭状况评估的内容主要包括家庭成员基本资料、家庭类型与结构、家庭成员的关系、家庭功能与资源、家庭压力等方面。可询问：您有几个子女？他们经常来看您吗？子女都是做什么工作的？您之前的生活是由谁来照顾的？

五、老年人生活质量评估

　　生活质量是指不同文化和价值体系中的个体对其生存目标、期望、标准及所有关心的事情相关生存的感受。

　　老年人生活质量评估，包括以下 4 个方面。

1. 身体健康

（1）疾病症状。有无疼痛（明显疼痛、偶尔有疼痛、经常有疼痛）。

（2）慢性疾病。有无慢性疾病（有无慢性疾病、是否影响生活）。

（3）畸形残疾。有无畸形、残疾（影响生活能力）。

（4）日常生活功能。是否需要照顾者及家属的帮助。

2. 心理健康

（1）情绪、性格（情绪稳定、情绪紧张、情绪焦虑）。

（2）智力（思维能力、记忆力好或下降）。

（3）生活满意度（夫妻、子女、生活条件都基本满意或不满意，自感孤独）。

3. 社会适应

（1）人际关系（夫妻、子女、亲戚朋友之间关系融洽或来往少，孤独）。

（2）社会活动（有社交活动或生活孤独）。

4. 环境适应

（1）生活方式（抽烟、酗酒或无不良嗜好）。

（2）环境条件（居住环境生活、医疗保障都很完善或不完善造成生活困难）。

第2节 呼吸的评估与护理

 学习目标

➢ 能正确叙述正常呼吸

➢ 能分辨异常呼吸

➢ 能简单描述呼吸增快、呼吸减慢、深度呼吸、潮式呼吸、间断呼吸

➢ 能协助老年人有效排痰

 知识要求

一、正常呼吸

呼吸的全过程由三个互相关联的环节组成。

1. 外呼吸

外呼吸即肺呼吸，是指外界环境与血液在肺部进行的气体交换，包括肺通气和肺换气两个过程。

2. 气体运输

通过血液循环将氧由肺运送到组织细胞，同时将二氧化碳由组织运送至肺。

3. 内呼吸

内呼吸即组织换气，指血液与组织、细胞之间的气体交换。交换方式同肺换气，交换的结果是使动脉血变成静脉血，体循环毛细血管中的血液不断地从组织中获得二氧化碳，释放出氧气。

二、异常呼吸

1. 异常呼吸的评估

（1）频率异常

1）呼吸过快也称气促，指呼吸频率超过24次/min，见于发热、疼痛、甲状腺功能亢进等。

2）呼吸过慢，指呼吸频率低于12次/min，见于颅内压增高、巴比妥类药物中毒等。

（2）深度异常

1）深度呼吸又称库斯摩呼吸，指一种深而规则的大呼吸，见于糖尿病酮症酸中毒、尿毒症酸中毒等，以便机体排出较多的二氧化碳，调节血中的酸碱平衡。

2）浅快呼吸是一种浅表而不规则的呼吸，有时呈叹息样，可见于呼吸肌麻痹、某些肺与胸膜疾病，也可见于濒死的老年人。

（3）节律异常（见图10—3）

1）潮式呼吸又称陈—施氏呼吸，是一种呼吸由浅慢逐渐变为深快，然后再由深快转为浅慢，再经一段呼吸暂停（5~20 s）后，又开始重复以上过程的周期性变化，其形态犹如潮水起伏。

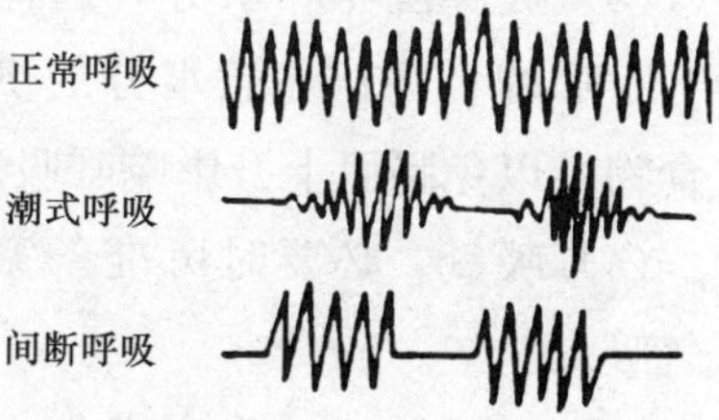

2）间断呼吸又称毕奥呼吸，表现为有规律的呼吸几次后突然停止呼吸，间隔短时间后又开始呼吸，如此反复交替，即呼吸和呼吸暂停现象交替出现。间断呼吸比潮式呼吸更为严重，预后更为不良，常在临终前发生。

图10—3　正常呼吸与异常呼吸的形态及特点

（4）声音异常

1）蝉鸣样呼吸表现为吸气时产生一种极高的似蝉鸣样音响，常见于喉头水肿、喉头异物等。

2) 鼾声呼吸表现为呼吸时发出一种粗大的鼾声,由于气管或支气管内有较多的分泌物积蓄所致,多见于昏迷的老年人。

(5) 呼吸困难。呼吸困难是一个常见的症状及体征,老年人主观上感到空气不足,客观上表现为呼吸费力,可出现发绀、鼻翼扇动、端坐呼吸、辅助呼吸肌参与呼吸活动,造成呼吸频率、深度、节律的异常,临床上可分为:

1) 吸气性呼吸困难。其特点是吸气显著困难,吸气时间延长,有明显的三凹征(吸气时胸骨上窝、锁骨上窝、肋间隙出现凹陷,见图10—4),常见于气管阻塞、气管异物、喉头水肿等。

2) 呼气性呼吸困难。其特点是呼气费力,呼气时间延长,由下呼吸道部分梗阻、气流呼出不畅所致,常见于支气管哮喘、阻塞性肺气肿。

3) 混合性呼吸困难。其特点是吸气、呼气均感费力,呼吸频率增加,常见于重症肺炎、广泛性肺纤维化、大面积肺不张、大量胸腔积液等。

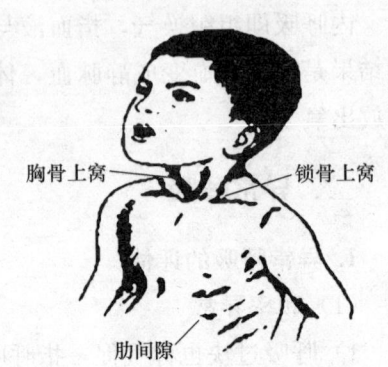

图10—4 吸气性呼吸困难三凹征

2. 异常呼吸的护理

(1) 提供舒适环境。环境整洁、安静、舒适,室内空气流通、清新,温度、湿度适宜,有利于老年人放松和休息。

(2) 加强观察。观察呼吸的频率、深度、节律、声音、形态有无异常;观察有无咳嗽、咳痰、咯血、发绀、呼吸困难及胸痛表现;观察药物的治疗效果和不良反应。

(3) 提供营养和水分。选择营养丰富、易于咀嚼和吞咽的食物;注意水分的供给;避免过饱及产气食物,以免膈肌上升影响呼吸。

(4) 吸氧。必要时可准备家庭用制氧机,给予氧气吸入。

(5) 心理护理。稳定老年人情绪,使老年人保持良好心态。

(6) 健康教育。应戒烟限酒,减少对呼吸道黏膜的刺激;培养良好的生活方式;教会老年人呼吸训练的方法,如吹笛样呼吸(缩唇呼吸)(见图10—5)、腹式呼吸(见图10—6)等。

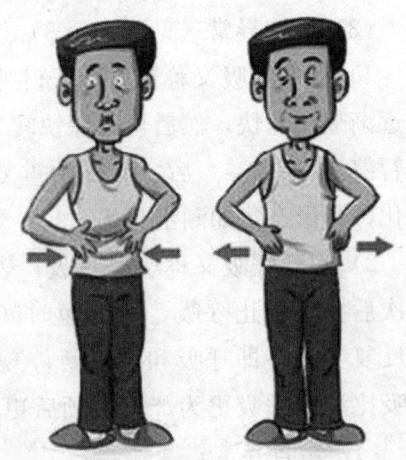

图10—5 吹笛样呼吸

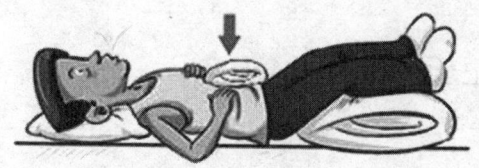

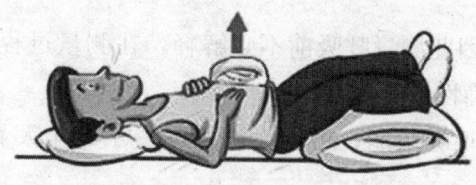

图 10—6 腹式呼吸

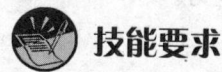

呼 吸 测 量

操作准备

1. 用物准备

治疗盘内备表（有秒针）、记录本、笔，必要时备棉花。

2. 环境准备

室温适宜、光线充足、环境安静。

3. 护理对象准备

体位舒适。

4. 个人准备

洗手。

操作步骤

步骤1 测量

（1）方法。养老护理员将手放在老年人的诊脉部位似诊脉状，眼睛观察老年人胸部或腹部的起伏。

（2）观察呼吸频率（一起一伏为一次呼吸）、深度、节律、音响、形态及有无呼吸困难。

（3）计数。正常呼吸者测 30 s，乘以 2；异常呼吸者应测 1 min。

步骤2 记录

将所测呼吸值记录在记录本上。

步骤3 洗手

操作完成后洗净双手。

注意事项

1. 呼吸受意识控制,因此测量呼吸前不必解释,在测量过程中不要让护理对象察觉,以免紧张而影响测量的准确性。

2. 病情危重的老年人呼吸微弱,可用少许棉花置于老年人鼻孔前,观察棉花被吹动的次数,计时应为 1 min。

3. 向老年人及家属解释呼吸监测的重要性,并学会正确测量呼吸的方法。

4. 指导护理对象精神放松,并使护理对象具有识别异常呼吸的判断能力。

5. 教会护理对象对异常呼吸进行自我护理。

协 助 咳 痰

拍背排痰指用手叩打胸背部,借助振动使分泌物松脱而排出体外,适用于长期卧床、久病体弱、排痰无力的老年人。

操作准备

1. 用物准备

必要时备纸巾。

2. 环境准备

室温适宜、光线充足、环境安静。

3. 护理对象准备

老年人体位舒适。评估老年人的病情、意识、治疗情况,以及心理状态和合作程度。

4. 个人准备

洗手。

操作步骤

步骤1 摆体位

帮助老年人取坐位或侧卧位。

步骤2 叩击

养老护理员将手固定成背隆掌空状(见图10—7),即手背隆起、手掌中空、手指弯曲、拇指紧靠食指,有节奏地从

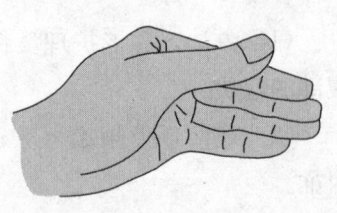

图10—7 拍背手法

肺底自下而上、由外向内轻轻叩打，边叩边鼓励老年人咳嗽。注意不可叩击在裸露皮肤、肋骨上下、脊柱、乳房等部位，还要避开纽扣等位置。

步骤3　观察记录

观察老年人排痰情况，以及痰的色泽、性质，并记录。

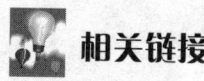相关链接

有效咳嗽

咳嗽是一种防御性呼吸反射，可排出呼吸道内的异物、分泌物，具有清洁、保护和维护呼吸道通畅的作用，适用于神志清醒尚能咳嗽的老年人。养老护理员应对老年人进行指导，帮助老年人学会有效咳嗽的方法。促进有效咳嗽的主要措施如下：

（1）改变老年人姿势，使分泌物流入大气道内便于咳出。

（2）鼓励老年人做缩唇呼吸，即鼻吸气，口缩唇呼气，以引发咳嗽反射，如图10—8所示。

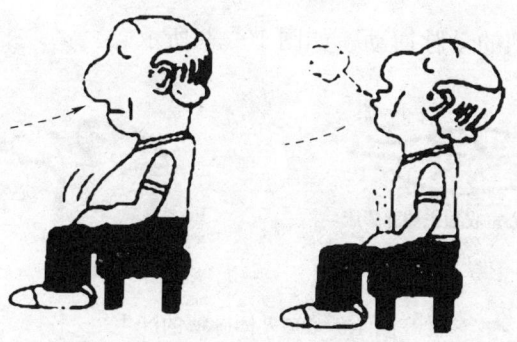

图10—8　有效咳嗽

（3）在病情许可的情况下，增加老年人的活动量，有利于痰液的松动。

（4）双手稳定地按压胸壁下侧，提供一个坚实的力量，有助于咳嗽。

有效咳嗽的步骤为：老年人取坐位或半卧位，屈膝，上身前倾，双手抱膝或在胸部和膝盖上置一个枕头并用两肋夹紧，深吸气后屏气3 s（有伤口者，养老护理员应将双手压在切口的两侧），然后老年人腹肌用力，双手抓紧支持物（脚和枕），用力做爆破性咳嗽，将痰液咳出。

第3节 脉搏测量

  学习目标

> 熟练掌握脉搏的定义、生理变化、正常值范围
> 熟练掌握各种异常脉率的特征及处理方法
> 熟练掌握各种脉率的脉搏测量方法、测量时的注意事项

  知识要求

一、脉搏的定义及正常值

1. 脉搏的定义

脉搏为体表可触摸到的动脉搏动,如图10—9所示。

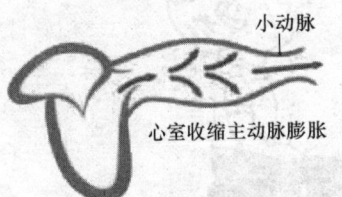
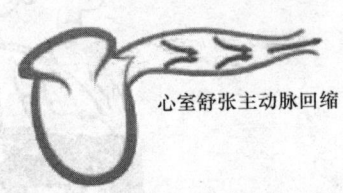

图10—9 人体脉搏的产生

2. 常用诊脉部位

凡身体浅表靠近骨骼的动脉,均可用以测量脉搏,如图10—10所示。常用的诊脉部位是桡动脉,其次是颞动脉、颈动脉、肱动脉、腘动脉、足背动脉、胫骨后动脉、股动脉等。

3. 测量方法

诊脉者以食指、中指、无名指(三指并拢)指端轻按于动脉处,压力的大小以清楚触到搏动为宜,一般老年人计数半分钟,并将所测得数值乘以2即为每分钟的脉搏数,如图10—11所示。

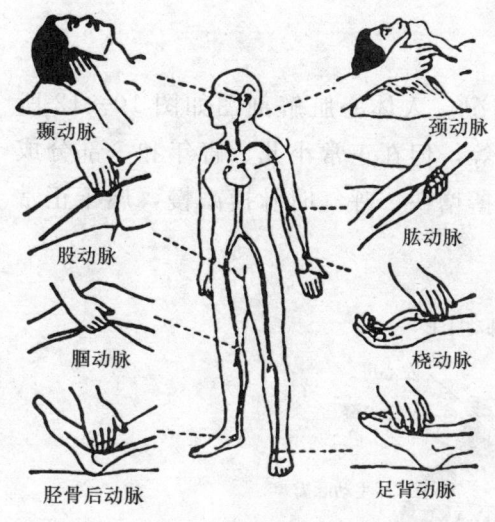

图 10—10　常用诊脉部位

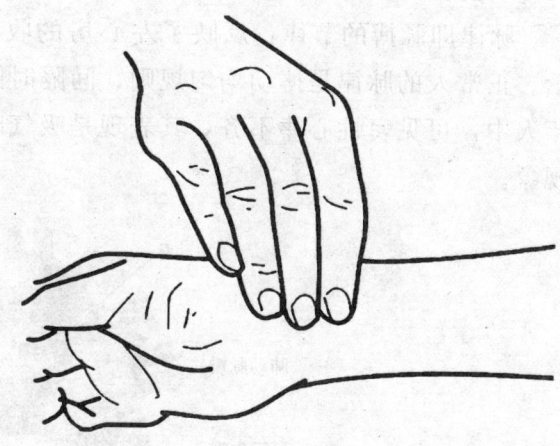

图 10—11　桡动脉测量法

4. 脉率的正常值

脉率即每分钟脉搏的次数（频率）。老年人的脉率正常范围与平均脉率见表 10—1。

表 10—1　　　　　　　　　　脉率的正常范围与平均脉率

年龄	正常范围（次/min）	平均脉率（次/min）
18～65 岁	60～100	72
65 岁以上	70～100	75

二、脉搏的生理变化

1. 脉率

正常成人在安静状态下的脉率为每分钟 60～80 次。运动和情绪激动时可使脉率增快，而休息、睡眠则使脉率减慢。正常情况下，脉率与心率是一致的，脉搏异常微弱得难以测清时可以测心率代替脉率。脉率受诸多因素影响而引起变化。

（1）年龄。脉率随年龄的增长而逐渐减低，到老年时轻度增加。

（2）性别。女性脉率比男性稍快，通常相差 5 次/min。

（3）体型。身材细高者常比矮壮者的脉率慢。因为体表面积越大，脉率越慢。

（4）活动与情绪。运动、兴奋、恐惧、愤怒、焦虑使脉率增快；休息、睡眠则使脉率减慢。

（5）饮食与药物。进食、使用兴奋剂、喝浓茶或咖啡能使脉率增快；禁食、使用镇静剂和洋地黄类药物能使脉率减慢。

2. 脉律

脉律即脉搏的节律，反映了左心房的收缩情况。人体心脏解剖图如图10—12所示。正常人的脉律是搏动均匀规则、间隔时间相等，但在正常小儿、青年和一部分成年人中，可见窦性心律不齐，其表现是吸气时脉搏增快，呼气时脉搏减慢，属于正常现象。

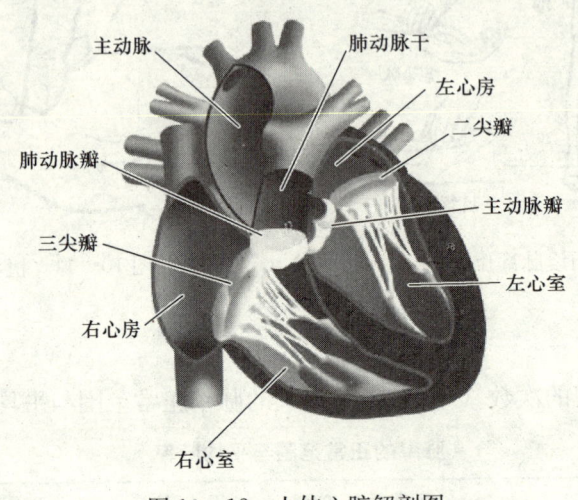

图10—12 人体心脏解剖图

3. 强弱

脉搏的强弱指触诊时血液流经血管的感觉。正常人脉搏的强弱相同。脉搏的强弱取决于动脉充盈度和周围血管的阻力，既与心搏量和脉压大小有关，也与动脉壁的弹性有关。

4. 紧张度与动脉壁状态

脉搏的紧张度与动脉的收缩压高低有关，可依据手指按压桡动脉所施加的压力和感知的血管壁弹性来估计。检查时以食指、中指、无名指的指腹置于桡动脉上，用近心端手指压迫阻断血流，如需较大压力按压时方可使远端手指触不到脉搏，表示脉搏的紧张度较大。正常人动脉壁光滑、柔软，并有一定的弹性。动脉硬化时，可触知动脉壁弹性消失，呈条索状；动脉硬化严重时，动脉壁不仅硬，且有迂曲，呈结节状。

三、异常脉搏的变化

1. 脉率异常

（1）心动过速。成人脉率超过100次/min，称为心动过速（速脉）。一般体温升高

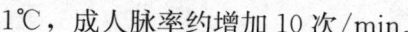

1℃，成人脉率约增加10次/min。

(2) 心动过缓。成人脉率少于60次/min，称为心动过缓（缓脉）。

2. 节律异常

(1) 间歇脉。在正常均匀的脉搏中出现一次提前而较弱的脉搏，其后有一较正常的延长的代偿间歇，称为间歇脉。如每隔一个或两个正常搏动后出现一次提前而较弱的脉搏，前者称为二联律，后者称为三连律，常见于各种器质性心脏病。正常人在过度疲劳、精神兴奋、体位改变时偶尔也会出现间歇脉。

(2) 脉搏短绌。即在同一单位时间内，脉率少于心率，也称为绌脉。其特点为心律完全不规则，心率快慢不一，心音强弱不等，常见于患有心房纤颤（房颤）的老年人。绌脉越多，心律失常越严重。若病情好转，绌脉可消失。

3. 强弱异常

(1) 洪脉。当心排血量增加、周围动脉阻力较小、动脉充盈度和脉压较大时，脉搏强而大，称为洪脉，常见于高热、甲状腺功能亢进、主动脉瓣关闭不全等。

(2) 细脉（或丝脉）。当心排血量减少、周围动脉阻力较大、动脉充盈度降低时，脉搏弱而轻微、如细丝，称细脉。常见于心功能不全、大出血、休克、主动脉瓣狭窄等。

4. 脉搏消失

脉搏消失即无脉。

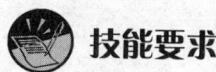

技能要求

脉搏的测量方法（以桡动脉为例）

操作准备

1. 护理人员准备

洗手并用干净毛巾擦干，戴口罩。

2. 护理对象准备

向老年人解释脉搏测量的目的、方法、注意事项及配合方法。为老年人调整舒适体位，保证情绪稳定。若测量前老年人有剧烈运动、紧张、恐惧、哭闹等，应休息20 min后再测。

3. 用物准备

准备带秒针的表、笔、记录本。

操作步骤

步骤1 测量

帮助老年人取舒适卧位或坐位,手腕伸展,手臂放在舒适位置。以食指、中指、无名指(三指并拢)指端轻按于动脉处,压力的大小以清楚触到搏动为宜。

步骤2 计数

正常测量脉搏30 s,并将所测得数值乘以2即为每分钟的脉搏数。

步骤3 记录

测量后将脉率记录在记录本上。若有医务人员在场,无论老年人的脉搏正常与否,都应及时将测量结果告知医护人员。

注意事项

1. 诊脉前应让老年人安静,因为剧烈活动、紧张、哭闹等情况会引起脉搏的加快,所以应先休息20 min稳定后再测量。

2. 不可用拇指诊脉,因拇指小动脉易与病人的脉搏相混淆。

3. 为偏瘫老年人测量脉搏时,应选择健侧肢体。

4. 异常脉搏应测试1 min,并及时告知医生及护理人员。

相关链接

特殊老年人脉搏的测量方法

1. 患有心脏疾病或病情危重的老年人,脉搏测量时应测满1 min。

2. 脉搏细弱而触不清的老年人,可用听诊器听心率1 min代替触诊,或通知医务人员测量。

3. 脉搏短绌的老年人,应由两人同时测量,一人听心率,另一人测脉率。两人同时开始,由听心率者发出"起""停"口令,测1 min,如图10—13所示。以分数式记录。记录方法为心率/脉率,如心率为100次、脉率为76次则写成100/76次/min。

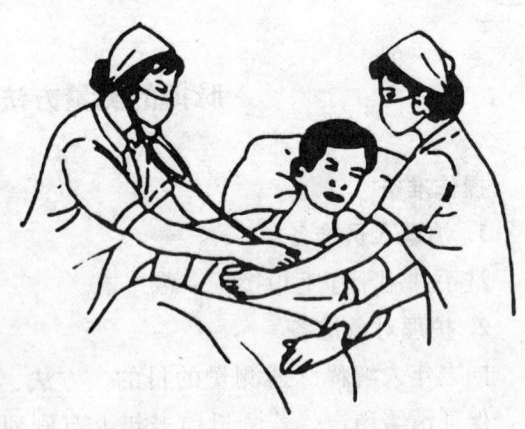

图10—13 脉搏短绌测量法

第4节 血压测量

学习目标

➢ 掌握血压的正常值范围
➢ 掌握血压的生理变化
➢ 掌握高血压、低血压的划分标准
➢ 掌握血压的评估内容
➢ 掌握异常血压的评估及护理
➢ 熟悉血压、收缩压、舒张压、脉压的概念

知识要求

一、血压的定义和正常值

血压是指血液在血管内流动时对血管壁的侧压力,一般是指动脉血压,如无特别注明均指肱动脉的血压。

1. 收缩压

当心室收缩时,主动脉压急剧升高,在收缩中期到达最高值,此时的动脉血压称收缩压。正常成人在安静状态下收缩压范围为 90～140 mmHg。

2. 舒张压

当心室舒张时,主动脉压下降,至心舒末期达动脉血压的最低值,此时的动脉血压称舒张压。舒张压范围为 60～90 mmHg。

3. 脉搏压

收缩压和舒张压之差称为脉搏压,简称脉压。脉压范围为 30～40 mmHg。

二、影响血压生理性波动的因素

正常人的血压经常在一个较小的范围内波动,保持着相对的恒定,但可因各种因素的影响而有所改变,并且以收缩压的改变为主。

(1) 年龄和性别。血压随年龄的增长而增高,但收缩压的升高比舒张压的升高更为显

著,见表10—2。青春期前男女之间血压差异较小,女性在更年期前血压略低于男性,更年期后差别较小。

表10—2　　　　　　　　各年龄组的平均血压

年龄	血压（mmHg）
1个月	84/54
3岁	90/60
6岁	105/65
10～13岁	110/65
14～17岁	120/70
成年人	120/80
老年人	140～160/80～90

（2）昼夜和睡眠。一般清晨血压最低,白天逐渐升高。通常至傍晚血压最高。过度劳累或睡眠不佳时,血压稍增高。

（3）情绪。紧张、恐惧、兴奋、焦虑、发怒等情形下,收缩压会升高,舒张压一般无变化。

（4）体形。通常高大、肥胖者血压较高。

（5）体位。一般卧位时收缩压比立位时低8～13 mmHg,这主要与重力引起的代偿机制有关。但是,长期卧床、贫血或者在使用某些降压药物的老年人,若是从卧位改变成立位时,可能会出现直立性低血压,表现为收缩压明显下降20 mmHg以上,且伴头晕、晕厥等。

（6）温度。遇冷时血管收缩,血压会上升,遇热则血管扩张,血压会下降。所以血压在冬天高于夏天,洗热水澡易使血压下降。

（7）疼痛。疼痛可使血压上升,但若剧烈疼痛使机体大量出汗,则导致血压下降。

（8）身体部位。正常情况下,一般右臂比左臂血压（主要是收缩压）高10～20 mmHg;下肢血压比上肢血压高20～40 mmHg,而左右下肢的血压基本相等。两上肢血压相差20 mmHg以上见于多发性动脉炎、先天性动脉畸形、血栓闭塞性脉管炎等。若下肢血压等于或低于上肢血压,应考虑主动脉缩窄或胸腹主动脉型大动脉炎。

此外,剧烈运动、吸烟可使血压升高;饮酒、摄盐过多、服药对血压也有影响。

三、异常血压

1. 高血压

根据2014年新修订的《中国高血压基层管理指南》,血压水平定义和分类见表10—3。

将血压 120～139 mmHg/80～89 mmHg 列为正常高值是根据我国流行病学数据分析的结果，血压处在此范围者，应积极改变生活方式，及早预防，以免发展为高血压。

表 10—3　　　　　　　　　成人血压水平的定义和分类

分级	收缩压（mmHg）	舒张压（mmHg）
正常血压	<120	<80
正常高值	120～139	80～89
高血压	≥140	≥90
1级高血压（轻度）	140～159	90～99
2级高血压（中度）	160～179	100～109
3级高血压（重度）	≥180	≥110
单纯收缩期高血压	≥140	<90

注：若老年人收缩压与舒张压属于不同级别时，则以较高的分级为准。

2. 低血压

收缩压低于 90 mmHg、舒张压低于 60 mmHg，称低血压。持续的低血压状态多见于严重病症，如休克、心肌梗死、急性心脏压塞等，老年人会出现明显的血容量不足的表现，如脉搏细速、心悸、头晕等。低血压也可由体质原因引起，部分老年人自诉一贯血压偏低，一般无症状。

3. 脉压减小

脉压小于 30 mmHg 称为脉压减小，主要见于主动脉瓣狭窄、心力衰竭、心包积液等。

4. 脉压增大

脉压大于 40 mmHg 称为脉压增大，主要见于主动脉瓣关闭不全、动脉导管未闭、甲亢等。

 技能要求

电子血压计测量肱动脉血压

操作准备

1. 用物准备

电子血压计、笔、记录本。应事先检查血压计有无漏气，并选择合适的袖带。

2. 护理人员准备

洗手并用干净毛巾擦干，戴口罩。

3. 护理对象准备

（1）评估老年人的情绪状态，必要时休息片刻后再测。一般测量血压前要求老年人安静休息5~10 min。若老年人运动、洗澡、吸烟、进食。情绪激动、紧张等，需让其休息30 min后进行血压测量，避免测得的血压值偏高。

（2）向老年人及其家属解释测量血压的目的和过程，取得老年人的合作。

操作步骤

步骤1 测量

协助取舒适的坐位或仰卧位，卷衣袖充分暴露一侧上臂。嘱老年人被测肢体的肘臂伸直并稍外展，掌心向上。放平血压计于被测上臂旁，驱尽袖带内的空气，将袖带平整地缠于肘上两横指，松紧能容纳一个手指，按下电子血压计启动键，如图10—14所示。

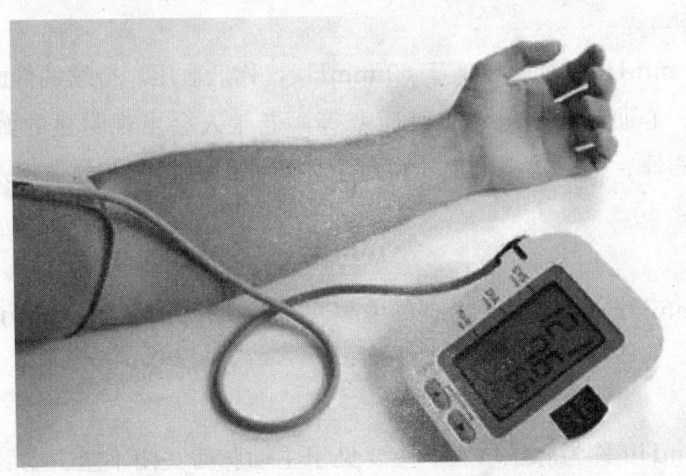

图10—14 电子血压计测量

（1）测量肢体的选择

1）一般选择右上臂。

2）偏瘫、肢体外伤或手术的老年人应选择健侧肢体，避免因肢体肌张力减低和血液循环障碍，导致不能真实反映血压变化。

3）不选择静脉输液一侧肢体，以免影响液体输入。

4）必要时脱下衣袖，以免衣袖过紧影响血流，导致测得的血压值不准确。

（2）血压计的位置

1）坐位时，被测手臂位置平第四肋。

2）卧位时，被测手臂位置平腋中线，以使被测肢体（肱动脉）与心脏处于同一水平。

3）若被测手臂位置高于心脏水平，测得的血压值偏低；被测的手臂位置低于心脏水平，测得的血压值偏高。

（3）袖带

1）袖带过紧使血管在未充气前已受压，导致测得的血压值偏低。

2）袖带过松使橡胶袋呈球状，以致有效的测量面积变窄，导致测得的血压值偏高。

3）袖带不平整使测得的血压值偏高。

松紧以能插入一指为宜，袖带下缘距肘窝 2~3 cm。

步骤 2　记录

测量后将血压记录在记录本上，以分数式表式：即收缩压 mmHg/收缩压 mmHg（收缩压 kPa/舒张压 kPa）。若有医务人员在场，无论老年人的血压正常与否，都应及时将测量结果告知医护人员。

注意事项

当测量到的血压值异常时，应保持镇静，以免引起老年人情绪紧张，并应重测一次，以确定血压值。重测时，将袖带内气体驱尽，稍等片刻再进行测量。一般连测 2~3 次，取其最低值。若仍有异常，应马上通知医生，并采取相应的措施。必要时进行双侧肢体血压测量对照。

 相关链接

血压异常患者的护理

（1）当测得血压异常时，护理员应保持神态镇静，并与老年人的基础血压值进行对照后，给其合理的解释和安慰。护理员应密切观察其他症状，及时与医生联系并协助处理。

（2）如老年人血压较高，应让其卧床休息，按医嘱给予降压药物，并定时观察血压，为药物治疗提供依据。

（3）如老年人血压过低，应迅速安置老年人于仰卧位，针对病因给予应急处理，同时密切观察血压变化，直至血压恢复正常。

第5节 体温测量

学习目标

- 掌握正常体温
- 能够分辨异常体温
- 熟悉体温过高、体温过低、稽留热、弛张热、间歇热、不规则热
- 能够有效护理体温过高、体温过低的老年人

知识要求

皮肤温度也称体表温度，即皮肤表面的温度，可受环境温度和衣着情况的影响。皮肤温度低于体核温度。医学上所说的体温是指机体深部的平均温度，体温的相对恒定是机体新陈代谢和生命活动正常进行的必要条件。护理员通过认真仔细地观察生命体征，可以获得老年人生理状态的基本资料，了解机体重要脏器的功能活动情况，了解疾病的发生、发展及转归，为预防、治疗及护理提供依据。因此，正确掌握生命体征的观察技能与护理是临床护理中极为重要的内容之一。

一、正常体温

临床上常以口腔、直肠、腋窝等处的温度来代表体温。在三种测量方式中，直肠温度最接近于人体深部温度。在日常工作中，采用口腔、腋下温度测量更为常见、方便。正常体温的范围见表10—4。

表10—4　　　　　　　　　正常体温的范围

类型	平均温度（℃）	正常范围（℃）
口温	37.0	36.3～37.2
肛温	37.5	36.5～37.7
腋温	36.5	36.0～37.0

体温可随昼夜、年龄、性别、活动、药物等出现生理性变化，但其变化的范围很小，一般为0.5～1.0℃。此外，情绪激动、紧张、进食、环境温度的变化等都会对体温产生影

响,在测量体温时,应加以考虑。

二、异常体温

1. 体温过高

(1)临床分级。以口腔温度为例,发热程度可划分为4个等级,见表10—5。

表10—5　　　　　　　　　　　发热程度分级

分级	温度（℃）
低热	37.3~38.0
中等热	38.1~39.0
高热	39.1~41.0
超高热	41以上

(2)发热过程及表现

1)体温上升期。此期的特点是产热大于散热,主要表现为疲乏无力、皮肤苍白、干燥无汗、畏寒,甚至寒战。体温上升可有骤升和渐升两种方式。骤升是指体温突然升高,在数小时内升至高峰,常见于肺炎球菌肺炎、疟疾等。渐升是指体温逐渐上升,数小时内达到高峰,常见于伤寒等。

2)高热持续期。此期特点是产热和散热在较高水平趋于平衡,主要表现为面色潮红、皮肤灼热、口唇干燥、呼吸脉搏加快、头痛头晕、食欲下降、全身不适、软弱无力。

3)退热期。此期特点是散热大于产热,体温恢复至正常水平,主要表现为大量出汗、皮肤潮湿。体温下降可有骤退和渐退两种方式,骤退常见于肺炎球菌肺炎、疟疾,渐退常见于伤寒等。体温骤退者由于大量出汗,体液大量丧失,易出现血压下降、脉搏细速、四肢厥冷等虚脱或休克现象,护理中应加强观察。

(3)常见热型。各种体温曲线的形态称为热型,某些发热性疾病具有独特的热型,加强观察有助于对疾病的诊断。常见热型有以下四种。

1)稽留热。体温持续在39~40℃,达数天或数周,24 h波动范围不超过1℃(见图10—15),常见于肺炎球菌肺炎、伤寒等。

2)弛张热。体温在39℃以上,24 h内温差达1℃以上,体温最低时仍高于正常水平(见图10—16),常见于败血症、风湿热、化脓性疾病等。

3)间歇热。体温骤然升高至39℃以上,持续数小时或更长,然后下降至正常或正常以下,经过一个间歇体温又升高,并反复发作,即高热期和无热期交替出现(见图10—17),常见于疟疾等。

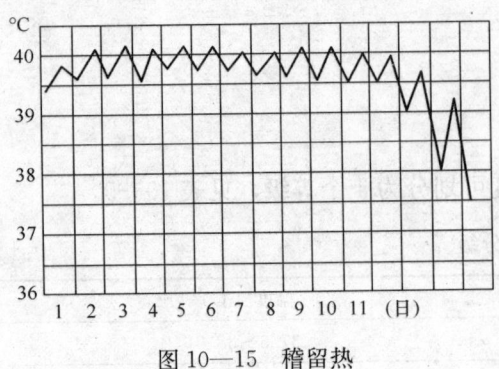

图10—15 稽留热

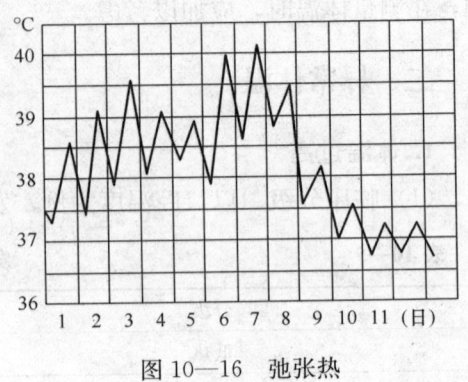

图10—16 弛张热

4）不规则热。发热无一定规律，且持续时间不定（见图10—18），常见于流行性感冒、癌症发热等。

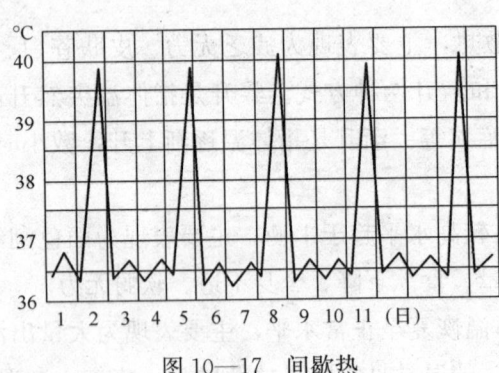

图10—17 间歇热

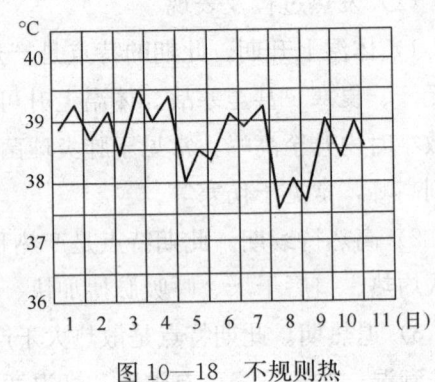

图10—18 不规则热

（4）体温过高的护理

1）降低体温可选用物理降温或药物降温方法。物理降温有局部和全身冷疗两种方法。体温超过39℃选用局部疗法，可采用冷毛巾、冰袋、化学制冷袋；体温超过39.5℃选用全身冷疗，可采用温水拭浴、乙醇拭浴方式达到降温目的。使用药物降温时应注意药物的剂量，尤其对年老体弱及心血管疾病者应防止出现虚脱或休克现象。实施降温措施30 min后应测量体温，并做好记录。

2）加强观察

①观察生命体征，定时测体温。注意发热程度及经过，及时注意呼吸、脉搏和血压的变化。

②观察是否出现寒战，观察饮水量、饮食摄取量、尿量及体重变化。

3）促进老年人舒适休息

①高热者需卧床休息，低热者可酌情减少活动，适当休息。为老年人提供室温适宜、环境安静、空气流通等适合的休息环境。

②口腔护理。发热时由于唾液分泌减少，口腔黏膜干燥，且抵抗力下降，有利于病原体生长、繁殖，易出现口腔感染。应在晨起、餐后、睡前协助老年人漱口，保持口腔清洁。

③皮肤护理。退热期往往大量出汗，应及时擦干汗液、更换衣服和床单，防止受凉，保持皮肤的清洁、干燥。对长期持续高热者，应协助其改变体位，防止压疮、肺炎等并发症出现。

4）补充营养和水分。给予高热量、高蛋白、高维生素、易消化的流质或半流质食物。注意食物的色、香、味，鼓励少量多餐，以补充高热的消耗，提高机体的抵抗力。鼓励老年人多饮水，以每日 3 000 mL 为宜。

5）心理护理

①体温上升期，老年人突然发冷、发抖、面色苍白，此时会产生紧张、不安、害怕等心理反应。应尽量满足老年人的需要，给予精神安慰。

②高热持续期，应注意尽量解除高热带给老年人的身心不适，尽量满足老年人的合理要求。

③退热期，应满足老年人心理需求，注意清洁卫生，及时补充营养。

2. 体温过低

（1）临床分级。体温过低指体温低于正常范围，以口腔温度为例，分为 4 个等级，见表 10—6。

表 10—6　　　　　　　　体温过低程度分级

分级	温度（℃）
轻度	32.1～35.0
中度	30.0～32.0
重度	<30.0，瞳孔散大，对光反射消失
致死温度	23.0～25.0

（2）临床表现。体温过低会出现发抖，血压降低，心跳、呼吸减慢，皮肤苍白冰冷，躁动不安，嗜睡，意识障碍，甚至出现昏迷。

（3）体温过低的护理

1）环境温度。提供合适的环境温度，维持室温在 22～24℃。

2）保暖措施。给予毛毯、棉被、电热毯。添加衣服，防止体热散失。给予热饮，提高机体温度。去除引起体温过低的原因，使体温恢复正常。

3）加强监测。观察生命体征，持续监测体温的变化，至少每小时测量一次，直至体温恢复至正常且稳定，同时注意呼吸、脉搏、血压的变化。

4）积极指导。教会老年人避免导致体温过低的方法，如营养不良、衣服穿着过少、供暖设施不足、某些疾病等。

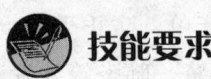 技能要求

体温的测量

操作准备

1. 用物准备

治疗盘备2个（一个为清洁容器，盛放已消毒的体温计，另一个盛放测温后的体温计）、含消毒液纱布、表（有秒针）、记录本、笔、体温计（检查无破损，水银柱在35℃以下）。

2. 环境准备

室温适宜、光线充足、环境安静。

3. 护理对象准备

测量体温前30 min应该避免情绪激动紧张和进食。测体温时要取得老年人的理解配合。

操作步骤

步骤1　测量

（1）口温部位：口表水银端斜放于舌下热窝；方法：闭口勿咬，用鼻呼吸；时间：3 min。

（2）腋温部位：体温计水银端放于腋窝正中；方法：擦干汗液，体温计紧贴皮肤，屈臂过胸，夹紧；时间：10 min。

（3）肛温体位：侧卧、俯卧、屈膝仰卧位，暴露测温部位，用于昏迷、精神异常者；方法：润滑肛表水银端，插入肛门3～4 cm；时间：3 min。

步骤2　读数

读取体温计温度，评估体温是否正常。若体温与病情不符应重新测量，若体温有异常应及时处理。

步骤3　记录

将体温值记录在记录本上，并消毒体温计。

注意事项

1. 精神异常、昏迷、口腔疾患、口鼻手术、张口呼吸者，禁忌口温测量。腋下有创伤、手术、炎症者，腋下出汗较多者，肩关节受伤或消瘦夹不紧体温计者，禁忌腋温测量。直肠或肛门手术、腹泻者，禁忌肛温测量；心肌梗死老年人不能测肛温，以免刺激肛门引起迷走神经反射，导致心动过缓。

2. 危重老年人、躁动老年人测体温时应设专人守护，防止意外。

3. 测口温时，若老年人不慎咬破体温计，首先应及时清除玻璃碎屑，以免损伤唇、舌、口腔、食管、胃肠道黏膜；再口服蛋清或牛奶，以延缓汞的吸收。若病情允许，可食用粗纤维食物，加速汞的排出。

4. 避免影响体温测量的各种因素，如运动、进食、冷热饮、冷热敷、洗澡、坐浴、灌肠等。

体温计的消毒

操作准备

1. 用物准备

消毒液、清洁容器3个、离心机1台（见图10—19）（居家环境不需要）、清洁小毛巾1块。

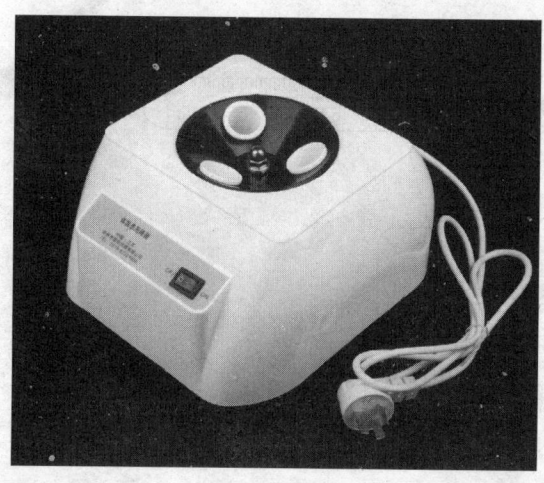

图10—19　离心机

2. 环境准备

室温适宜、光线充足、环境安静。

操作步骤

步骤1 浸泡5 min

将使用后的体温计放入盛有消毒液的容器中浸泡，5 min后取出。

步骤2 离心甩表

将浸泡过的体温计用清水冲洗，用离心机甩表。居家环境中，用力甩至35℃以下，注意应小心操作以免破损。

步骤3 浸泡30 min

再放入另一消毒容器中浸泡30 min。

步骤4 冲洗

取出后用冷开水冲洗，擦干后放入清洁容器中备用。

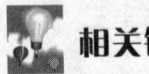 **相关链接**

体温计的种类及构造

体温计有水银体温计（见图10—20）、电子体温计（见图10—21）、耳温枪（见图10—22）等种类。因各个国家计量单位不同，体温计还分为摄氏体温计和华氏体温计两种。

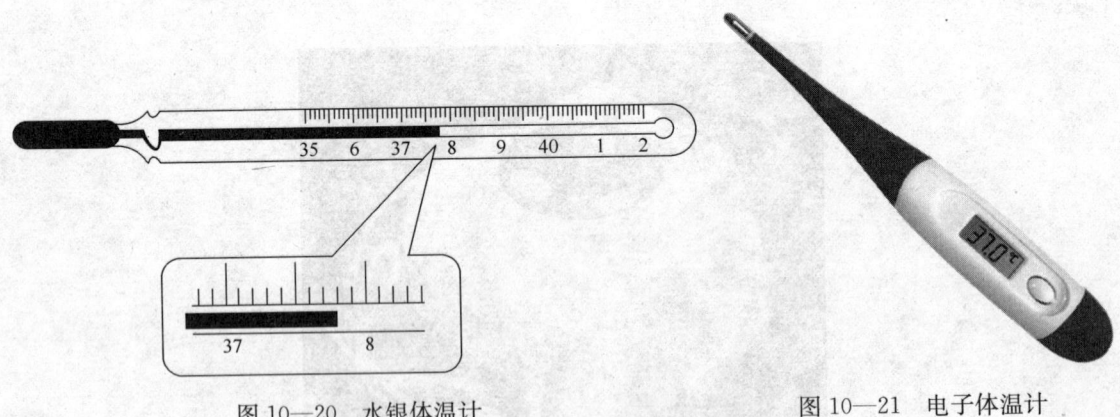

图10—20 水银体温计　　　　　　　图10—21 电子体温计

1. 水银体温计

水银体温计又称玻璃体温计，分口表、肛表、腋表三种（见图10—23）。摄氏体温计的刻度是 35～42℃，每 1℃ 之间分成 10 小格，每小格 0.1℃，在 0.5℃ 和 1℃ 的刻度处用较粗的线标记。在 37℃ 刻度处则以红线表示，以示提醒。华氏体温计刻度为 94～108°F，每 2°F 之间分成 10 格，每小格 0.2°F。

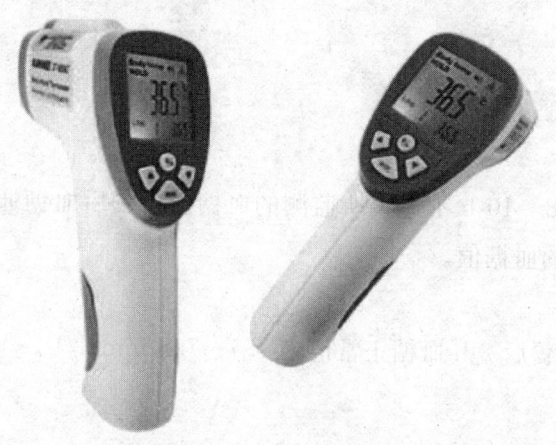

图 10—22　耳温枪

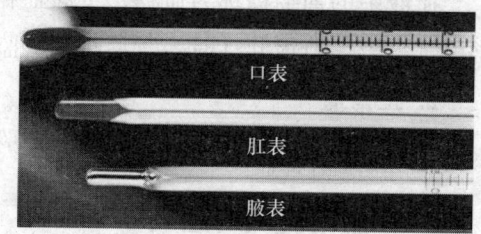

图 10—23　口表、肛表、腋表

2. 电子体温计

电子体温计采用电子感温探头来测量体温，测得的温度直接由数字显示，读数直观、测温准确、灵敏度高。

第 6 节　血　糖　监　测

 学习目标

- 了解血糖概念及正常血糖值
- 了解血糖监测的意义
- 了解不同时点血糖监测的意义
- 掌握血糖监测的注意事项
- 掌握血糖仪的使用

 知识要求

血糖监测是糖尿病管理中的重要组成部分，其结果有助于评估糖尿病老年人糖代谢紊乱程度，制定合理的控制血糖方案，同时反映降糖治疗的效果并指导治疗方案的调整。目前临床上进行的床边快速血糖检测及自我血糖监测是血糖监测的基本形式。为了规范糖尿病诊疗行为，加强对糖尿病的有效管理，因此需要进一步对养老护理员进行培训，从而更好地监测糖尿病老年人的血糖水平。

一、血糖的概念及正常血糖值

1. 血糖

血液中的葡萄糖称为血糖。空腹血糖为 8～10 h 不进食所监测的血糖值；餐后血糖通常以进食第一口饭起计时，餐后 2 h 所监测的血糖值。

2. 正常值

空腹血糖正常值为 3.8～6.1 mmol/L；餐后 2 h 血糖正常值为 4.4～7.8 mmol/L。

二、血糖监测的意义

1. 了解血糖控制水平，及时调整治疗方案。
2. 通过血糖监测了解饮食控制和运动对血糖的影响，进而调整饮食和运动。
3. 良好的血糖控制可以提高糖尿病老年人的生活质量，改善身体状况。

三、不同时间点血糖监测的意义

血糖监测的频率和时间要根据糖尿病老年人的实际情况进行个体化制定，血糖监测的频率选择一天中不同的时间点。每天监测 4 次：餐前、餐后 2 h、睡前及夜间（一般为凌晨 2：00—3：00）；每天监测 8 次：三餐前、三餐后 2 h、睡前及夜间（一般为凌晨 2：00—3：00）。

1. 空腹血糖

空腹血糖主要反映在基础状态下（最后一次进食后 8～10 h），没有饮食负荷时的血糖水平。

2. 餐后 2 h 的血糖

餐后 2 h 的血糖反映进食与使用降糖药是否合适。

3. 睡前血糖

睡前血糖是指导夜间用药或注射胰岛素剂量的依据。

4. 夜间血糖

夜间血糖有助于鉴别空腹高血糖的原因究竟是黎明现象还是苏木杰反应。

5. 随机血糖

随机血糖可以了解机体在特殊情况下对血糖的影响,如进餐多少、饮酒、劳累等。

四、血糖监测注意事项

1. 采血前,确认血糖试纸编号与血糖仪上编号一致。
2. 试纸插入血糖仪时,手指不可触及试纸测试区。
3. 取血部位消毒后,须待干后再采血,否则会影响测试结果。
4. 采血时勿挤压出血,以免组织液进入血液影响测试结果。

 技能要求

血 糖 监 测

操作准备

1. 用物准备

血糖仪(见图10—24)、血糖试纸(查看与血糖仪型号是否匹配、有效期)、采血笔(见图10—25)、针头75%酒精棉球或0.9%生理盐水棉球、干棉签或棉球。

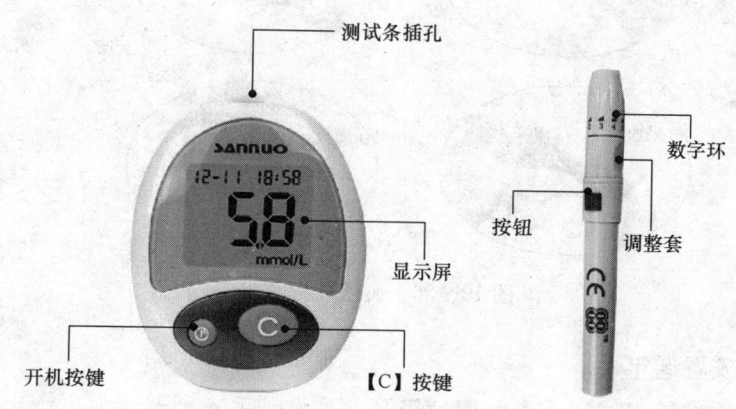

图10—24 血糖仪与采血笔

2. 环境准备

保持环境清洁、舒适、安全。

3. 护理对象准备

(1) 向护理对象及家属解释操作的目的,取得其配合。
(2) 评估护理对象的进餐时间、有无低血糖症状等。

4. 个人准备

洗手、擦干。

操作步骤

步骤1 采血

（1）确认护理对象是空腹或餐后2 h。

（2）协助护理对象取舒适体位。

（3）温暖或揉搓采血指尖，直至红润，以便血液溢出。

（4）用酒精或生理盐水棉球擦拭指尖，范围为整个指尖及关节，待干。

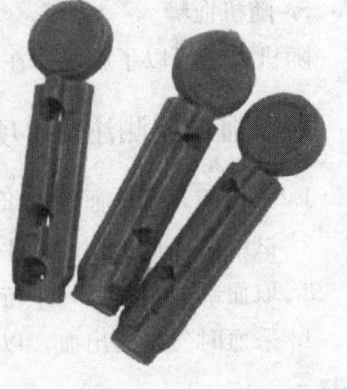

图10—25 一次性简易采血针

（5）插入试纸，血糖仪开机显示滴血符号，备干棉签或棉球；打开采血针盖子，采血针紧贴采血部位，进针，等血液自然溢出；试纸吸血，试纸测试区完全变红，干棉签压迫止血；读数，记录结果，如图10—26所示。

（6）告知护理对象监测结果及注意事项。

（7）取出试纸，关闭血糖仪。

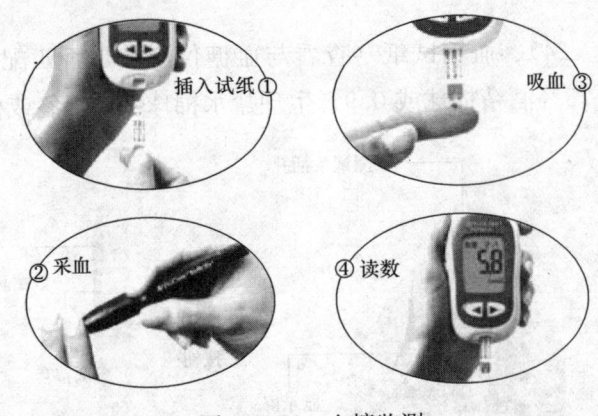

图10—26 血糖监测

步骤2 合理安置老年人。

步骤3 棉球、棉签、试纸丢入医用垃圾筒，采血针丢入利器盒内。

步骤4 用物放置原处，洗手。

 相关链接

黎明现象与苏木杰反应

1. 黎明现象是指糖尿病患者在夜间血糖控制尚可且平稳，即无低血糖的情况，而

3：00—9：00由各种激素间不平衡分泌引起一种清晨高血糖状态。

2. 苏木杰反应是指午夜低血糖后出现早晨高血糖的现象，大多见于胰岛素用量不当、没有按时加餐、病情控制较好时体力活动增加等情况。

 本章测试题

一、单项选择题：

1. 为老年人做健康评估时，室内的温度应该维持在（　　）℃。
   A. 22～24　　　　B. 18～20　　　　C. 24～26　　　　D. 16～18

2. （　　）不属于老年人文化休克。
   A. 陌生期　　　　B. 适应期　　　　C. 觉醒期　　　　D. 抑郁期

3. 正常成人在安静状态下的脉率为（　　）次/min。
   A. 80～100　　　B. 60～80　　　　C. 70～90　　　　D. 90～110

4. 为保证测量脉搏的准确性，应注意（　　）。
   A. 用拇指测量脉搏
   B. 运动后休息 10 min 后测量
   C. 异常脉搏摸不清时可用听诊器
   D. 所有老年人的脉搏都必须数 1 min 心率代替

5. 可使血压测量值偏高的因素是（　　）。
   A. 手臂位置过高　B. 袖带过紧　　　C. 袖带过宽　　　D. 袖带过松

6. 关于血压的叙述中，正确的是（　　）。
   A. 女性血压高于男性
   B. 右臂血压高于左臂 10～20 mmHg
   C. 运动时血压降低
   D. 下肢血压高于上肢 50～60 mmHg

7. 不用拇指测量脉搏的原因是（　　）。
   A. 拇指摸不到搏动
   B. 拇指中的动脉搏动会干扰测量脉搏的准确性
   C. 拇指与其他手指不协调
   D. 习惯不用

8. 测量脉搏最常用部位是（　　）。
   A. 股动脉　　　　B. 颈动脉　　　　C. 桡动脉　　　　D. 足背动脉

9. 体内能降低血糖的激素是（　　）。

　　A. 性激素　　　　B. 甲状腺素　　　　C. 肾上腺素　　　　D. 胰岛素

10. 对血糖检测结果的影响是所有问题中最关键的（　　）。

　　A. 患者过于紧张　　　　　　　　B. 采血量是否足够

　　C. 试纸条是否变质变性　　　　　D. 患者的体温

二、判断题

1. 检查口腔和耳部时，有活动性义齿及助听器的应先取下。（　　）
2. 老年人常见的情绪和情感评估内容包括焦虑、愤怒。（　　）
3. 正常脉搏比心率略快。（　　）
4. 随着年龄的增长，脉率也越快。（　　）
5. 寒冷环境血压略有升高，高温环境血压可略下降。（　　）
6. 测量血压时若发现血压异常或听不清，可继续充气测量。（　　）
7. 脉搏不规则者测量脉搏需 30 s。（　　）
8. 运动后脉搏增快，应休息 20 min 后测量脉搏。（　　）
9. 糖尿病是进食过多的糖造成的。（　　）
10. 人体内血糖值不是恒定的，而是有一定的波动。（　　）

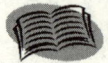

本章测试题答案

一、单项选择题

1. A　2. D　3. B　4. B　5. D　6. B　7. B　8. C　9. D　10. C

二、判断题

1. √　2. ×　3. ×　4. ×　5. √　6. ×　7. ×　8. √　9. ×　10. √

第11章

冷热应用

第1节 热疗法 /214
第2节 冷疗法 /217

第1节 热疗法

 学习目标

- 了解热疗的种类
- 熟悉热疗的作用
- 能够熟练运用热水袋和热湿敷技术

 知识要求

热疗法虽然从皮肤表面实施,但却可以引起局部和全身反应,如可以增加机体的基础代谢、使体温升高、扩张局部血管、使局部血流增加、使血液循环加速,还可增加微血管的通透性、增加白细胞的数量和活动度等。

一、热疗的作用

1. 使体温上升

在体表用热后使皮肤血管扩张,促进血液循环,将体热带往全身,使体温升高。热疗一般用于身体虚弱的老年人。

2. 促进炎症的消散或局限

热疗可使局部血管扩张,血液循环加速,促进炎症渗出物的吸收与消散;可使白细胞数量增多,并增强其吞噬能力,加速炎症过程,促进化脓,使炎症局限。

3. 减轻深部组织充血与肿胀

热疗可使皮肤血管扩张,皮肤血流量增多。全身循环血量的重新分布,可减轻深部组织的充血与肿胀。

4. 缓解疼痛

热疗可增加肌肉组织和结缔组织的伸展性,增加关节的活动度,从而减轻因肌肉痉挛、关节强直所引起的疼痛;同时,由于血液循环的改善,加速了组胺等致痛物质的排出和炎性渗出物的吸收,解除了对神经末梢的刺激和压迫,可缓解疼痛。

5. 促进伤口愈合

热疗可促进局部新陈代谢,改善局部血液循环,使组织得到更多的氧及营养物质,有助于肉芽组织的生长，加速伤口的愈合。

6. 保暖与舒适

环境温度较低时，热疗可使全身有温暖舒适的感觉，并且可以促进睡眠。

二、热疗的种类

根据热疗的应用方法不同，热疗可以分为干热法和湿热法。干热法使用热水袋、烤灯、化学加热袋等。湿热法有湿热敷、热水坐浴、热水浸泡等。

根据热疗原理不同，可以分为高频透热疗、辐射热疗和传导热疗。高频透热疗利用高频或超高频电磁场作用于人体，使人体产生内热，达到消炎、消肿、止痛和改善血液循环的目的。辐射热疗利用红外辐射进行治疗，有止痛、消肿和改善局部血流的作用，常用红外线治疗、频谱治疗等。传导热疗利用热源介体直接接触人体，将热传入人体，有改善局部循环、消肿止痛、缓解粘连的作用，常用方法有蜡疗、泥疗等。

三、热疗的禁忌证

1. 急腹症未明确诊断前

用热疗可减轻疼痛，导致掩盖病情真相而贻误诊断和治疗。

2. 面部危险三角区感染

面部危险三角区血管丰富，面部静脉无静脉瓣且与颅内海绵窦相通，热疗可使该处血流量增多，导致细菌和毒素进入血液循环，促进炎症扩散，造成颅内感染或败血症。

3. 软组织损伤 48 h 内

热疗可促使局部血管扩张，通透性增强，加重皮下出血和肿胀，从而加重疼痛。

4. 细菌性结膜炎

热疗使局部温度升高，有利于细菌繁殖和分泌物增多而加重眼病。

5. 出血性疾病

热疗会加重出血倾向。

6. 感觉功能损伤、意识不清的老年人

热疗可能会造成损伤，最好不要采用。

7. 金属移植物部位

因金属是热的良好导体，热疗容易造成烫伤。

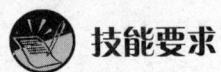
技能要求

热水袋的使用

操作准备

1. 护理员准备

洗手、戴口罩。

2. 用物准备

热水袋、热水、干毛巾、布套、水温计。

操作步骤

步骤 1 检查热水袋有无破损，热水袋及塞子是否合适，以防漏水。

步骤 2 测量水温，并调节至所需温度。一般水温调节至 60～70℃。对意识不清、麻醉未清醒、感觉迟钝、末梢循环不良等的老年人，水温应调至 50℃，以防烫伤。

步骤 3 放平热水袋，去塞，一手持热水袋袋口的边缘，另一手持热水壶，边灌边提高热水袋。灌至热水袋容积的 1/2～2/3 满时，逐渐放平热水袋，驱尽袋内空气，旋紧塞子，用毛巾擦干热水袋外壁水迹，倒提并轻轻抖动，检查无漏水后装入布套内，系紧带子，携至老年人处。

步骤 4 核对床号、姓名，向老年人解释目的和过程，确认老年人并取得合作。

步骤 5 将热水袋放于老年人所需部位。意识不清、感觉迟钝的老年人使用热水袋时，应再包一块大毛巾或放于两层毯之间，并定时检查热疗部位皮肤情况，以防烫伤。

步骤 6 根据不同的目的，掌握使用时间：用于治疗，不超过 30 min，以防继发性效应影响治疗效果；用于保暖，可持续使用。

步骤 7 热水袋内水温降低后要及时更换热水。一旦出现皮肤潮红、疼痛等反应，应立即停止使用，并在局部涂凡士林以保护皮肤。

步骤 8 用毕，撤去热水袋，将热水倒空，倒挂热水袋，晾干后向袋内吹入少量空气，旋紧塞子防止热水袋两层橡胶粘连，存放阴凉处备用；热水袋布套洗净晾干备用。

步骤 9 洗手，记录使用部位、时间、效果、老年人反应。

热 湿 敷

操作准备

1. 护理员准备

洗手、戴口罩。

2. 用物准备

治疗盘、敷钳、棉签、敷布（略大于患处面积）、凡士林纱布、塑料纸（略大于敷布）、小橡胶单、治疗巾、棉垫、锅（内盛热水）、电炉、水温计、必要时备热水袋、屏风。

操作步骤

步骤1 核对床号、姓名，向老年人解释目的和过程，取得合作。

步骤2 指导或协助老年人取适当卧位，暴露患处，下垫橡胶单和治疗巾，保护床单不受潮，必要时用屏风遮挡。

步骤3 将敷布放于锅内，浸透。将锅放在电炉上，水温保持在50～60℃。

步骤4 用棉签在受敷部位涂上薄层凡士林，上盖一层纱布。

步骤5 用敷钳取出敷布，拧至不滴水，抖开，放在手腕内侧试温，以不烫手为宜，敷于患处，依次盖上塑料纸、棉垫。

步骤6 每3～5 min更换一次敷布，并注意观察老年人局部皮肤状况。

步骤7 若老年人感觉过热时，可将敷布一角揭起散热，谨防烫伤皮肤。

步骤8 持续湿热敷15～20 min，如果病情需要，并且患处不忌压迫时，也可将热水袋放置在棉垫上，以维持温度。

步骤9 热敷完毕，揭开纱布，轻轻擦去凡士林，局部保暖。撤去橡胶单和治疗巾。做面部热敷后，嘱老年人30 min后再外出，因为热敷使局部皮肤血管扩张，如不注意保暖，易受凉感冒。

步骤10 协助老年人穿好衣服，取舒适卧位，整理床单位。

步骤11 清理用物，洗手，记录热敷部位、时间、效果、老年人的反应。

步骤12 若患处是伤口或有破溃，操作中注意无菌：使用的敷垫、敷钳、凡士林和热水均应是无菌物品。

第2节 冷 疗 法

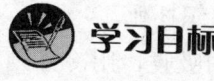

学习目标

➢ 了解冷疗的种类
➢ 熟悉冷疗的作用
➢ 能够熟练运用冰袋和温水擦浴技术

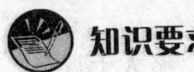 **知识要求**

冷疗法是运用低于人体温度的物质作用于机体的局部或全身,以达到止血、止痛消炎与退热的一种治疗方法。

一、冷疗的作用

1. 降低体温

冷直接与皮肤接触,通过传导作用散热,降低体温。头部降温,可降低脑细胞的代谢,提高脑组织对缺氧的耐受性,减少脑细胞损害。

2. 减轻局部充血或出血

冷疗可使局部血管收缩、血流量减慢、毛细血管通透性下降、血液的黏稠度增加,有助于血液凝固而控制出血。

3. 控制炎症扩散

冷疗可使局部血流减少,降低细胞的活力和代谢。在炎症早期冷疗可以抑制炎症扩散。

4. 减轻组织肿胀和疼痛

冷疗可抑制组织细胞的活动,降低神经末梢的敏感性,减轻疼痛;冷疗可以使得血管收缩、通透性降低,减少渗出,减轻组织肿胀和疼痛。

二、冷疗的种类

冷疗可以分为局部冷疗和全身冷疗。局部冷疗包括4种:冰袋(冰囊、冰领、冰帽),常用于止血镇痛、降温和早期控制炎症;化学制冷袋;冰槽冷疗,常用于预防脑水肿或低温麻醉,以头部降温为主,提高脑细胞对缺氧的耐受性;冷湿敷疗法,多用于降温、止血。全身冷疗主要包括乙醇擦浴、温水擦浴、冰毯机等。

三、冷疗的适应证和禁忌证

1. 冷疗的禁忌证

(1) 局部血液循环明显不良。冷疗会加重血循环的障碍,甚至造成组织坏死。

(2) 慢性炎症或深部有化脓性病灶。一般用热疗可促进炎症和病灶的吸收,用冷疗则会加重病灶或延缓恢复。

(3) 心脏病及体质虚弱等对冷过敏的老年人应慎用,防止迷走神经反射引起心脏骤停。

（4）禁忌部位或禁忌者。枕后、耳郭、阴囊等处：易冻伤部位；心前区：反射性心率减慢或心律不齐者；腹部：用冷后易引起腹泻者；足底：反射性冠状动脉收缩者。

2. 冷疗的适应证

（1）体温升高。冷疗通过传导降低体温，尤其可以保护头部脑细胞。

（2）减轻局部出血或止血。冷疗可以使局部血管收缩，减缓血流速度，增加血液黏滞度，从而有助于凝血、止血。

（3）组织肿胀和炎症扩散。冷疗可以使局部血流减少，降低细胞的活力和代谢，使白细胞、吞噬细胞的作用减弱，因而可以制止组织肿胀、炎症扩散和化脓。

（4）疼痛。冷疗可以抑制细胞的活力，使神经末梢的敏感性降低而减轻疼痛。此外，由于血管收缩引起对神经末梢的压迫从而减轻疼痛。如牙龈肿痛、牙髓炎等患者，含一口冰水，会感觉好一点，就是这一道理。

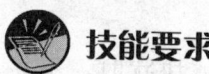
技能要求

冰袋的使用

冰袋（或冰囊）多用于降温，外有布套。将冰块放入冰袋中，运用于脑部的前额、头顶部、体表大血管经过处来降温。

操作准备

1. 用物准备

冰袋、布套、适量冰块、脸盆（内盛适量冷水）、毛巾、勺子、木槌、帆布袋。

2. 护理员准备

洗手，戴口罩。

操作步骤

步骤 1　检查冰袋有无破损，冰袋夹子能否夹紧，以防冰融化后漏水。

步骤 2　将冰块放入帆布袋内，用木槌敲成核桃大小，放入脸盆内用冷水冲去冰的棱角，避免冰块棱角引起老年人的不适或损坏冰袋。

步骤 3　用勺子将冰块装入冰袋，1/2～2/3 满，排气后夹紧袋口，用毛巾擦干冰袋外壁水迹。

步骤 4　倒提冰袋，检查无漏水后装入布套内。

步骤 5　携用物至老年人床旁，核对床号、姓名，向老年人解释用冰袋的目的和方法，确认老年人，并取得合作。

步骤 6 将冰袋放置在所需部位。高热降温时，冰袋置于前额、头顶部或体表大血管经过处，如颈部两侧、腋窝、腹股沟等处。放置前额时，也可将冰袋悬吊在支架上，以减轻局部压力，但冰袋必须与前额皮肤接触。

步骤 7 根据不同目的，掌握使用时间：用于治疗不超过 30 min，以防继发性效应影响治疗效果；用于降温，30 min 后测量体温，当体温降至 38℃以下，可取下冰袋，否则继续使用。

步骤 8 冰袋内冰块融化后，应及时更换。

步骤 9 随时观察用冷效果及反应，一旦发现老年人局部皮肤发紫、有麻木感，应立即停止使用冰袋，防止冻伤。

步骤 10 用毕，撤掉冰袋，协助老年人躺卧舒适，整理床单位。将冰袋内冰水倒空，倒挂晾干，吹入少量空气，夹紧袋口，存放阴凉处。布套洗净备用。

注意事项

用前冰块在水中去棱角，以防戳破。用前也应检查冰袋，往往在冰块状时，不易漏，冰化成水后，则易漏水。冰袋运用的时间不超过 30 min，且体温降至 38℃后应停止使用。

温水擦浴

用低于老年人皮肤温度的温水擦浴，可使机体的热量通过传导发散；另外皮肤接受冷的刺激后，初期可使皮肤血管收缩，继之扩张，加之擦浴时运用按摩手法刺激血管被动扩张，更加促进了热的发散。温水擦浴适用于高热老年人降低体温。

操作准备

1. 护理员准备

洗手，戴口罩，准备用物，携至老年人处。

2. 用物准备

治疗盘、脸盆内盛 32～34℃温水 2/3 满、小毛巾、热水袋及布套、大毛巾、冰袋及布套、屏风、衣裤、必要时备便器。

操作步骤

步骤 1 核对床号、姓名，向老年人解释目的和过程，确认老年人并取得合作。

步骤 2 拉好围帘或用屏风遮挡老年人，温水擦浴是全身用冷，须暴露老年人，应尊重老年人的自尊，维护老年人隐私。

步骤 3 揭开盖被，协助老年人排空大小便。

步骤 4 置冰袋于老年人头顶部，以助降温；置热水袋于足底部，使老年人感觉舒适，促进下肢血管扩张，利于散热。

步骤 5 按下列顺序进行全身擦浴：

（1）协助老年人脱去上衣，将大毛巾垫于擦拭部位的下面，将小毛巾浸入温水内再拧至半干，缠于手上成手套状，以离心方向擦拭；从近侧颈部开始，沿手臂外侧擦至手背，再从腋下沿手臂内侧擦至手心，重复数次；擦拭毕，用大毛巾擦干皮肤；更换小毛巾，以同法擦拭对侧。

（2）协助老年人侧卧，露出背部，下垫大毛巾；更换小毛巾，用同样手法从颈部向下擦拭全背；再用大毛巾擦干皮肤，更换上衣，协助老年人仰卧。

（3）协助老年人脱去近侧裤腿，露出下肢，下垫大毛巾；更换小毛巾，自髂骨处沿腿外侧擦至足背，再自腹股沟沿腿内侧擦至内踝，再自股下经腘窝擦至足跟；重复数次，擦拭毕，用大毛巾擦干皮肤；更换小毛巾，以同法擦拭对侧；全部擦拭完毕，更换裤子。

步骤 6 擦拭过程中，应注意观察老年人病情变化，擦浴全程应控制在 20 min 内。由于全身用冷，血管的收缩和扩张反应较强烈，容易发生病情变化。一旦老年人出现寒战、面色苍白、脉搏和呼吸异常等情况，应立即停止擦浴，与医生联系，给予相应处理。禁擦胸前区、腹部及足底，这些部位对冷的刺激较敏感，可引起不良反应。

步骤 7 擦浴毕，取下热水袋，协助老年人取舒适卧位，整理床单位。

步骤 8 清理用物，洗手，记录时间、老年人反应。

步骤 9 擦浴后 30 min，测量体温并记录于体温单上；如果体温降至 39℃ 以下，应取下头部冰袋。

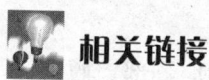
相关链接

踝关节扭伤后应如何处理？

1. 踝关节扭伤早期，症状轻者可施行局部冷疗法，并抬高患肢。

（1）将毛巾浸透冷水，或将冰块装入冰袋内进行外敷，每次 20～30 min。

（2）用冰块在治疗部位来回移动。

（3）将伤肢直接浸泡在冷水中。

（4）用烷类冷冻喷雾剂，距皮肤 30～40 cm 进行垂直喷射，时间视病情而定，一般 5～10 s，或皮肤上出现一层白霜即可。需要较长时间治疗时，可用间歇喷射法，即喷射

5 s后停止20~30 s再进行，但重复不宜超过3次。

2. 如果踝关节扭伤已超过24 h，则应改用热疗法。

（1）将毛巾或敷料浸透热水或热醋后放于伤处，每次敷30 min，每天1~2次。

（2）热水袋热敷。

（3）用配好的药物加水煮沸，将需治疗的部位直接在蒸汽上熏，每次治疗20~40 min，每日一次。

（4）用稀释的温热药液直接浸泡伤处。

本章测试题

一、单项选择题

1. 老年人，男，62岁，神志清楚，面部潮红，体温39.8℃，呼吸急促，脉搏加快，医嘱用冰袋降温，当体温降至（　　）时可取下冰袋。

　　A. 35　　　　　　B. 36　　　　　　C. 37　　　　　　D. 38

2. （　　）不是热疗的应用目的。

　　A. 促进炎症扩散或局限　　　　　　B. 制止炎症扩散或局限

　　C. 减轻深部组织充血　　　　　　　D. 保暖

3. 年老体弱者、婴幼儿及昏迷病人用热水袋温度不可超过（　　）℃。

　　A. 30　　　　　　B. 50　　　　　　C. 60　　　　　　D. 70

4. （　　）可放置冰袋降温。

　　A. 前额、足底　　B. 耳后、腋下　　C. 前额、腹股沟　　D. 颈部、腹部

5. 软组织损伤或扭伤后，（　　）h内禁忌热敷。

　　A. 12　　　　　　B. 12~24　　　　C. 48　　　　　　D. 6

二、判断题

1. 高热降温时，冰袋应该置于前额、头顶或体表大血管经过处，如颈部两侧、腋窝、腹股沟等处。（　　）

2. 足底部禁用冷疗是因为会引起末梢血管收缩而影响散热，也会反射性引起一过性冠状动脉收缩。（　　）

3. 细菌性结膜炎早期，为了缓解不适，可以适当热敷。（　　）

4. 温水擦浴时，应该选择比体温稍高的温水。（　　）

5. 无论是用于治疗还是保暖,热水袋都可以长期使用。 ( )

**本章测试题答案**

一、单项选择题
1. D 2. B 3. B 4. C 5. C
二、判断题
1. √ 2. √ 3. × 4. × 5. ×

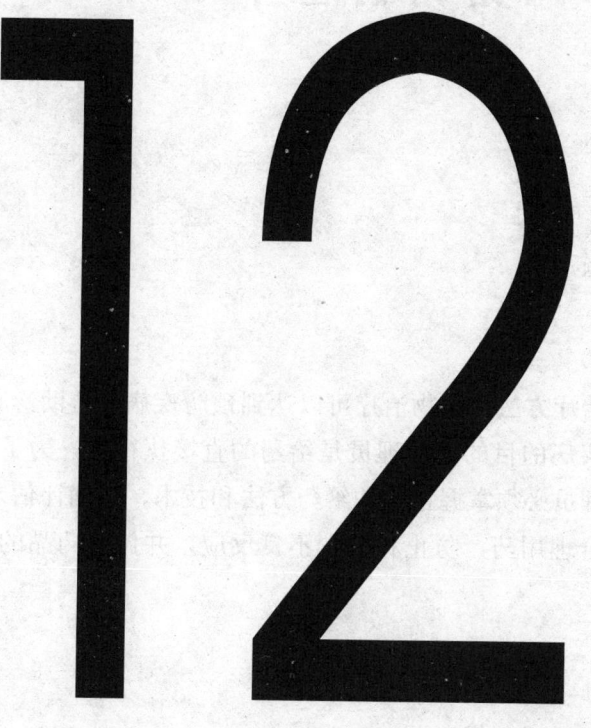

第 12 章

给 药

第 1 节　给药的基本知识　/226
第 2 节　口服给药法　　　/229

第1节 给药的基本知识

学习目标
- 了解药物保管方法
- 掌握药物疗法的注意事项

知识要求

给药是临床最常用的一种治疗方法，药物治疗可以达到预防疾病、协助诊断、减轻不适、维持正常生理功能和治疗疾病的目的。护理员是给药的直接执行者，为了保证合理、准确、安全、有效地给药，护理员必须掌握正确的给药方法和技术，正确评估老年人用药后的疗效和反应，指导老年人合理用药，防止和减少不良反应，并做好药品的管理工作，确保老年人用药安全、有效。

一、药物种类

1. 内服药

内服药分为固体剂型和液体剂型，前者包括片剂、丸剂、散剂、胶囊等，后者包括溶液、酊剂、合剂等。

2. 注射药

注射药分为溶液、油剂、混悬液、结晶、粉剂等。

3. 外用药

外用药分为软膏、溶液、酊剂、粉剂、搽剂、洗剂、滴剂、栓剂、涂膜剂等。

4. 新颖剂型

新颖剂型包括粘贴敷片、植入慢溶药片、胰岛素泵等。

二、药物的保管

1. 药柜放置

药柜应放在通风、干燥、光线明亮处，并避免阳光直射。药柜应保持整洁，由专人负责定期检查药品的质量，以确保安全。

2. 分类保管

药服按内服、外用、注射、剧毒药等分类保管，并按有效期的先后顺序排列，以防失效。贵重药、麻醉药、剧毒药应有明显标记，加锁保管，专本登记。

3. 标签明显

药瓶上应贴有明显标签。内服药标签为蓝色边、外用药标签为红色边、剧毒药标签为黑色边。标签上应标明药名、浓度、剂量。

4. 定期检查

药物要定期检查，如有沉淀、混浊、异味、潮解、霉变、标签脱落、难以辨认等现象，应立即停止使用。

5. 妥善保存

根据药物的性质采取相应的保管方法。

（1）易挥发、潮解或风化的药物，如乙醇、过氧乙酸、碘酊、糖衣片、酵母片等，须装瓶并盖紧保存。

（2）易被热破坏的某些生物制品、抗生素，如抗毒血清、疫苗、胎盘球蛋白、青霉素皮试液等，应置于干燥阴凉（约20℃）处或冷藏2～10℃保存。

（3）易燃、易爆的药物，如乙醚、乙醇、环氧乙烷等，应单独存放，须密闭并置于阴凉处，远离明火。

（4）易氧化和遇光变质的药物，如维生素C、氨茶碱、盐酸肾上腺素等，应装在有色瓶中或放在黑纸遮光的纸盒内，置于阴凉处。

（5）易过期的药物，如各种抗生素、胰岛素等应定期检查，按有效期时限的先后有计划地使用，避免浪费。

（6）各类中药应置于阴凉干燥处，芳香性药品应密盖保存。

（7）个人专用药物应单独存放，并注明床号、姓名。

三、药物疗法的注意事项

1. 根据医嘱给药

给药属于非独立性的护理操作，必须严格根据医嘱给药。护理员应具有一定的药理知识，熟悉常用药物的作用、副作用、用法、毒性反应，并了解老年人的健康状况。对有疑问的医嘱，应及时向医生提出，不可盲目执行，也不得擅自更改医嘱。

2. 严格执行查对制度

认真做到"三查七对"，才能达到"五个准确"，即将准确的药物、按准确的剂量、用准确的方法、在准确的时间给予准确的老年人。

"三查"即操作前、操作中、操作后查。

"七对"即核对床号、姓名、药名、浓度、剂量、方法、时间。

3. 安全正确给药

合理掌握给药次数和时间，应以维持有效血药浓度和发挥最大药效为最佳选择，同时考虑药物的特性及人体的生理节奏。

掌握正确的给药方法与技术，不同给药方法有其相应的操作规程，熟练掌握给药技术是护理员胜任药疗工作的必备条件。护理员应运用正确的给药方法，使药物进入机体内，以使药物准确及时地生效。

备好的药物应及时分发或使用，避免久置而引起药物污染或药效降低。给药前应向老年人解释，以取得合作，并给予相应的用药指导，提高老年人自我合理用药的能力。对易发生过敏反应的药物，使用前应了解过敏反应史，并做过敏试验，结果为阴性方可使用，同时在用药过程中还应加强观察。

4. 密切观察反应

给药后应观察药物的治疗作用和不良反应。药物的治疗作用和不良反应是药物作用两重性的表现，用药的效果正是药物作用两重性的综合体现。训练有素的护理员应熟练运用有关药物的药理知识，观察并记录用药后的反应，持续评估药物的疗效，及时发现药物的不良反应，以便为护理及调整治疗计划提供重要依据。

5. 指导老年人合理用药

合理用药可使药物治疗符合安全性、有效性、经济性、适当性的标准。安全性是选择药物的首要前提，力求在获得最大治疗效果的同时，让老年人承担最小的治疗风险。有效性是用药的首要目标，即药物的治疗效果必须明确。经济性是合理用药的基本要素，经济性并不意味着用药越便宜、越少越好，而是指消耗最小的成本追求最大的效果。适当性是实现合理用药的基本保证。它表现在用药的各个方面，一般指在用药时必须做到药物选择正确、剂量适当、给药途径适宜、合并用药合理，目的是充分发挥药物的作用，尽量减少药物的毒副作用，迅速有效地控制疾病的发展，使人体恢复健康。因此护理员有责任在指导老年人合理用药前明确老年人的病因及诊断，了解其他并存的疾病、过敏史及药物之间联合用药时的相互作用；向老年人说明所用药物的作用、用法及药物可能引起的不良反应；告知老年人不可随意加大剂量或过早停药。同时护理员应注意老年人对药物的信赖程度与情绪反应，有无药物依赖、滥用或不遵医嘱等行为，并予以相应的指导。

第 2 节　口服给药法

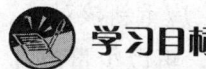
学习目标
- 了解口服给药的注意事项
- 能够熟练提醒并协助老年人口服药物

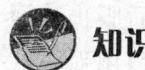
知识要求

一、概述

口服给药是临床常用给药方法之一。药物口服后被胃肠道黏膜吸收进入血液循环,从而发挥局部或全身的治疗作用。口服给药具有方便、经济、安全的特点;不过由于口服给药吸收较慢,药物产生疗效的时间较长,因而不适于急救、意识不清、呕吐频繁、禁食等老年人。

二、常用口服药服用的注意事项

1. 严格执行查对制度。
2. 粉剂、含化片用纸包好,放入药杯。不同的固体药可倒入同一药杯内,不同的药液应分别倒入不同的药杯内。需碾碎的药物可在研钵内碾碎,以药匙盛入药杯内。
3. 单一剂量包装的药品,在发药给老年人时才拆开包装。
4. 避免药液内溶质沉淀而影响给药浓度。药液若有变质,应立即更换。应保持药液瓶盖内面清洁。
5. 取液体药物时,标签向上,防止倒药液时沾污标签。量杯刻度应与药液水平面同高,保证药量准确。此外,避免药液黏附于杯壁,影响服用剂量。
6. 一般 1 mL 以 15 滴计算。若药液不宜稀释,可将药液滴于饼干或面包上,嘱老年人及时服下。
7. 发药前须经另一人核对,方可发给老年人,确保备药准确无误。
8. 发药前应评估老年人。若遇特殊检查或术前禁食者,暂不发药;若老年人发生呕吐,应查明情况后,再行处理。

9. 发药时，同一老年人的药物应一次取离药车；不同老年人的药物，不可同时取离药车。

10. 若老年人不在病室或因故暂不能服药，应将药物取回，适时再发或交班。

11. 宜用40～60℃温开水服药，不用茶、牛奶、果汁替代。若老年人拒绝服药，应了解原因并及时向主管医师反映。

12. 增加或停用某药物时，应及时告诉老年人；当老年人提出疑问时，应重新核对。

13. 危重老年人应喂服。鼻饲老年人应将药粉用水溶解后从胃管灌入，再以少量温开水冲胃管。

14. 健胃药、增进食欲的药物，宜饭前服；助消化药、刺激性药，宜饭后服；止咳糖浆对呼吸道黏膜起安抚作用，服后不宜立即饮水；若同时服用多种药物，应最后服止咳糖浆；磺胺类药物服用后宜多饮水，以免因尿少易析出结晶，导致肾小管堵塞；服用强心甙类药物前应先测脉率（心率）及节律，脉率小于60次/min或节律不齐时，则不可服用；对牙齿有腐蚀作用或使牙齿染色的药物，如酸剂或铁剂，用饮水管吸服，避免与牙齿直接接触，服药后及时漱口；缓释片、肠溶片、胶囊应整个吞服，不可嚼碎。

15. 确保药物准确无误，观察药物疗效，若有异常应及时与医生联系。

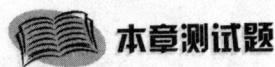

本章测试题

一、单项选择题

1. （　　）不是药物的保管原则。
   A. 药柜应放在光线明亮处，并避免阳光直射
   B. 药柜要透光并保持清洁
   C. 各种药物分类放置
   D. 毒麻药加锁保管

2. 药物保管错误的是（　　）。
   A. 维生素C片应装在有色密盖瓶内
   B. 破伤风抗毒素应放冰箱内
   C. 酵母片应装白色瓶内盖紧
   D. 安茶碱片应装白色瓶内盖紧

3. 发药的注意事项不正确的是（　　）。
   A. 严格执行查对制度
   B. 发药前了解病人的情况

C. 病人提出疑问时，应重新核对，确认无误后再给药

D. 如因特殊检查可提前发药给病人

4. （　　）服用后须多饮水。

　　A. 铁剂　　　　B. 磺胺药　　　　C. 助消化药　　　　D. 健胃药

5. 正确指导患者服止咳糖浆的方法是（　　）。

　　A. 饭前服，服后少饮水　　　　B. 饭前服，服后多饮水

　　C. 在其他药前服，服后少饮水　　D. 在其他药后服，服后不饮水

二、判断题

1. 健胃药、增进食欲的药物最好在饭后服用。（　　）
2. 同时服用多种药物时，最好最先服用止咳糖浆，对止咳效果最好。（　　）
3. 服用铁剂时，可以配合维生素C含量高的食物，以促进铁吸收。（　　）
4. 缓释片、肠溶片、胶囊整个吞服，不可嚼碎。（　　）
5. 助消化药物最好在饭前服用。（　　）

本章测试题答案

一、单项选择题

1. B　2. D　3. D　4. B　5. D

二、判断题

1. ×　2. ×　3. √　4. √　5. ×

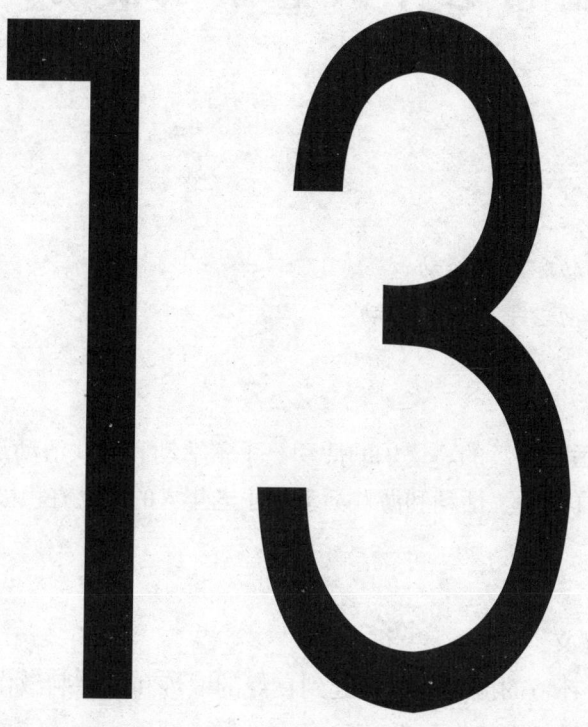

第 13 章

老年人康复护理基础

第 1 节　正常老年人的康乐活动　　　　　　　　　/234
第 2 节　肢体活动功能障碍老年人的康复　　/238

第1节 正常老年人的康乐活动

学习目标
- 了解康乐活动对老年人的意义
- 熟悉适于老年人的手工活动和游戏活动
- 能根据老年人的兴趣,带动老年人进行活动

知识要求

康乐活动就是健康向上的、适合年龄的、快乐的活动。手工活动和游戏活动是老年人康乐活动的两种主要方式。形式多样的手工活动和游戏活动对于老年人的康复有积极的作用。

一、手工活动

1. 老年人进行康乐活动的意义

(1) 提高老年人机体对外界环境的应对能力,起到良好的锻炼和良性刺激作用。

(2) 将老年人置身于各种康乐活动中,可转移注意力,促进情感表达,丰富老年人的生活,缓解焦虑、抑郁等负面情绪。

(3) 增进与周围环境的接触,提供语言和非语言交流的机会,增进老年人之间的社会交往,从而改善人际关系,维持和促进社会功能。

(4) 发挥正常的身心机能,防止智力、体力的失用性衰退。

2. 适合老年人的手工活动

(1) 工艺活动。工艺活动是利用手工技术制作简单的工艺品的活动,包括刺绣、编织、陶艺、剪纸(见图13—1)、皮革工艺等。

(2) 绘画(见图13—2)。绘画让老年人将自己看到的、感受到的、想到的事物通过绘画的方式进行感情的表达和宣泄;同时,可有效地改善老年人的心理状态,培养注意力、观察力和创造力,提高上肢的关节活动度、手眼协调性和认知能力。

(3) 雕刻。雕刻让老年人根据自己的爱好,将选择的图案印在木板上,然后利用刨、锯、各种雕刀在木板上雕刻图案。由于完成后的作品大小、材料的软硬度和厚薄程度、工具的种类均可选择,活动的难易度范围大,因此是手工活动中理想的活动之一。

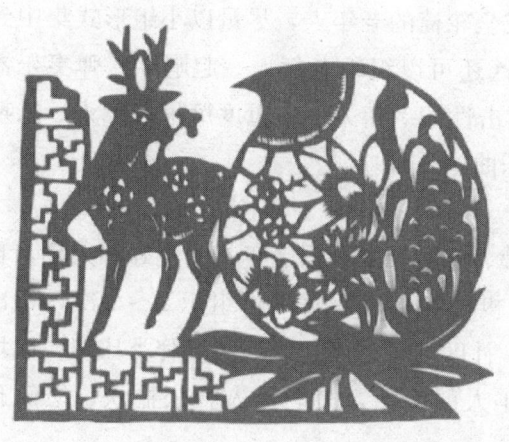 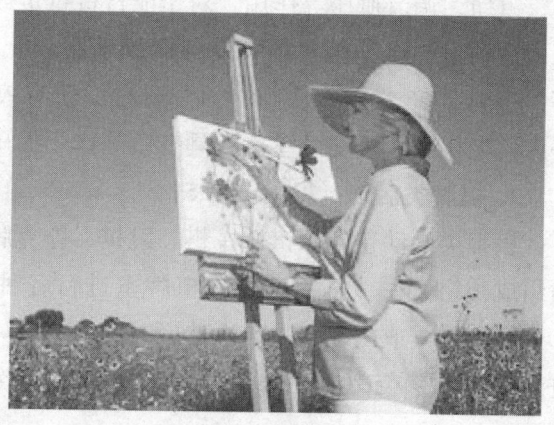

图 13—1 工艺活动　　　　　　　图 13—2 绘画

（4）木工（见图 13—3）。木工是利用木工技术，使用木材、胶合板、合成材料等，根据老年人的爱好，通过制作一个木制品，如木凳、书架、衣架、餐具等，以达到治疗目的。

（5）编织（见图 13—4）。让老年人利用藤条、竹条、塑料条、绳、毛线等材料编织成各种颜色、形状的物品。

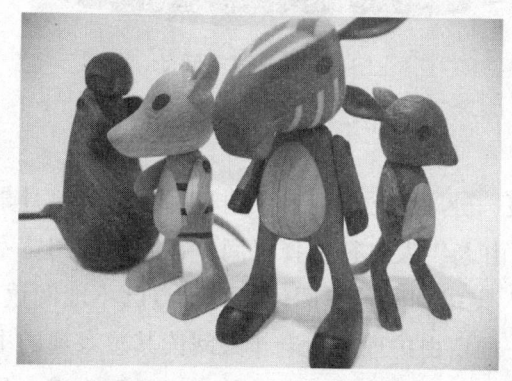 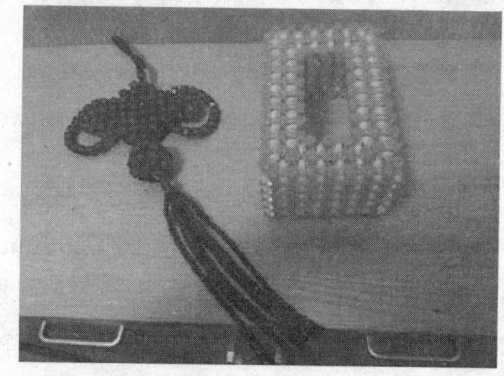

图 13—3 木工　　　　　　　　图 13—4 编织

二、游戏活动

1. 听音乐或唱歌

听音乐包括聆听各种乐曲，如通俗歌曲、戏曲、弹奏乐曲等。听音乐或唱歌可陶冶情操，表达和宣泄内心情感，缓解抑郁、焦虑等负面情绪。音乐还可达到抑制兴奋、调节身心、镇痛、调节血压等作用。对于能自行行走或坐轮椅的老年人，尽量以小组形式集中到社区活动室，通过相关播放设备播放乐曲。社区还可以组织老年人一起唱歌、弹奏乐器等，每周2～3次，每次20～30 min。对于有攻击性的老年人、中重度痴呆老年人、长期卧床的老年人，可在卧室播放具有镇静作用的乐曲。

2. 棋牌类活动（见图13—5）

棋牌类活动包括象棋、军棋、跳棋、扑克牌、麻将等。根据老年人的爱好和兴趣，自由组成小组，在社区活动室或棋牌室进行各种棋牌类活动。每周可组织2～3次，每次30～60 min，或由老年人自行选择时间。另外，社区可每季度组织一次棋牌类比赛，以增进老年人的参与兴趣。棋牌类活动可丰富老年人的生活，使老年人轻松愉快，缓解孤独感。

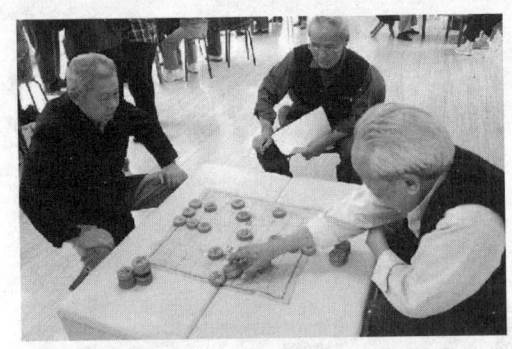

图13—5　棋牌类活动

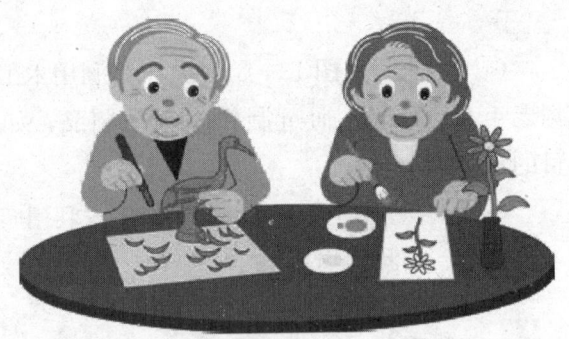

图13—6　艺术类活动

3. 阅读书刊

阅读书刊包括阅读报纸、杂志、书籍、画报、健康宣教书籍和手册等。社区可每月集体组织3～4次阅读活动，每次20～40 min，或由老年人自行选择时间，在卧室或阅览室进行阅读。尽量将能自行行走或坐轮椅的老年人集中到阅览室阅读。对于自己不能阅读，如不识字或疾病无法阅读者，可根据人力条件，酌情由护理员为老年人阅读其感兴趣的书籍或杂志。阅读书刊可使老年人更新知识，有益于减轻其对外界现实的疏远及陌生感。另外，把阅读与健康教育结合起来，可增加老年人的健康保健知识。

4. 生活技能类活动

生活技能类活动包括各种园艺活动，如养花、浇花、剪枝等；简单的炊事活动，如择菜、洗菜等；手工活动，如缝补被服、织毛衣、糊信封、装订书籍等。社区每周可集体组织1～2次，或根据老年人的个人爱好自行选择。这类活动可维持老年人的日常活动能力，提高老年人的自我价值感，缓解抑郁、孤独等负面情绪。

5. 健身类活动

健身类活动包括各类保健操、身体放松运动、球类活动等。健身类活动可锻炼体魄，增强机体免疫力，促进身心健康，提供社会交往的机会，激发老年人对生活的兴趣。有氧运动或肌力训练运动还有助于延缓老年人认知功能的退化。健身活动可在卧室、活动室或室外进行。

（1）打乒乓球。每周可组织1~2次。为了增加老年人参与的兴趣，社区可每季度组织一次乒乓球比赛。

（2）保健操。保健操包括各类保健操、太极拳、广播操等。可每天固定一个时间，以小组形式进行，每次10~20 min。

（3）身体放松运动。身体放松运动可在保健操活动的前后，以小组形式进行，或在卧室自行练习，每次10~15 min，可从下列放松运动中选择几项交替进行。

1）摆动上肢。站稳，静心，闭目；双手交叉在身前摆动20次；双手继续在身体两侧前后摆动20次；双臂高举、放下，反复进行20次；双臂在身后摆动10次，同时腰部随双臂轻摆。甩动不需用力，需随意、放松。摆动上肢需从手至肩，从背至全身，每次5~10 min。

2）耸肩。取坐位或立位，双肩同时向上抬起，再放下，反复做耸肩运动，每次1~3 min。

3）活动双手。取坐位或立位，双手五指相互点击，逐渐加速，或双手拍手、搓手，每次1~3 min。

4）按摩头部。以温水洗净双手，取坐位或卧位，静心，闭目。做干洗脸式脸部按摩，按摩脸部两侧太阳穴、双眉内外、印堂穴；按摩眼下承泣穴和耳后翳风各10次；再按摩脸部至面部微热即可；最后，闭目休息2 min，睁眼走动2 min。全过程进行5~8 min。

6. 手指的精细活动

手指的精细活动包括活动手指的各类小游戏、各种手操、手指操等。手部有与人体器官相关的穴位。大脑与手指相连的神经所占的面积较大，手是人的第二大脑。通过复杂、精巧、娴熟的各种手指活动，使手与大脑皮层间建立更多的神经联系，可刺激大脑，延缓脑细胞衰老，改善记忆、思维能力，预防老年痴呆。

（1）活动手指的游戏。活动手指的游戏包括翻绳、挑木棍、搭积木、拼图等，适用于自理老年人、半自理老年人和轻度痴呆老年人。

（2）捡拾物品或穿珠子。例如，分拣不同颜色的豆子，用线穿扣子、珠子等，适用于偏瘫老年人、半自理老年人、轻度或中度痴呆老年人。

（3）手操可按图13—7进行。也可依次做下列动作：①手臂前伸，掌心向下，四指并拢，大拇指垂直向下，掌内侧相碰撞36次；②掌心向上，掌外侧相碰撞36次；③手掌背屈，腕部相碰撞36次；④双手手指分开，手指交叉36次；⑤左手掌顺右手背按摩36次，交换右手，动作向上；⑥左手拳轻捶右手掌36次，交换右手，动作同上；⑦双手食指、拇指捏并按摩双耳自上而下36次；⑧双手相对摩擦发热，手指并拢成勺子状（掌心空凹）扣在微闭双眼上，顺、逆时针各转动眼球36次。

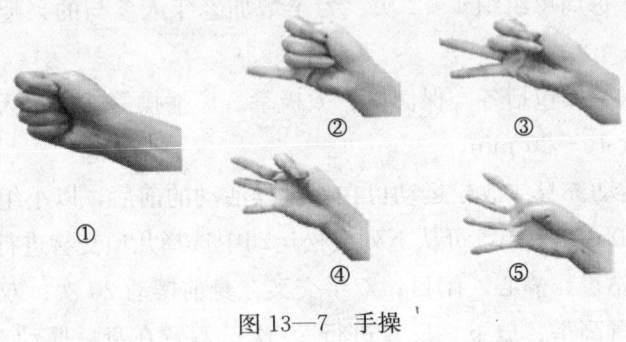

图13—7 手操

第2节 肢体活动功能障碍老年人的康复

 学习目标

➢ 了解肢体障碍的定义和评定标准
➢ 熟悉肢体障碍老年人功能训练的方法及使用各种活动工具的方法
➢ 能协助肢体功能障碍老年人进行肢体训练

 知识要求

肢体障碍是指某处肢体不受思维控制运动，或受思维控制但不能完全按照思维控制去行动。如中风病人的肢体不能受意识支配，有感觉，但没支配意识；又如帕金森病人的肢体不受思维意识控制，可以自然摆动，但思维控制运动时不能自主性运动。

一、协助肢体活动功能障碍老年人运动功能康复

协助肢体障碍老年人活动，主要从运动功能康复、日常生活自理等方面进行。

1. 卧位训练

早期的康复治疗中，正确体位能预防和减轻屈肌或伸肌痉挛模式的出现和发展，如上肢屈曲并肩胛带后缩、下肢伸展伴髋关节外旋。因此，在床上肢体宜置于抗痉挛体位，此训练的目的是防止老年人因身体局部长时间受压而导致压疮。

（1）健侧卧位（见图13—8）。患侧在上，身前用枕头支撑，患侧上肢自然伸展，患侧下肢屈曲。

（2）患侧卧位（见图13—9）。患侧在下，背后用枕头支撑，患侧上肢伸展，下肢微屈，健侧上肢自然位，下肢呈迈步位。

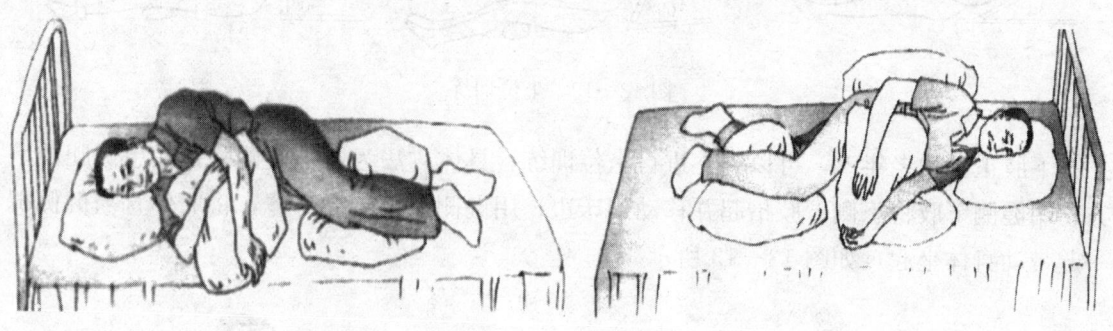

图13—8　健侧卧位　　　　　　　　图13—9　患侧卧位

（3）仰卧位（见图13—10）。患侧臀部和肩胛部用枕头支撑，患侧上肢伸展，下肢屈膝，头稍转向患侧。

（4）半卧位（见图13—11）。患侧后背、肩部、下肢用枕头支撑，患侧下肢微屈。

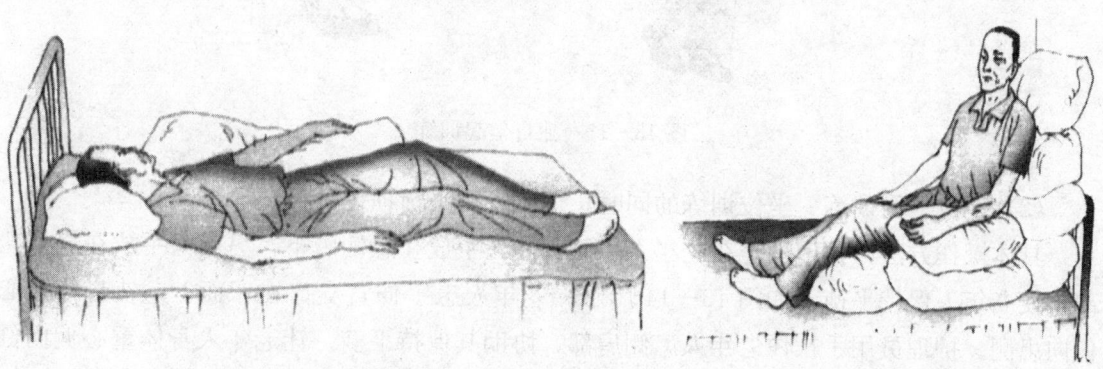

图13—10　仰卧位　　　　　　　　图13—11　半卧位

2. 坐位与坐位转移活动

（1）坐起训练。坐位是步行和日常生活训练中最基本的体位，若肢体障碍老年人能坐起，则给进食、大小便、上肢活动带来很大方便。具体训练为在床上放好靠垫，老年人用健康一侧上肢支撑，缓慢坐起。开始时，可以半卧位（30°左右），每天两次，每次尽量坚持5 min。如果老年人无头晕、恶心等不适，可以隔天提高半卧位角度，每次10°；也可隔天延长半卧位时间，每次延长 5 min。这样交替进行，直至可坐起90°，维持 1 h，如图13—12所示。

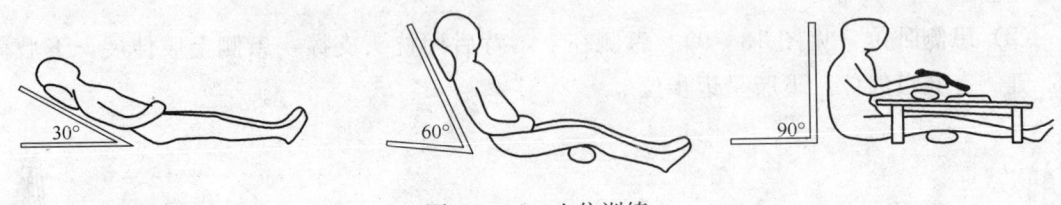

图13—12 坐位训练

下肢正常的老年人，可以独立进行坐位训练，具体方法为：用健侧脚钩住患侧腿的下方；用健侧下肢将患侧下肢抬起并移动到床边；用健侧上肢支撑身体，将肘伸直与健侧腿一起带动身体坐起，如图13—13所示。

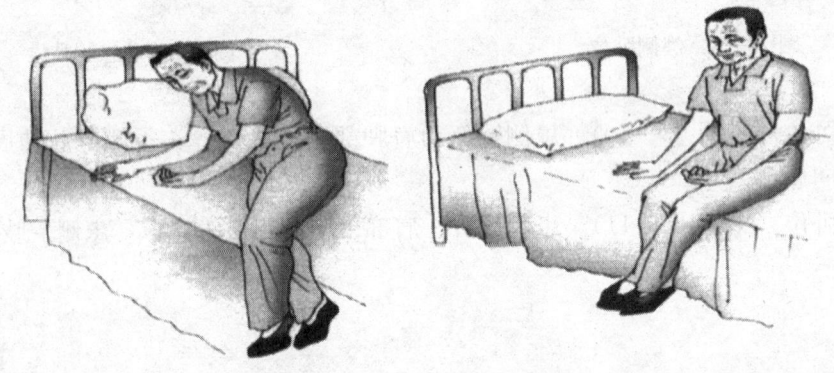

图13—13 独自坐起训练

（2）坐位平衡训练。坐位训练的同时，还要进行平衡训练。

具体操作方法，护理员坐在老年人患侧，一只手放在患侧腋下，另一只手放在患侧腰部，使老年人保持平衡，如图13—14所示。老年人患手伸直支撑在床面上，使身体重心偏向患侧。护理员用手扶住老年人患侧肩部，协助其保持平衡。让老年人身体重心偏向健侧，保持片刻，反复练习，如图13—15所示。

开始时护理员要轻轻扶持，以免老年人向患侧后外方倾倒；背部不靠，静坐，可让老年人坐在床沿，两足着地，或者床前放个小凳，让老年人双足踩在小凳上。每次保持此姿势 20~30 min，每天 3~5 次。再过渡到护理员可以放开双手，老年人自己能扶床保持平衡坐位，直至老年人完全能自行坐稳。也可以在后床架上系上布带，让老年人借力于拉布带练习坐起。坐起训练可帮助老年人在坐位时完成进食、穿脱衣物、学习等动作，提高日常生活自理能力，为进一步训练打好基础。

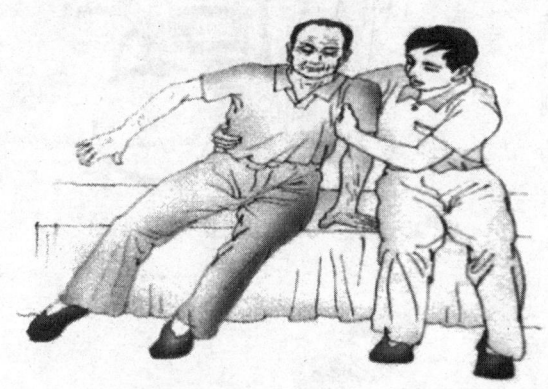

图 13—14　坐位平衡训练 1

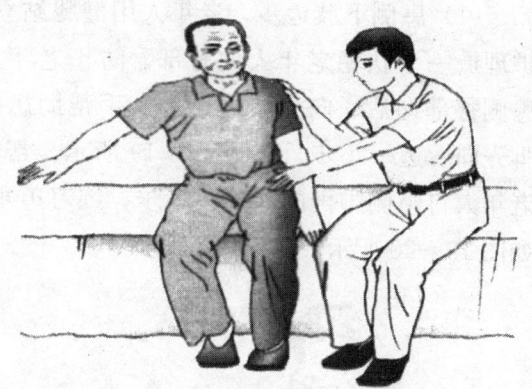

图 13—15　坐位平衡训练 2

（3）"轮椅—床"的转移。从轮椅移动到床时，先将轮椅斜靠床边，刹住闸，移开脚踏板。老年人身体重心前移，健手扶住轮椅扶手站起，如图 13—16 所示。健腿向前迈开一步，以健腿为轴，身体向健侧旋转。用健手支撑床面，将臀部对准床面，缓慢坐下，如图 13—17 所示。

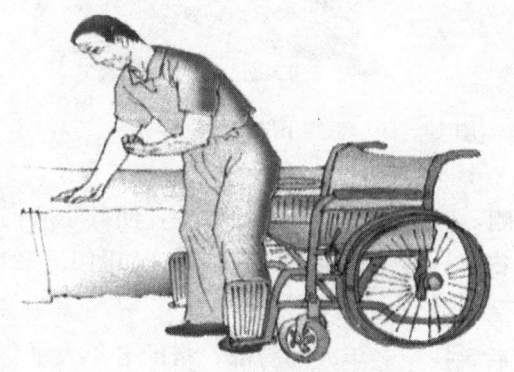

图 13—16　"轮椅—床"的转移 1

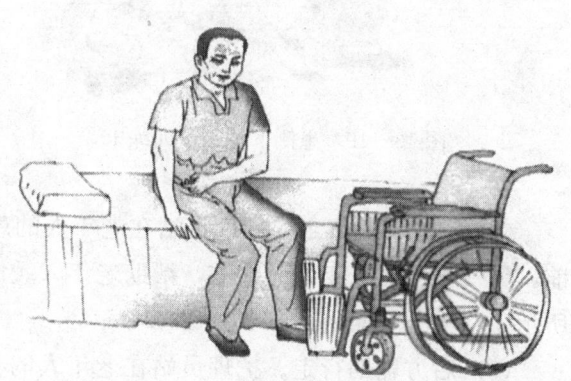

图 13—17　"轮椅—床"的转移 2

（4）"轮椅—坐便器"的转移。老年人将轮椅与坐便器的角度摆好，健侧靠近坐便器。刹住轮椅，移开脚踏板。弯腰，健手扶在扶手上或坐便器边上。双腿靠近坐便器，以健腿支撑身体，坐稳，如图 13—18 所示。

3. 行走

行走训练可纠正老年人的异常步态，改善平衡功能，增加步行能力，逐步使老年人正常行走。

（1）患侧下肢迈步。老年人用健腿站立，护理员一手扶稳老年人的胯部，防止老年人患侧臀部向后、向上抬起，另一手帮助患侧脚先向后迈一小步，如图13—19所示。帮助老年人将患侧脚再向前摆一小步，练习迈步，如图13—20所示。

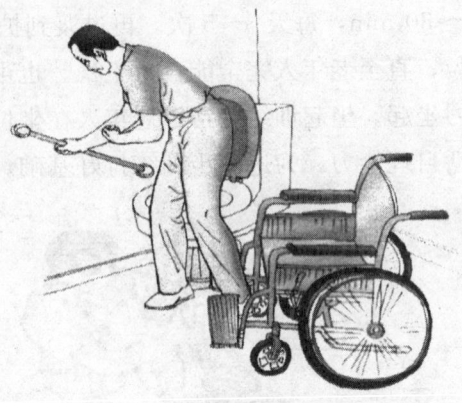

图13—18 "轮椅—坐便器"的转移

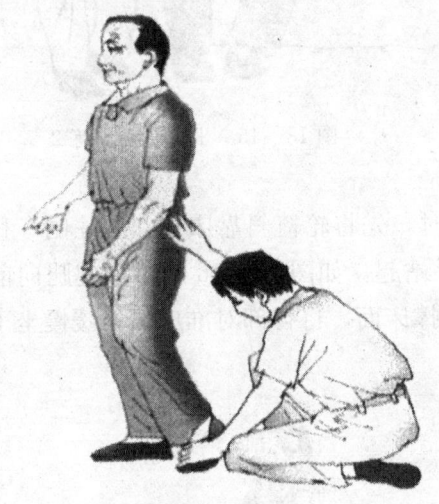

图13—19 患侧下肢迈步训练1

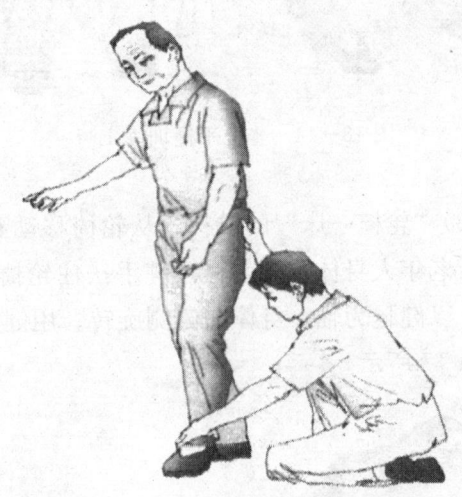

图13—20 患侧下肢迈步训练2

（2）侧方辅助行走。护理员站在老年人的患侧，一手握住老年人的患手，使其掌心向前，另一手放在老年人的胸前，帮助老年人缓慢行走，并注意纠正异常姿势，如图13—21所示。

（3）后方辅助行走。护理员站在老年人的身后，扶稳老年人的胯部，帮助老年人平稳行走，如图13—22所示。

（4）上下台阶。此训练可提高老年人平衡、重心转移、行走的能力。上台阶时，健侧下肢先上。老年人用健手持手杖，先将手杖置于上一台阶，支撑身体。健侧下肢先登上一级台阶，然后重心前移，由健腿支撑身体。患侧下肢跟随登上一级台阶，如图13—23所示。

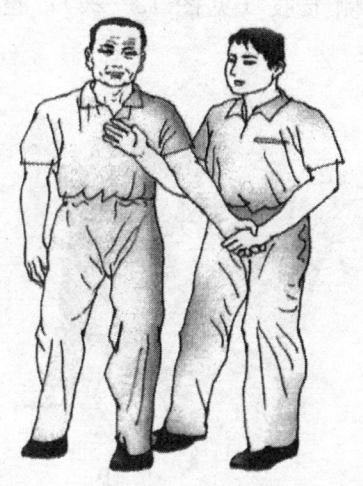
图13—21 侧方辅助行走训练

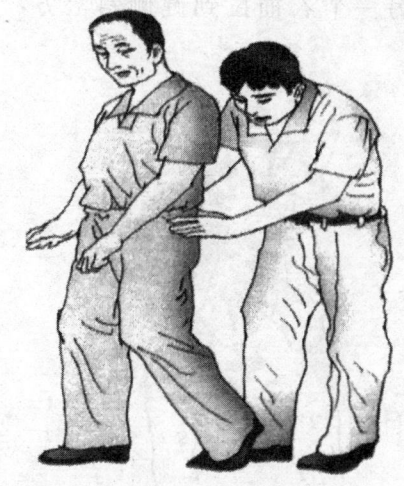
图13—22 后方辅助行走训练

（5）独立下台阶。下台阶时，患侧下肢先下。老年人用健手持手杖，先将手杖置于下一级台阶。老年人重心前移，患足先下一级台阶，然后由患足和手杖支撑身体，健足下一级台阶，如图13—24所示。

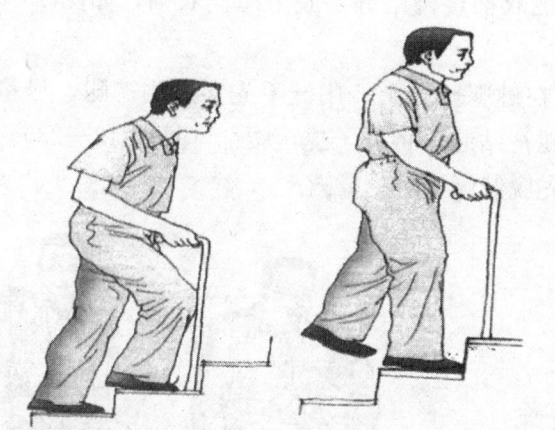
图13—23 独立上台阶训练

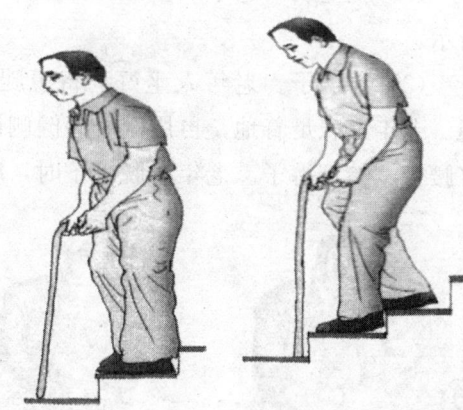
图13—24 独立下台阶训练

4. 穿脱衣物

老年人掌握穿脱衣物的技巧，可提高生活自理能力。穿脱衣物的顺序是：穿时先穿患侧，后穿健侧；脱时先脱健侧，后脱患侧。

（1）穿上衣。老年人坐好，用健手将衣袖穿进患侧上肢，拉至肩部（见图13—25）；

用健手将另一个衣袖拉到健侧斜上方,穿进健侧上肢(见图13—26);整理衣服,系扣。

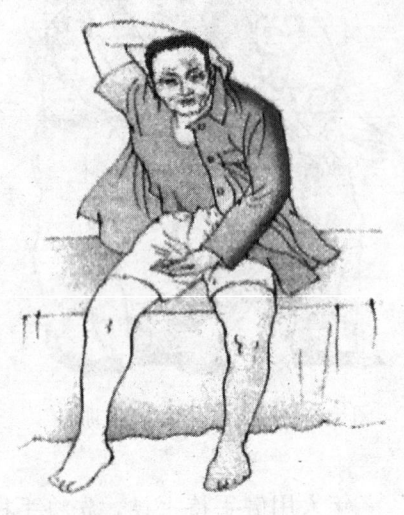

图13—25 穿上衣1

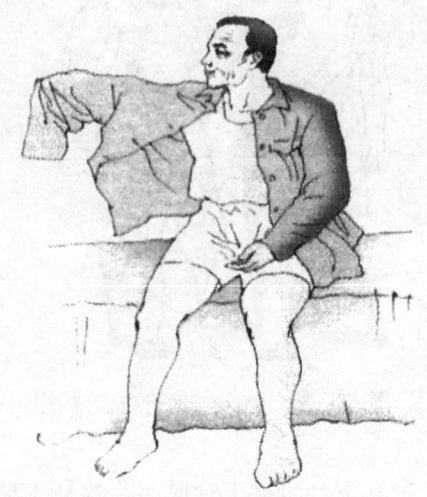

图13—26 穿上衣2

(2)脱上衣。老年人坐好,先脱下健侧衣袖,再用健手脱下患侧衣袖,如图13—27所示。

(3)穿裤子。老年人坐好,将患腿放在健腿膝盖上,用健手先穿患侧裤腿,尽量上提。老年人患足着地,再用健手穿健侧裤腿;站起,将裤子提至腰部(见图13—28),系好腰带,整理裤子。老年人脱裤子时,应先脱健侧,后脱患侧。

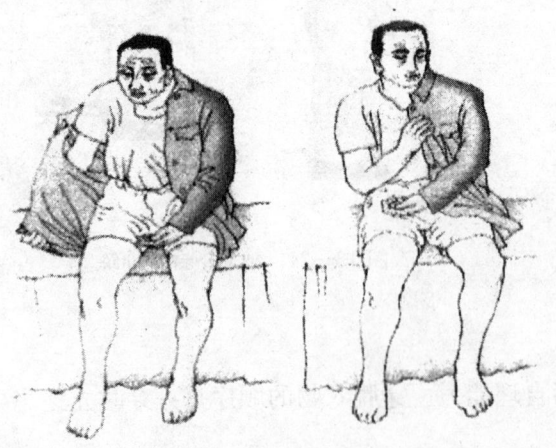

图13—27 脱上衣

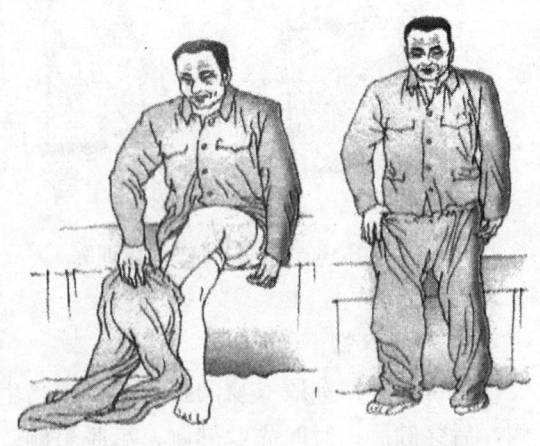

图13—28 穿裤子

（4）穿袜子。老年人坐好，将患足放在矮凳上，用健手将袜子套在患侧脚上。老年人用健手上提，穿好袜子（见图13—29），再穿健侧袜子。

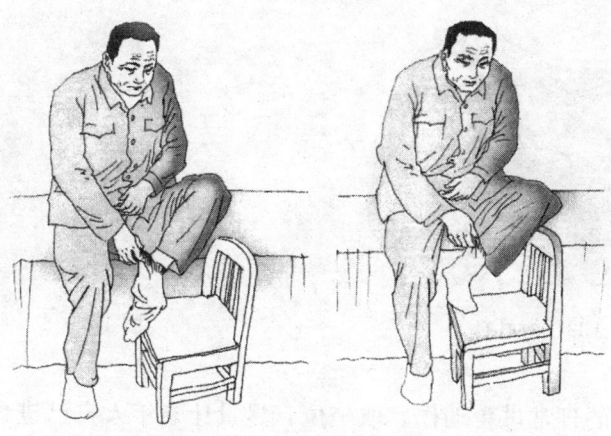

图13—29 穿袜子

二、协助肢体活动功能障碍的老年人提高生活自理能力

1. 进食

（1）要激发老年人自己进食的兴趣。进食是一种愉悦的生理活动，同时可满足人们的心理需要。所以，一日三餐应尽量让老年人自己进食。

（2）根据护士及康复治疗师的设计，将餐具进行合理改造。对于关节活动受限、手指不灵活的老年人，可将餐具进行合理改造：如碗底加宽，装上防滑橡皮垫（见图13—30）；勺柄加长、加宽（见图13—31）；用带有单耳或双耳的杯子（见图13—32）等。另外，剪

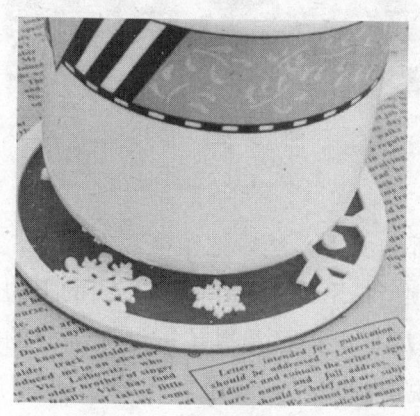

图13—30 防滑橡皮垫

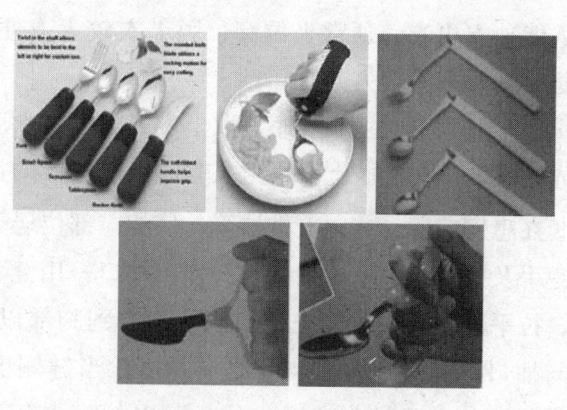

图13—31 加长、加宽勺

口杯（杯口边缘为斜面向上）（见图13—33）适用于口唇闭合不佳的老年人。

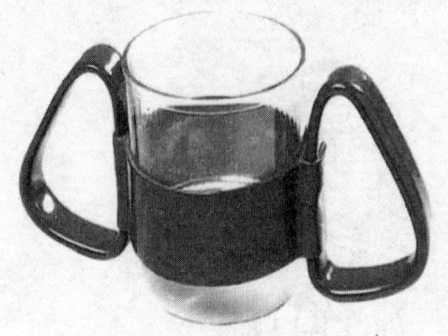

图13—32 双耳杯

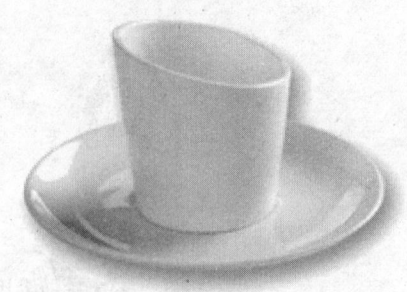

图13—33 剪口杯

(3) 训练老年人的日常进食动作。取坐位，尽量让老年人自己进食，护理员一旁给予适当协助，逐步训练老年人自己进食。

2. 更衣

(1) 激发老年人主动练习穿脱衣服的兴趣，尽量让老年人自己穿脱衣服。老年人取得成功时，护理员要及时给予鼓励；失败时要给予安慰，不可批评、训斥老年人。

(2) 选择穿脱方便的衣服。选择宽松的前开口上衣，袖口宽松、大纽扣、直式纽孔易于穿脱，有时可以用尼龙搭扣、半环形搭扣（见图13—34）代替纽孔、拉链等。

(3) 培养老年人的独立能力。尽量让老年人自己穿衣服，护理员在一旁协助，逐步训练，直到老年人能独立更衣。通常坐位穿、脱上衣较为方便，卧位穿、脱裤子较为方便。

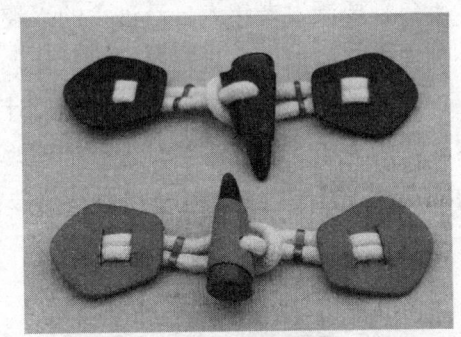

图13—34 搭扣

(4) 注意穿脱上衣顺序。取坐位姿势，穿衣服时先把患肢放在患膝上，再把衣服同患肢相应的袖口套在患侧前臂，并向上推袖管，使相应部位居于肘部与腋下，然后把领口套在头顶，此时健手及臂伸入另一个袖内，并伸出袖口，用健手把领口拉下到颈部，再把衣服的下边拉直、拉平。脱衣服时则先把衣服下边卷到胸部以上，尽量上提，并提拉近健侧部分的领口与袖口，并把健侧上肢由袖中脱出，当健侧上肢脱出袖口后，其余就很容易脱掉了。穿脱紧袖的衣服是非常困难的，所以偏瘫老年人衣服必须袖口肥大，应尽量穿开身的上衣。

（5）注意穿脱裤子的顺序。坐位姿势，穿裤时先把患侧下肢屈髋屈膝放在健侧的腿上，把裤腿套上患足上拉至膝部，放下患腿再把健侧下肢穿入同侧裤管中，逐渐向上提高裤子到臀部，移动重心，分别抬起一侧臀部或同时抬起整个臀部，提上裤腰，穿好，扣好。脱裤时先把健侧裤腿脱下，再脱去患侧裤腿。系裤时，不论是挂钩、纽扣及腰带，均需同时固定、握持两侧裤腰或裤带。这对脑卒中后偏瘫者是十分困难的，因为只用一只手来系裤经常无法完成，所以可能的话，最好采用松紧带裤腰。还有一种简便方法：先用一个夹子把患侧裤腰或裤带夹在上衣下缘，固定一侧，再用健手完成系裤动作。

3. 排泄

（1）首先要带领老年人如厕，使老年人养成定时排泄的习惯。

（2）教会老年人从轮椅上移到坐便器上坐稳的方法：首先健侧靠近坐便器，站起时先扶横扶手，逐渐移动到纵扶手上。

（3）训练老年人脱下或穿上裤子的动作并训练其手持卫生纸清洁会阴部。

（4）为了保持老年人大小便通畅，注意饮食搭配，多食新鲜蔬菜瓜果，定时饮水，使大小便训练顺利进行。

4. 卫生梳洗

卫生梳洗训练包括洗手、洗脸、拧毛巾、使用肥皂、梳头、刷牙、将水倒入脸盆、用后将水倒掉、拧开和关闭水龙头等操作。训练老年人使用常用的用具，如改良梳子（见图13—35）、牙刷（见图13—36）等；让老年人掌握伸屈、旋转能力以及手指抓握能力，锻炼手腕的灵活性和保持肩关节的稳定性。

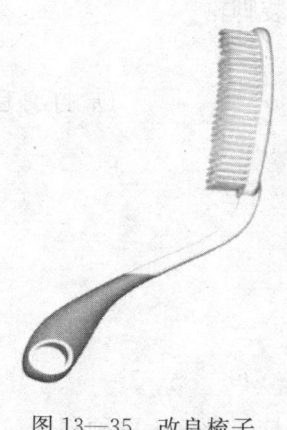

图13—35 改良梳子

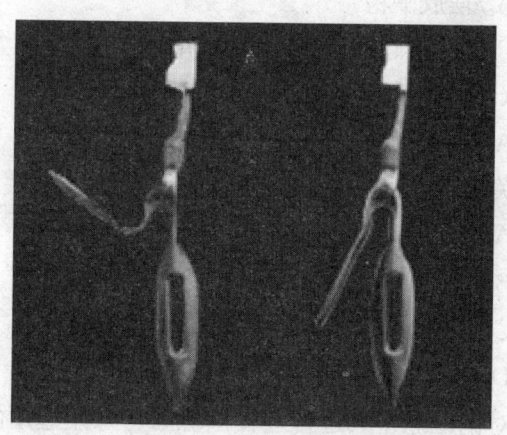

图13—36 改良牙刷

三、健身器材的使用

健身器材能够锻炼肢体的功能、增加身体柔韧性、调节血液循环，还可以健脑益智、增强记忆力、防止老年痴呆。对老年人而言，应选择简单易学、实用、方便、没有冲击性、强度较低的健身器材，如跑步机、太空漫步机（见图13—37）等。

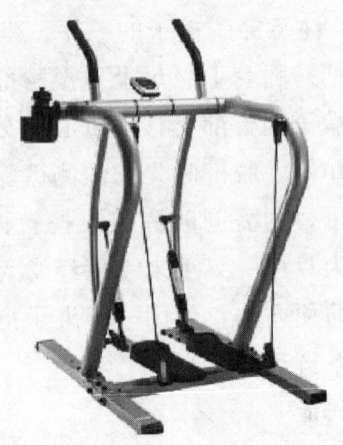

图13—37　太空漫步机

本章测试题

一、单项选择题

1. （　　）不属于手工活动。
   A. 绘画　　　　B. 编织　　　　C. 手操　　　　D. 雕刻

2. 老年人常用物品放置不恰当的是（　　）。
   A. 摆放平稳　　　　　　　　　B. 高低适当
   C. 桌椅脚及脚蹬装上橡皮垫　　D. 床脚装脚轮

3. （　　）不属于生活技能类活动。
   A. 洗菜　　　　B. 擦桌子　　　C. 摘菜　　　　D. 打羽毛球

4. 关于老年人进餐，错误做法是（　　）。
   A. 过期食品尚未变质劝老年人早点吃完
   B. 饭菜要加热煮沸后食用
   C. 发馊变质的饭菜劝阻老年人不要食用
   D. 检查食品保质期

5. 对偏瘫老年人进行进食训练时，开始选用的匙应该是（　　）。
   A. 短柄、匙面小的不锈钢匙　　B. 长粗柄、匙面大的硬塑匙
   C. 短柄、匙面大的硬塑匙　　　D. 长粗柄、匙面小的硬塑匙

二、判断题

1. 对于有攻击性的老年人、中重度痴呆老年人、长期卧床的老年人，可在卧室播放具有镇静作用的乐曲。（ ）

2. 进行身体放松运动时摆动上肢需站稳、静心、闭目，双手交叉在身前摆动。（ ）

3. 适当的棋牌活动可以锻炼大脑，减缓大脑的衰退。（ ）

4. 老年人的棋牌活动一般控制在 2~3 h。（ ）

5. 患者自己屈伸关节属于主动运动。（ ）

本章测试题答案

一、单项选择题
1. C　2. D　3. D　4. A　5. D

二、判断题
1. √　2. √　3. √　4. ×　5. √

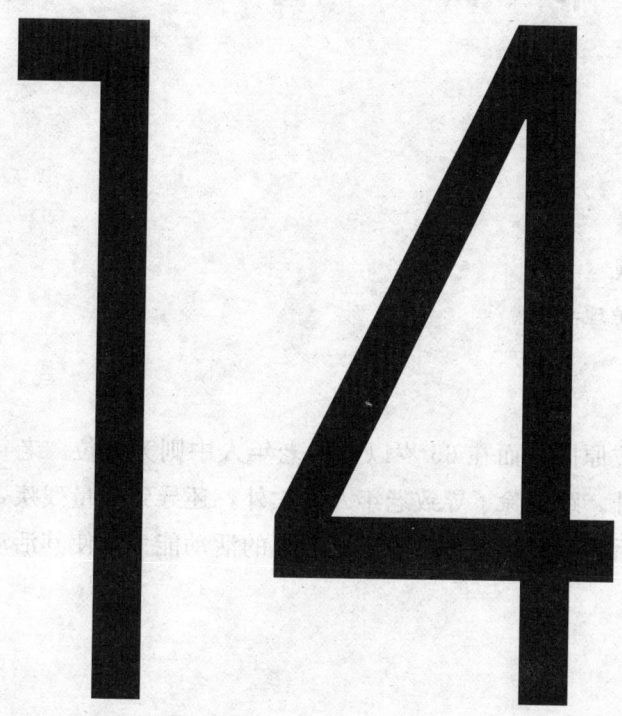

第 14 章

紧急情况处理

第 1 节　跌倒　　　/252

第 2 节　噎食　　　/257

第 3 节　烫伤　　　/261

第 4 节　外伤止血　/264

第 5 节　骨折　　　/267

第1节 跌 倒

学习目标

- ➢ 了解老年人跌倒的易发因素
- ➢ 熟悉老年人跌倒的临床表现
- ➢ 掌握老年人跌倒的预防与护理要点

知识要求

跌倒是我国伤害死亡的第四位原因，而在 65 岁以上的老年人中则为首位。老年人跌倒死亡率随年龄的增加而急剧上升。跌倒除了导致老年人死亡外，还导致大量残疾，并且影响老年人的身心健康。如跌倒后的恐惧心理可以降低老年人的活动能力，使其活动范围受限，生活质量下降。

一、跌倒的现场评估要点

老年人跌倒的发生并不单单是一种意外，而是存在潜在的危险因素。老年人跌倒是可以预防和控制的。通过评估和干预进行预防和控制，能有效降低老年人跌倒的发生。

1. 跌倒的分类

按照国际疾病分类（ICD-10）将跌倒分为两类

（1）从一个平面至另一个平面的跌落，如图 14—1 所示。

（2）同一平面的跌倒，如图 14—2 所示。

2. 跌倒的外在因素

（1）环境因素

1）室内环境。室内环境因素包括昏暗的灯光，湿滑、不平坦的地面（门槛、地面突起物等），障碍物（地面散落物、铁门、晾衣竿等），不合适的家具高度和摆放位置，楼梯台阶，如图 14—3 所示。

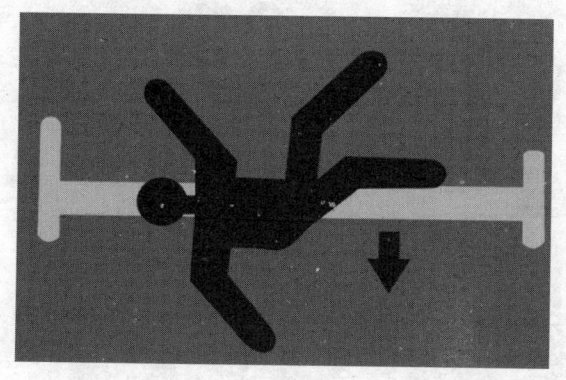

图 14—1 从一个平面至另一个平面的跌落

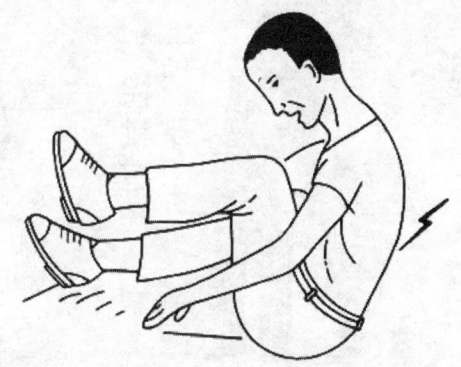

图 14—2 同一个平面的跌倒

 湿漉漉的地方容易滑倒　 有楼梯和高低差的地方容易跌倒　 没有收拾过的房间容易绊倒

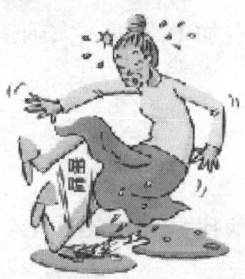 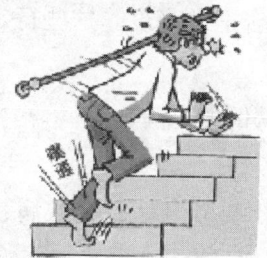

图 14—3　室内环境

2）户外环境。户外环境因素包括地面太湿滑、沙石多、高低不平、高低落差等。另外，当人群拥挤时，老年人常会因不易注意到而踢到或撞到某物造成跌倒。

3）个人环境。居住环境发生改变，不合适的穿着和行走辅助工具（见图 14—4），也是造成跌倒的主要原因。

（2）社会因素。老年人的教育和收入水平、卫生保健水平、享受社会服务和卫生服务的途径，以及老年人是否独居、与社会的交往和联系程度等都会影响其跌倒的发生。

3. 内在因素

（1）生理因素

1）老年人智力、肌力、感觉、反应能力、反应时间、平衡能力、步态及协同运动能力降低，使其跌倒的危险性增加。

2）因老年人的视力下降、视觉的空间及视敏感度下降、老年性听力损失、老年性耳聋甚至耳垢堆积而影响听力，所以老年人很难听到有关跌倒的警告；同时因老年人触觉下

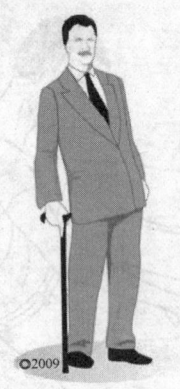 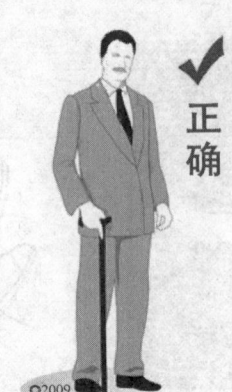 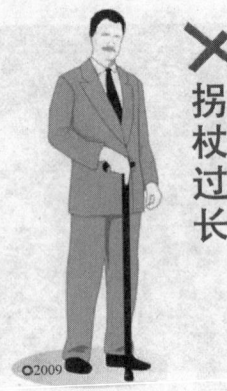

图14—4 行走辅助工具

降,导致老年人平衡能力降低,从而增加跌倒的危险性。

3)步态的稳定性下降也是引发老年人跌倒的主要原因。老年人行走特点包括步幅变短、行走不连续、脚不能抬到一个合适的高度。这些行走特点加上老年人大脑控制能力下降,也会导致跌倒危险性增加。

4)老年人骨质疏松也会增加跌倒的危险。

(2)病理因素

1)神经系统病变,如脑卒中、帕金森病、脊椎病、小脑疾病、前庭疾病、外周神经系统病。

2)心血管疾病,如低血压、脑梗死、小血管缺血性疾病。

3)影响视力的眼部疾病,如白内障、偏盲、青光眼、黄斑等。

4)老年人泌尿系统功能的退化,常伴尿频(夜尿增多、每晚多于2次)、尿急、尿失禁,使老年人上厕所增加或解尿后晕倒而增加跌倒的危险。

5)心理及认知因素,如痴呆、抑郁症。

6)其他,如昏厥、眩晕、惊厥、偏瘫、足部疾病、脚趾畸形等。

(3)药物因素

1)精神类药物,如抗抑郁药、抗焦虑药、催眠药等。

2)心血管药物,如抗高血压药、利尿剂、血管扩张药等。

3)其他药物,如降糖药、非甾体类抗炎药、抗帕金森病药等。

(4)心理因素。老年人的沮丧、抑郁、焦虑、情绪不佳,及其导致的与社会的隔离均增加跌倒的危险;另外,害怕跌倒也使他们行为能力降低,行动受到限制,影响步态和平衡而增加跌倒的危险。

4. 跌倒的现场评估要点

(1) 老年人跌倒现场状况评估

1) 评估跌倒环境。

2) 检查跌倒时着地部位。臀部着地易发生髋部股骨胫骨折；向前扑倒易发生股骨干、髌骨、上肢前臂骨折；头部着地易发生头部外伤、颅内血肿。

3) 检查老年人能否独立站起。

4) 向现场看到跌倒过程的其他人员了解相关情况。

(2) 跌倒后的身体状况评估

1) 检查是否出现与跌倒相关的损伤。

2) 详细检查外伤及骨折的严重程度，观察面容、姿势等。若有医务人员在场，协助评估现场诊疗情况、可能的跌倒预后和疾病负担。

3) 老年人跌倒后容易并发多种损伤，如软组织损伤、骨折等，因此需要重点检查着地部位、受伤部位。

二、跌倒的现场处理原则

1. 紧急处理

(1) 检查确认伤情。先观察老年人的头部、意识状态、四肢外观与功能；若有伤口先行做初步的处理，必要时送医院处理；有昏迷不醒、大量出血或者骨折等严重情形时，应立刻叫救护车送急诊处理。在救护人员到达前，切勿随意移动老年人。

(2) 有外伤、出血者，要进行简单包扎，等待救护车的到来。

(3) 正确搬运。护理员协助搬运老年人应保证平稳，尽量保持平卧姿势。

(4) 如果老年人试图自行站起，护理员可协助其缓慢起立（见图14—5），取坐位或卧位休息数分钟，直至确认无碍。

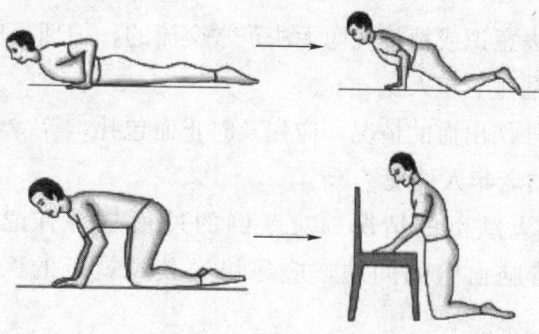

图14—5 老年人自行起立图解

(5) 注意事项。老年人跌倒后不可急忙扶起或搬动。如脑卒中可能导致蛛网膜下腔出血,匆忙扶起可能会加重出血症状;脑供血不足引起的昏厥,应协助老年人平卧,如立即扶起,反而会加重脑部缺血;心绞痛急性发作倒地后,如慌忙搬动,会加重老年人的恐惧感及心脏症状;如发生骨折或关节脱臼,拉扶可能会使损伤加重,特别是脊柱骨折的老年人,勉强扶其行走,可能伤及神经导致截瘫。

2. 跌倒后的护理

(1) 护理员要注意观察老年人的神志,是否有口齿不清、频繁打哈欠、跌倒后大小便失禁,如出现上述症状,要警惕颅脑损伤。

(2) 跌倒后的长期护理

1) 护理员每日为老年人清洁皮肤并随时保持干爽。

2) 维持老年人床铺干净与平整,使用适当支撑物调整老年人姿势,减少骨突出的受压。向老年人强调2 h翻身的重要性,督促老年人在床上自行活动翻身,当老年人主动翻身时要给予鼓励。

3) 定期修剪老年人的指、趾甲,避免老年人抓伤。

4) 对大小便失禁的老年人,护理员要及时更换纸尿布。

5) 协助老年人维持关节的灵活,以防关节僵硬无力。

6) 护理员要多与老年人交流,使老年人保持心情舒畅。

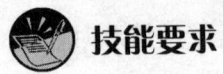 **技能要求**

跌倒老年人的应急处理

操作步骤

步骤1 判断意识

(1) 老年人已经失去意识或精神恍惚无法正常交流的,护理员应该先拨打120急救电话,并通知家属,不要乱碰老年人。

(2) 如果老年人有外伤出血的情况,应先及时止血包扎,等待救护车的到来。

步骤2 意识清醒的老年人处理

(1) 应先询问老年人跌倒的情况、对跌倒的过程是否有记忆。不能记起的老年人,可能存在晕厥或者脑血管的问题,应尽快送其到就近的医院,或者打电话叫救护车。

(2) 询问并观察老年人,若有剧烈的头痛、口角歪斜、言语不利、手脚无力等情况,提示脑卒中的情况，此时盲目扶起老年人可能加重脑出血或者脑缺血，使病情加重，所以应立即拨打急救电话。

（3）若老年人的肢体（腰背）疼痛或位置有异常，同时伴大小便失禁的情况，可能存在骨折情形。此时不要扶起老年人，而应等救护车的到来。

（4）如老年人尝试自己站起来，可协助老年人缓慢起立，坐、卧休息并观察，并及时去医院就诊。

步骤3　意识不清的老年人处理

对跌倒后意识不清的老年人，应该特别注意：

（1）有呕吐的老年人，将其的头偏向一侧，及时抠出口腔、鼻腔呕吐物，保证呼吸道的通畅。

（2）对有抽搐的老年人，应移至平整软地面或身体下垫软物，必要时牙间垫较硬的物品，防止咬伤舌，不要硬掰抽搐的肢体，防止肌肉、骨骼的损伤。

（3）如老年人发生呼吸、心跳停止，应立即进行胸外心脏按压、口对口呼吸等急救措施。如要搬动，应该保证平稳，尽量平卧。

第 2 节　噎　食

学习目标

- 了解老年人噎食的表现
- 熟悉海姆立克急救法的操作原则
- 掌握海姆立克急救法的操作方法
- 掌握老年人噎食的紧急处理措施

知识要求

因食道气管生理结构（见图14—6）以及老年人的咀嚼功能退行性变化等原因，老年人容易发生食物、异物卡喉。其中，噎食会造成老年人窒息或严重呼吸困难，甚至有生命危险。发生这种情况，千万不要叩击老年人背部，应在迅速报告医务人员或拨打急救电话的同时，立即对其进行现场紧急救护。

一、噎食的评估要点

1. 噎食的表现

（1）突然呛咳，剧烈咳嗽，不能发音，喘鸣，呼吸急促。

（2）满脸通红，甚至口唇发紫，表情恐惧。

（3）严重者可迅速出现意识丧失，甚至呼吸、心跳停止。

2. 易发生噎食的食物（见图14—7）

（1）果冻。果冻表面过于光滑，老年人吞食果冻容易滑入气管，老年人吃果冻的时候可以先弄碎后再食用。

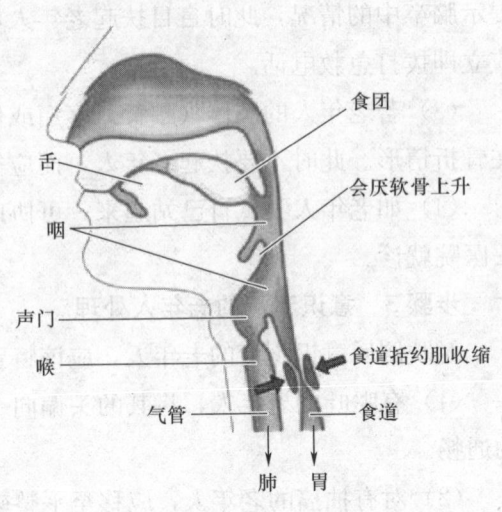

图14—6 食道气管生理结构示意图

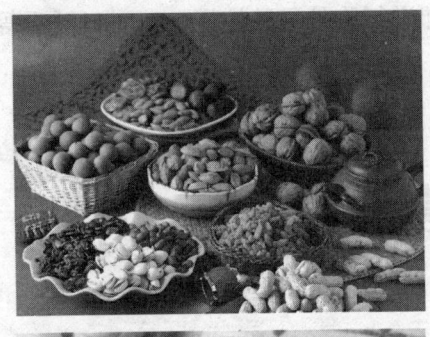
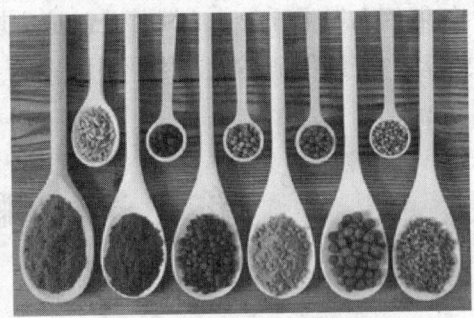
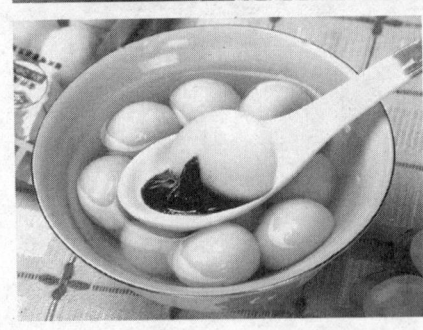
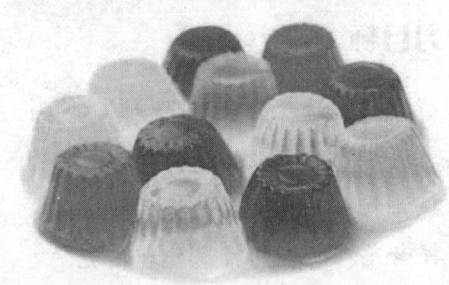

图14—7 易发生噎食的食物

（2）黏稠、不易消化的食物，如年糕、汤圆、花生酱等。

（3）不易咀嚼的食物，如麻花、糖果等容易噎住喉咙，建议先切成丁状再给老年人使用。

（4）纤维过长、咬感过硬的零食，如鱿鱼丝、牛肉干等。

(5) 小巧圆形但里面带核的水果，如龙眼、葡萄、红枣等，可剥开去核后再食用。

(6) 纤维多且不易咬烂的蔬菜，如金针菇、韭菜、芹菜等。

(7) 大块的肉块。因其不易咬烂，老年人若强吞下很容易噎到，应该切成薄肉片或肉丁后再食用。

(8) 带骨带刺的食物，如鸡块、多刺的鱼等。

(9) 太长的面条。老年人若以吸食的方式食用长面条也容易噎到，可先切成小段再烹煮。

3. 应对老年人噎食

老年人若发生噎食，应迅速清除老年人口腔内积存的食物。对于意识清晰的患者，鼓励其连续用力咳出食物。

当老年人发生噎食、异物卡喉，情况较严重时，应立即采用海姆立克急救法。

(1) 原理。利用冲击腹部—膈肌下软组织时产生的突然的冲击力，产生向上的压力，压迫两肺下部，从而驱使肺部残留空气形成一股气流。气管中这股带有冲击性、方向性的气流能将堵住气管、喉部的食物硬块等异物驱除。施救时，老年人要配合，头部略低，嘴要张开，以便异物吐出，如图14—8所示。

(2) 操作手法

1) 老年人站着或坐着。护理员站在老年人身后，从身后抱住其腹部，双臂围环其腰腹部，一手握拳，拳心向内按压于老年人的肚脐和肋骨之间的部位，另一个手掌成捂状按在拳头之上，双手急速用力向里、向上挤压，反复实施，直至阻塞物吐出为止，如图14—9所示。

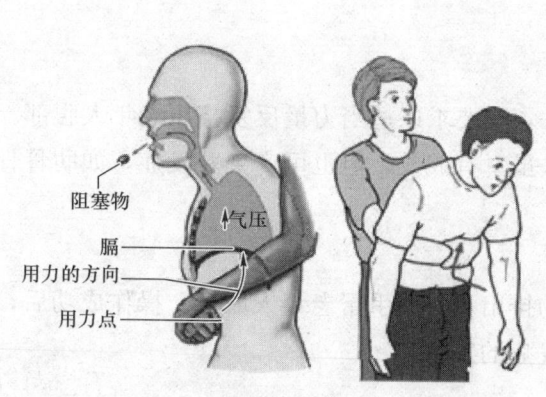

图14—8 海姆立克急救法示意图

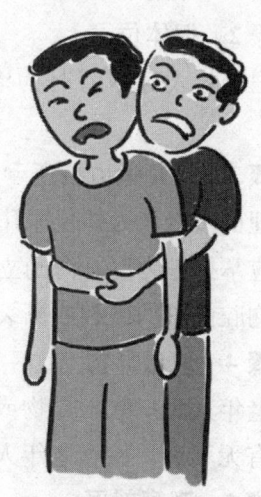

图14—9 站立位示意图

2）老年人无法站立。老年人意识不清、不能站立时取仰卧位，护理员两腿分开跪在老年人大腿外侧的面上，双手叠放用手掌根部顶住腹部（肚脐稍上），进行有冲击性、快速地向前上方压迫，然后打开老年人下颌，如异物已被冲出，迅速掏出清理，如图14—10所示。

(3) 操作注意事项

1) 若老年人呼吸道部分梗阻，气体交换良好，应鼓励老年人自己用力咳嗽，并自主呼吸。

2) 若老年人呼吸微弱，咳嗽乏力或呼吸道完全梗阻，则应立即使用此操作方法。

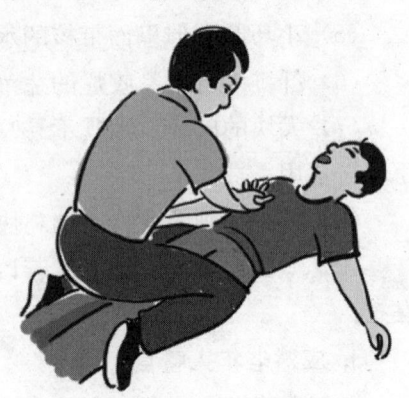

图14—10 卧位示意图

 技能要求

噎食的现场急救

工作准备

评估老年人身体情况，有无意识不清、能否站立或坐起。

操作步骤

步骤1　评估老年人意识

步骤2　摆体位

依据老年人身体情况为老年人摆好坐位或站位，嘱其低头、口朝地面，或者呈仰卧位。

步骤3　反复适力挤压

护理员按老年人体位采用相应手法，按要求以适当力量反复挤压老年人腹部。在操作的时候应掌握好力度。海姆立克急救法虽卓有成效，但也可产生并发症，如肋骨骨折、腹部或者胸腔内脏的破裂或撕裂等。

步骤4　取出异物

嘱老年人张口吐出异物或看到异物排出及时用手帮老年人取出。操作成功后，应询问老年人有无不适，检查老年人有无并发症的发生。

步骤5　观察就医

无法缓解或有其他异常情况应立刻就医。

第3节 烫 伤

学习目标
- 了解老年人烫伤的表现
- 掌握老年人烫伤的处理方法

知识要求

由于老年人肢体反应能力及活动能力下降,老年人极易在日常生活中发生烫伤,护理员了解烫伤的应对方法极其重要。

一、烫伤的现场评估要点

1. 烫伤的定义

烫伤是指由高温液体、高温固体或高温蒸汽等所致的损伤。

2. 烫伤的表现

(1) Ⅰ度烫伤——皮肤灼红,痛觉过敏,干燥无水泡,如图14—11所示。

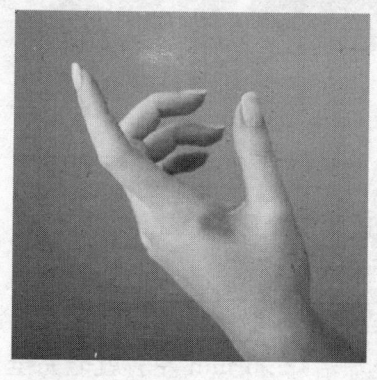 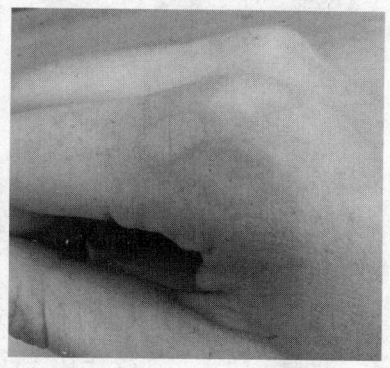

图14—11 Ⅰ度烫伤

(2) 浅Ⅱ度烫伤——局部红肿疼痛,有大小不等的水泡,如图14—12所示。

(3) 深Ⅱ度烫伤——可有水泡,痛觉迟钝,拔毛尚能感觉疼痛,如图14—13所示。

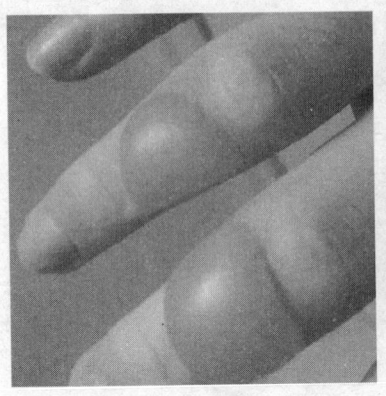
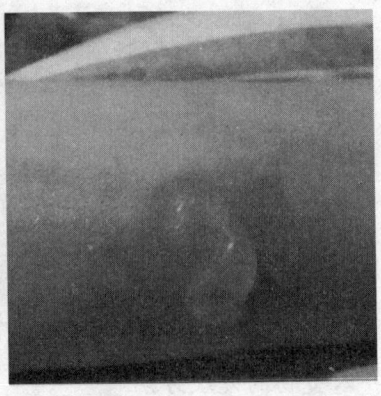

图14—12　浅Ⅱ度烫伤

（4）Ⅲ度烫伤——无水泡，痛觉消失，无弹性，拔毛不痛，干燥如皮革样或呈蜡白、焦黄，甚至炭化成焦痂，痂下水肿，如图14—14所示。

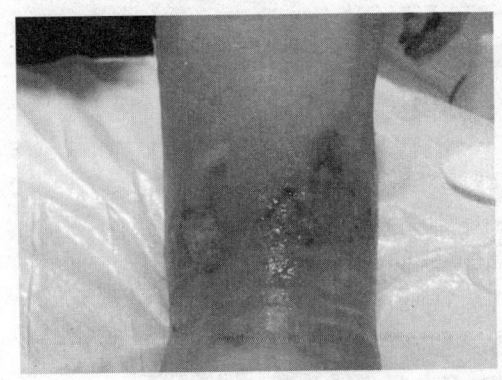
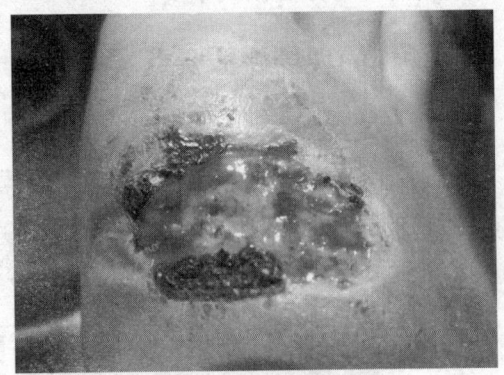

图14—13　深Ⅱ度烫伤　　　　　图14—14　Ⅲ度烫伤

3. 烫伤的处理原则

（1）迅速脱离热源。发生烫伤后应立即迅速脱离热源，以免继续损伤。

（2）各类烫伤的处理原则

1）Ⅰ度烫伤。立即将伤处浸在凉水中，进行冷却治疗。冷却治疗有降温、减轻余热损伤、减轻肿胀、止痛、防止起泡等作用。冷却治疗30 min左右就能完全止痛，随后用烫伤膏等涂于烫伤部位，3～5天便可自愈。

2）Ⅱ度烫伤。不要弄破水泡，先进行冷却治疗，需要牢记的是冷却伤口，而不是患者；并立即报告，迅速就医。

3）Ⅲ度烫伤。避免污染和再次损伤，创伤面不要涂擦药物，保持清洁，立即报告，迅速就医。

4. 烫伤注意事项

应对烫伤时常用冷却治疗，但不恰当的冷却治疗会造成老年人再次伤害，或加重老年人皮肤伤害，所以在进行冷却治疗时应遵循以下处理要求：

（1）冷却治疗应在烫伤后立即进行，因为 5 min 内烫伤的余热还会继续损伤肌肤，过了 5 min 后才浸泡在冷水中，则只能起到止痛作用，不能保证不起水泡。

（2）若烫伤部位不是手或足，不能将伤处浸泡在水中进行冷却治疗时，则可将受伤部位用毛巾包好，再在毛巾上浇水，或用冰块敷，效果可能更佳。

（3）根据 2014 年国际伤口最佳实践指南，冷却治疗推荐使用常温的自来水（12～18℃）对烫伤部位进行冷却以去除热量并防止热烧伤进展。

（4）若伤处水泡已破，不可浸泡，以防感染。可用无菌纱布或者干净手帕包裹冰块，冷敷伤处周围，以减轻疼痛，并立即报告就医。

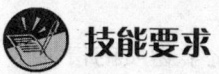

技能要求

烫伤的现场急救

工作准备

物品准备：手帕 1 条，烫伤膏，记录本 1 本，笔 1 支。

操作步骤

步骤 1　脱离热源

协助老年人迅速脱离热源。

若穿着衣裤或者鞋袜的部位被烫伤，千万不要急忙脱去被烫伤部位的鞋袜或衣裤，以免造成表皮随同鞋袜、衣裤一起脱落。应先用冷水隔着衣裤或鞋袜浇到伤处及周围，然后再脱去鞋袜或衣裤。

步骤 2　冷却治疗

用冷水冲洗进行冷却治疗，期间注意为老年人保暖，以免着凉。

步骤 3　涂皮肤保护剂

在红肿处涂烫伤膏。

步骤 4　报告

判断为Ⅱ度烫伤或Ⅲ度烫伤的，应赶紧报告医护人员或家属，并拨打急救电话。

步骤5　记录

记录烫伤的原因、伤处的面积、程度及处理过程。

第4节　外伤止血

学习目标

- 了解老年人外伤出血的类型
- 熟悉各种血管的出血表现
- 掌握老年人外伤初步应急止血的方法

知识要求

外伤是老年人常见意外之一,指身体由于外界物体的打击、碰撞或化学物质的侵蚀等造成的外部损伤,常伴有出血的表现。出血如不及时正确处理可能会造成老年人失血过多而发生休克,甚至危及生命。

一、外伤出血的种类和临床表现

1. 外伤出血的种类

出血是指血液从伤口流至组织间隙、体腔内或体外的现象。根据出血血管种类,可将外伤出血分为毛细血管出血、静脉出血、动脉出血。外伤出血涉及的血管种类不同,其严重程度也不同。

2. 外伤出血的临床表现

(1) 毛细血管出血。血液鲜红,血液从整个伤口创面慢慢渗出,一般不易找到出血点,常可自动凝固而止血,危险性小,多见于皮肤擦伤。

(2) 静脉出血。血液暗红,有小伤口,血液流出缓慢,从伤口持续不断流出。静脉出血危险性较毛细血管出血大,常见于较浅的刀割伤或刺伤。

(3) 动脉出血。血色鲜红,出血呈喷射状,出血频率与心脏、脉搏一致,血一股股流出,出血量多、速度快,危险性大。动脉出血常见于较深的刀割伤或刺伤。

二、止血方法

1. 直接压迫止血法

直接压迫止血法是一种简单有效的临时性止血方法,用于各种出血的初步止血。

用无菌纱布或干净手帕直接置于出血处，按压止血，如图14—15所示。直接压迫止血是应急措施，故其效果有限，应根据情况适时改用其他止血方法。

2. 加压包扎止血

（1）适用范围。加压包扎止血是急救中最常见的止血方法之一，适用于小动脉、静脉及毛细血管出血。关节脱位及伤口有碎骨存在时，不适用此法。

（2）操作方法。用消毒纱布或干净手帕、毛巾、衣物等敷于伤口上，然后用三角巾或绷带缠绕数圈加压包扎，如图14—16所示。压力以能止住血又不影响伤肢的血液循环为合适。若伤处有骨折时，须另加夹板固定。

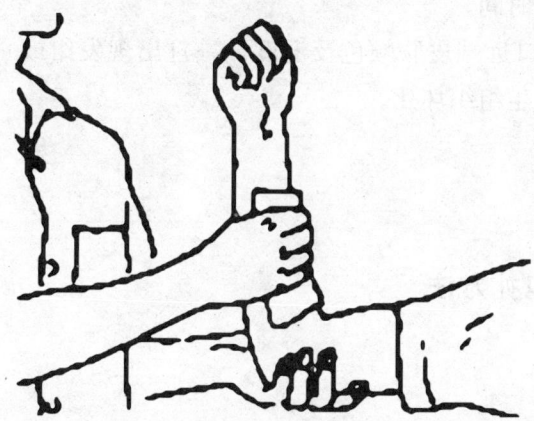

图14—15　直接压迫止血

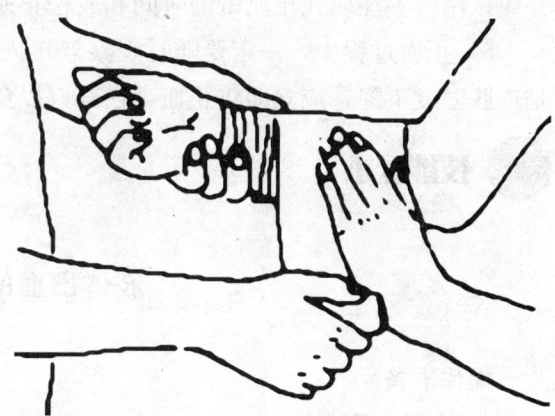

图14—16　加压包扎止血

3. 止血带止血

（1）适用范围。适用于四肢大动脉出血，使用加压包扎止血方法止血无效时采用。

（2）操作方法。先用无菌纱布或干净手帕置于出血处，用止血带（橡皮带、布条、线绳等）将出血伤口靠近心脏的一端扎住，阻断血流止血，如图14—17所示。

（3）注意事项。止血带止血，在阻断血流经破溃处流出的同时，也阻断了远端组织的供血。若长时间使用止血带，会导致止血远端肢体的缺血、坏死，所以在使用止血带止血时要注意以下操作要求。

1）老年人皮肤松弛、易破损，所以使用止

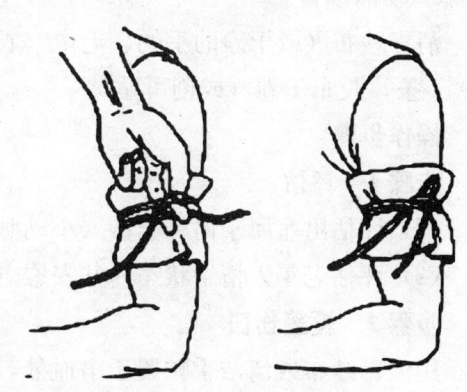

图14—17　止血带止血

血带时，皮肤与止血带之间不能直接接触，应加辅料（如布垫）或将止血带扎在衣裤外面，以免损伤皮肤。

2）使用止血带要松紧适宜，以能止住为度。止血带扎松了不能止血，扎紧了容易损伤皮肤，甚至损伤神经、组织，引起肢体坏死。

3）使用止血带时间不宜过长，过长容易引起肢体缺血坏死。因此，止血带扎好之后，要记录扎止血带的使用时间，并每隔40～50 min放松一次，每次放松1～2 min。为防止止血带放松后大量出血，放松期间应在伤口处加压止血。止血带使用时间一般不应超过4 h。

4）运送老年人时，扎止血带处应有明显标志，不要用衣物等遮盖伤口以妨碍观察，并应该用标签注明扎止血带的时间和放松止血带时间。

5）止血过程中，一定要随时观察老年人伤口远端皮肤颜色及温度，一旦出现发绀或是皮肤温度下降，应立即将止血带松开，以免发生组织坏死。

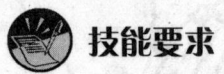 技能要求

肢体出血的包扎方法

操作准备

1. 护理人员准备

护理人员洗手并用干净毛巾擦干，戴口罩。

2. 安置老年人

立即协助老年人离开危险现场，取舒适体位。若为摔倒则保持原位，不能移动。

3. 物品准备

消毒纱布（或干净的手帕、毛巾、衣物）数块，绷带（橡皮带、三角巾、布条、线绳等）1条，胶布1卷（或创可贴）。

操作步骤

步骤1 评估

（1）评估出血属于何种类型（小动脉、静脉及毛细血管出血可用加压包扎）。

（2）评估老年人情绪状态，并安慰老年人。

步骤2 覆盖伤口

用消毒纱布或清洁手帕置于出血处，覆盖伤口。

步骤3 加压包扎

用绷带螺旋形加压包扎创面：用绷带先在敷料远端环行扎两圈使其牢固，然后螺旋形

向上包扎，每两圈适度加压压住上一圈的三分之二，绷带卷边缘应保持整齐，最后平绕一圈，在伤肢外侧固定。包扎完毕敷料不能有外露，绷带末端用胶布固定

步骤4　报告

报告家属或医护人员，或拨打急救电话。

步骤5　观察记录

观察老年人皮肤颜色及伤口处有无继续出血的情况，并记录出血原因、出血类型、伤口情况、加压包扎的开始时间（使用止血带时需记录扎、松止血带时间）。

第5节　骨　折

学习目标

- 了解老年人骨折的临床表现
- 掌握骨折后的处理原则及常用固定方法
- 能协助医护人员为老年人进行骨折后的初步固定

知识要求

老年人对外界的反应能力降低、视力减弱、肌肉骨骼退化，使老年人平衡能力、协调能力、大打折扣，且老年人骨质疏松，所以非常容易发生跌倒造成骨折。骨折就是骨的完整性或连续性受到破坏，从而引起疼痛、肿胀、青紫、功能障碍、畸形、骨擦音等为主要表现的疾病。

一、骨折的临床表现

1. 一般表现

骨折一般表现为局部疼痛、肿胀和功能障碍。骨折造成骨髓、骨膜及周围组织血管破裂出血，在骨折处形成血肿，以及软组织损伤所致水肿使患肢严重肿胀，甚至出现水泡和皮下瘀斑。由于血红蛋白的分解，肿胀处可呈紫色、青色或黄色。骨折局部出现剧烈疼痛，特别是移动患肢时加剧，伴明显压痛。局部肿胀或疼痛使患肢活动受限，受伤肢体活动功能完全丧失。

2. 特有体征

（1）局部畸形。骨折段移位可使患肢外形发生改变，主要表现为短缩、成角或旋转。

（2）异常运动。正常情况下肢体不能活动的部位，骨折后出现不正常的活动。

（3）摩擦音。骨折后，两端相互摩擦时，可产生骨擦音或骨擦感。

3. 老年人常见骨折部位

老年人易摔倒时，以下3个部位比较容易发生骨折：

（1）腕部骨折。腕部骨折是老年人骨折中最常见的一种。当老年人要摔倒时，多会反射性地伸出手掌触地来支撑保护身体。这时，身体的重力会集中在前臂远端的桡骨上而发生骨折。腕部骨折时，多因伸直位受力而导致骨折远端向手背侧移位，从侧方看腕部会呈特殊的"锅铲样"畸形，如图14—18所示。

（2）椎体骨折。老年人椎体骨折多发生在脊柱的腰椎以及胸腰段部位的椎体，如图14—19所示。老年人骨质疏松发生时往往首先累及脊柱的椎体。一旦受到外力的刺激，如跌坐伤的发生，疏松、空虚的椎体很容易发生形态上的改变，即椎体压缩性骨折。这时老年人腰背痛症状进一步加剧，有的疼痛会放射到腹部，起卧活动受限，驼背畸形也越发明显。

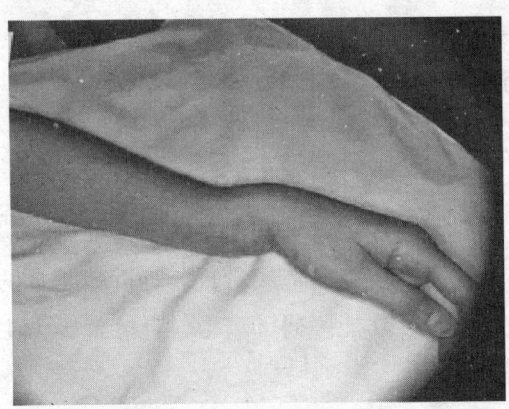

图14—18 腕部骨折

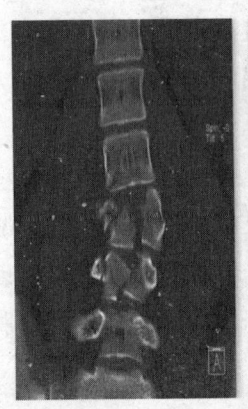

图14—19 椎体骨折

（3）髋部骨折。髋部是下肢和躯干的连接部位，老年人平地摔倒、下肢突然扭转、车辆撞击或高处坠落均可造成股骨粗隆或股骨颈的骨折，如图14—20所示。

二、骨折的处理原则

1. 复位

将移位的骨折端恢复正常或近乎正常，重建骨的支架作用。

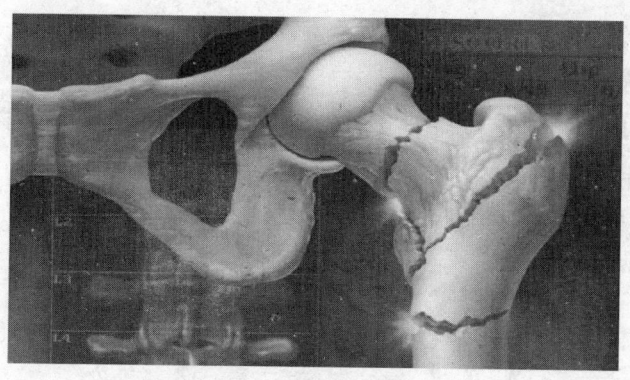

图14—20 髋部骨折

2. 固定

将骨折维持在复位后的位置，使其在良好对位情况下达到牢固愈合。固定是骨折愈合的关键。

3. 康复

在不影响固定的情况下，尽量地恢复患肢肌肉、肌腱、韧带、关节囊等软组织的舒缩活动。

三、骨折后的固定

1. 目的

所有的四肢骨折都应进行固定。脊椎损伤和骨盆骨折在急救中应相对固定，否则骨头的断面可能会刺伤内脏、肌肉等组织，或加重肢体畸形。

（1）限制受伤部位的活动度。

（2）减轻疼痛。

（3）避免骨折断端等因摩擦而损伤血管、神经乃至重要脏器。

（4）防止休克，便于老年人搬运。

2. 用物

（1）夹板。抢救现场可因地制宜选用有一定弹性的木板、竹板、纸板或塑料板制成夹板，绑在骨折部肢体的外侧，外扎绷带或布带，以固定骨折。夹板固定适用于四肢骨折。在紧急情况下，可直接借助老年人的健侧肢体或躯干进行临时固定。

（2）绷带或布带。其用于肩胛骨和锁骨骨折，作用可靠。

（3）其他。需另备纱布或毛巾、衣物、三角巾等。

3. 常用的临时固定方法

老年人骨折后，在去医院正规就诊前，护理员可协助医护人员为老年人进行临时固定。以下介绍几种常见的骨折临时固定方法。

(1) 上肢骨折（见图14—21）

1）肱骨骨折。取绷带将夹板与大臂固定，或用绷带将大臂与躯干固定，然后使肘部弯曲，用三角巾悬吊。

2）前臂骨折。取绷带将夹板与前臂固定，然后使肘部弯曲，用三角巾悬吊。

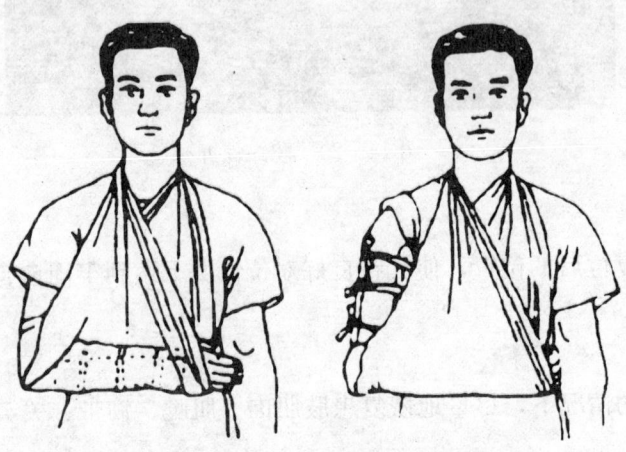

图14—21 上肢骨折三角巾固定

(2) 髋部骨折。使老年人平躺，用绷带"8"字形包扎髋关节，将夹板放于老年人身体两侧，再用绷带将身体与夹板多处缠绕固定，如图14—22所示。

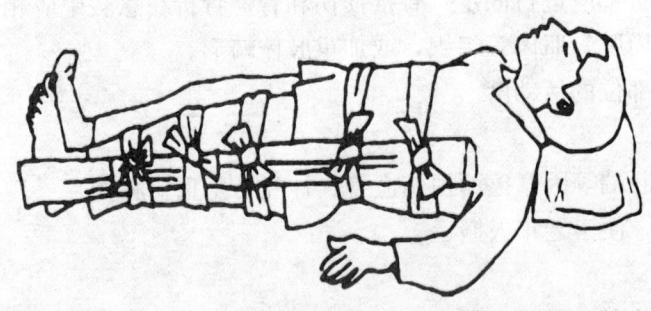

图14—22 髋部骨折夹板固定

(3) 腿部骨折。用绷带包扎腿部骨折处，将夹板放于腿部两侧，用绷带将腿部与夹板多处缠绕固定，防止关节活动，如图14—23所示。

(4) 踝部骨折。用绷带"8"字形包扎踝部骨折固定，之后将腿部与夹板固定，防止关节活动，如图14—24所示。

绷带"8"字形包扎方法：先在关节下方紧挨着关节环形包扎2圈，之后将绷带先绕

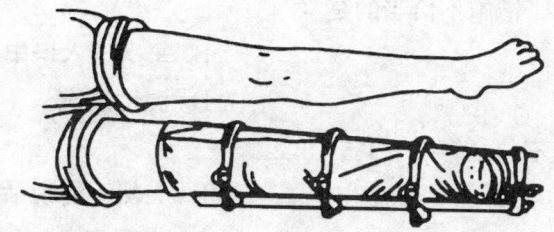

图 14—23 腿部骨折夹板固定

至关节上方,再经屈侧绕到关节下方,过肢体背侧绕至肢体屈侧后再绕到关节上方,如此反复,呈"8"字形连续在关节上下包扎,每圈与前一圈重叠 2/3,最后在关节上方环形包扎 2 圈,用胶布固定。

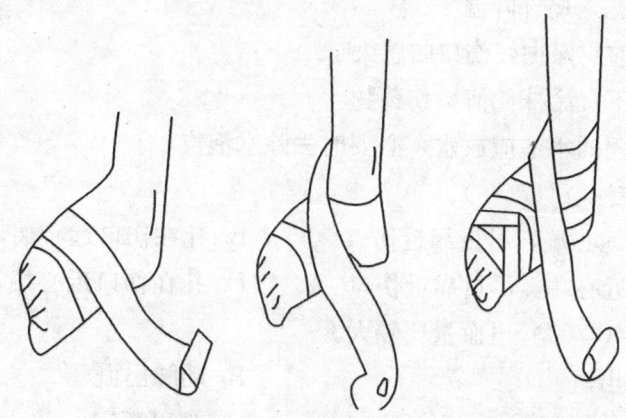

图 14—24 踝部骨折"8"字形包扎

本章测试题

一、单项选择题

1. （　　）是老年人意外伤害的头号杀手。
   A. 烧伤　　　　　　B. 跌倒　　　　　　C. 车祸　　　　　　D. 溺水
2. 发现老年人跌倒要首先（　　）。
   A. 检查有无出血　　　　　　　　　　B. 检查有无骨折
   C. 观察患者的意识　　　　　　　　　D. 拨打急救电话

271

3. 为老年人喂饭时，措施不恰当的是（　　）。
   A. 不含饭说话　　　　　　　　　B. 每次送入口中的食物不宜太多
   C. 速度要快　　　　　　　　　　D. 温度适宜
4. 噎食的首要表现不包括（　　）。
   A. 呛咳　　　　　　　　　　　　B. 突然不能说话
   C. 突然呕吐　　　　　　　　　　D. 出现窒息的痛苦表情
5. 一般烧烫伤急救，为终止热力对组织的继续损伤，应将伤部在自来水龙头下冲或浸泡在井水、自来水中快速降温（　　）min 为好。
   A. 10　　　　　B. 20　　　　　C. 30　　　　　D. 40
6. 烧烫伤现场急救的错误措施是（　　）。
   A. 脱离烫伤源，局部降温
   B. 在送医院前应保护好伤口防感染
   C. 创伤部位不宜涂抹任何烫伤药物
   D. 烫伤后出现的水泡应放水，必要时去除水泡皮
7. 止血带止血应注意（　　）。
   A. 扎在伤口远心端，尽量靠近伤口　　B. 扎在伤口远心端，尽量远离伤口
   C. 扎在伤口近心端，尽量靠近伤口　　D. 扎在伤口近心端，尽量远离伤口
8. 一般情况下，（　　）出血量比较大。
   A. 毛细血管出血　　　　　　　　B. 动脉出血
   C. 静脉出血　　　　　　　　　　D. 难以断定
9. （　　）不能作为骨折的诊断依据之一。
   A. 疼痛和压痛　　　　　　　　　B. 局部流血
   C. 肿胀和畸形　　　　　　　　　D. 功能障碍
10. 骨折部位不得随意移动，尤其是（　　）骨折。
    A. 股骨颈　　　　B. 髌骨　　　　C. 椎骨　　　　D. 上肢骨

二、判断题

1. 老年人意外伤害的首要原因是跌倒。　　　　　　　　　　　　　　　　（　　）
2. 发现老年人跌倒应立即扶起。　　　　　　　　　　　　　　　　　　　（　　）
3. 严重的噎食可能会导致患者死亡。　　　　　　　　　　　　　　　　　（　　）
4. 如发现老年人进餐中出现呛咳，应劝阻老年人停止进餐，让老年人少量饮水，或轻拍老年人的背后，以利于老年人停止呛咳。　　　　　　　　　　　　（　　）
5. 烫伤后的创面应尽早涂抹有效药物达到早期治疗目的。　　　　　　　　（　　）

6. 烫伤后现场应立即脱离烫伤源，局部表面快速降温，以终止热力对组织的继续损伤。（ ）

7. 直接压迫止血法为简便而有效的急救措施。（ ）

8. 动脉血一般出血量较大。（ ）

9. 在骨折急救时应遵循先止血、后包扎、再固定的原则。（ ）

10. 老年人跌倒后感到局部痛、肿，行走困难即可诊断为骨折。（ ）

本章测试题答案

一、单项选择题

1. B 2. C 3. C 4. C 5. C 6. D 7. C 8. B 9. B 10. C

二、判断题

1. √ 2. × 3. √ 4. √ 5. × 6. √ 7. √ 8. √ 9. √ 10. ×

附录　护理操作流程

1. 床上擦浴

操作流程	操作方法
准备	● 养老护理员：着装整洁，洗手 ● 老年人：老年人一般状况良好。衰弱、患心脏病需卧床休息的老年人不宜沐浴。饭后 1 h 才能进行沐浴，以免影响消化 ● 用物：脸盆、沐浴露、干净毛巾 2 条、一次性湿巾（清洁会阴用）、浴巾（大毛巾）、干净衣裤、2 个水桶（一个盛热水，水温 50～52℃，另一个盛污水）、便器（必要时）等。酌情带梳子、指甲剪等 ● 环境：关闭门窗，围好屏风或拉上隔帘，调节室温至 22～26℃
倒水调温	● 放平床头及床尾支架，松开床尾盖被 ● 将脸盆放于床旁桌上，倒入热水至 2/3 盆，护理员用手腕试水温
洗脸擦颈	● 将微湿的毛巾包在右手上，左手扶托老年人头顶部，为老年人洗脸及颈部。先擦眼睛周围皮肤，然后擦洗一侧额部、颊部、鼻翼、人中、耳后、下颌，直至颈部 ● 同法擦洗另一侧。之后用干毛巾再依次擦洗一遍。注意洗净耳后、耳郭等皮肤皱褶多的部位
脱衣垫巾	● 按更衣术协助老人脱下衣服，在擦洗部位下铺浴巾
擦洗上肢	● 将毛巾包在手上，按顺序擦洗远侧的手、臂、腋下、肩部。各部位先用涂沐浴露的毛巾擦洗一遍，再用洗净的湿毛巾擦去沐浴露，清洗毛巾后再擦洗，最后用浴巾擦干。注意洗净腋窝 ● 同法擦洗近侧上肢。根据情况及时更换清水或者添加热水，保持水温。注意及时给老年人暴露部位进行遮盖，保护隐私并防止受凉
擦胸腹部	● 将盖被向下折叠，将浴巾盖住胸腹部 ● 一手略掀开大毛巾，一手裹湿毛巾，分别用沐浴液及清水擦洗胸部 ● 擦洗胸部时，乳房部位应环形用力擦洗，注意洗净乳房下皱褶 ● 腹部以脐为中心，顺结肠走向擦洗，注意清洗脐部的皱褶处 ● 最后用浴巾擦干胸腹部，盖上被子
擦背臀部	● 协助老年人侧卧，背向养老护理员，背部盖被向上翻折，露出背部及臀部 ● 铺浴巾于背部及臀部下 ● 一手裹湿毛巾，分别用沐浴液及清水擦洗后颈部、背臀部 ● 擦洗后进行背部按摩，按摩后穿好上衣

续表

操作流程	操作方法
擦洗会阴	● 换水、换盆、换毛巾 ● 将清洁湿毛巾（或一次性湿巾）交给老年人，让其自行擦洗。嘱咐其从上往下擦 ● 如果老年人不能自行擦洗，则按照会阴护理的办法帮助老年人清洁会阴部 ● 帮助老人穿上裤子
擦洗下肢	● 按更衣术协助老人脱下裤子 ● 在远侧腿下铺浴巾，将洗澡毛巾包在手上，按顺序擦髋部、大腿、小腿。各部位先用涂沐浴露的毛巾擦洗一遍，再用洗净的湿毛巾擦去沐浴露，清洗毛巾后再擦洗，最后用浴巾擦干 ● 同法擦洗近侧下肢。注意洗净腹股沟 ● 清洗足部。将脚盆放置在脚下，盆下垫一块干布。将双足浸泡于脚盆中，洗净脚掌、趾间、指缝
整理用物	● 协助老年人处于舒适卧位。酌情梳头，修剪指甲。协助老年人饮水。必要时更换床单被套 ● 用物放置原处，洗手

2. 床上洗发

操作流程	操作方法
准备	● 养老护理员：着装整洁，洗手 ● 老年人：理解并配合床上洗头，体质虚弱者避免床上洗头。如有需要，洗头前先排便 ● 环境：调节室温至 22~26℃，必要时使用屏风或拉上隔帘 ● 用物：马蹄形垫子、梳子、洗发液、干毛巾两条、大毛巾一条、水盆、水壶、热水（40~50℃）、污物桶、吹风机、塑料布、别针、纱布、棉球等
垫巾、围巾	● 移去枕头，将塑料布及大毛巾垫于老年人头及肩下 ● 松开老年人衣领向内反折，将干毛巾围于颈部，用别针固定
取位	● 协助老年人仰卧，把枕头垫在肩下，屈膝，可在两膝下垫枕头，使老年人在洗头过程中保持舒适
置马蹄形卷（或扣杯脸盆）	● 将马蹄形卷（或扣杯脸盆）置于床头侧边，马蹄形卷的开口下放一污物桶 ● 协助老年人将头置于马蹄形卷内
护耳和眼	● 用眼罩或纱布盖于两眼上 ● 将干燥棉球塞入耳道
调节水温	● 养老护理员先用手腕试一下水温是否合适 ● 倒少量水在老年人头上，询问老年人水温是否合适
洗净头发	● 倒洗发剂适量于掌心，搓出泡沫后涂遍头发。避免洗发液直接涂在头皮上，以减少对头皮的刺激 ● 用指腹部揉搓头皮和头发，方向由发际向头顶部，注意揉搓力量适中，避免用指甲抓，以防抓伤头皮 ● 使用梳子，除去落发，置于纸袋中。用热水冲洗头发，直到洗净为止
包发擦干	● 解下颈部毛巾，包住头发并擦干
撤卷去罩	● 一手托老年人头部，一手撤去马蹄形卷，除去耳内棉球、眼罩或纱布 ● 擦干老年人额面部，酌情使用护肤霜

续表

操作流程	操作方法
移枕归位	● 协助老年人卧于床正中，将枕头、塑料布、大毛巾一起移回至头部 ● 用包头的毛巾擦干头发，再用大毛巾擦干
梳理头发	● 用电吹风吹干头发，梳理整齐
整理用物	● 协助老年人取舒适卧位 ● 用物放置原处，洗手

3. 会阴擦洗

操作流程	操作方法
准备	● 养老护理员：着装整洁，洗手 ● 老年人：老年人一般状况良好，能够理解并配合会阴护理 ● 环境：调节室温至22～26℃，必要时使用屏风或拉上隔帘 ● 用物：脸盆（或者水壶）、毛巾、大浴巾（必要时）、温水或者专用会阴护理液（水温40～45℃）、便器、一次性尿垫（或者塑料布）、薄膜手套、屏风（或者遮布）等
取位	● 帮助老年人脱去对侧裤腿，盖在近侧腿部，气温较低时还可盖上浴巾 ● 对侧腿用盖被遮盖 ● 取仰卧屈膝位，两腿略外展，露出外阴
垫巾和试温度	● 将一次性尿垫垫于老年人臀下 ● 养老护理员用手腕试水温
擦洗会阴	● 将毛巾用温水浸湿，拧至半干擦洗会阴部 ● 老年女性：按照由上至下、由外到内的顺序，从会阴部上部向下至肛门部擦拭干净 ● 老年男性：护理员戴手套，一手提起阴茎，一手取毛巾从上到下、环形擦洗阴茎头部、下部和阴囊
撤垫穿裤	● 一手托住老年人臀部，右手撤去一次性尿垫 ● 协助老年人穿上裤子
整理用物	● 协助老年人取舒适卧位 ● 用物放置原处，洗手

4. 卧床老年人便器使用

操作流程	操作方法
准备	● 养老护理员：着装整洁，洗手，戴手套 ● 老年人：老年人一般状况良好，理解、配合在床上使用便器 ● 环境：调节室温至22～26℃，必要时使用屏风或拉上隔帘 ● 用物：清洁无破损的便器、卫生纸、一次性尿垫或废旧报纸、一次性手套等
取位	● 协助老年人将裤子脱至膝盖下，两腿屈曲 ● 用盖被给老年人遮挡并保暖
垫巾放盆	● 一手抬起老年人腰骶部，一手将一次性尿垫或者废旧报纸垫于床单上，防止将床铺弄脏 ● 一手抬起老年人腰骶部，一手将便器垫于臀下，便器的扁平置于老年人的腰骶部
清洁肛门	● 老年人便后，协助其用卫生纸擦拭肛门口 ● 必要时可以用清水清洗会阴部

续表

操作流程	操作方法
撤垫穿裤	● 一手托住老年人腰骶部，一手取出便盆、一次性尿垫或废旧报纸 ● 将便盆放在床旁椅上，用一次性尿垫或废旧报纸盖在便盆上 ● 协助老年人穿上裤子并取舒适卧位
整理用物	● 开窗通风 ● 用物放置原处，洗手

5. 卧床老年人纸尿裤使用

操作流程	操作方法
准备	● 养老护理员：着装整洁，洗手 ● 老年人：理解、配合更换纸尿裤 ● 环境：调节室温至22～26℃，必要时使用屏风或拉上隔帘 ● 用物：纸尿裤、温水、软毛巾、鞣酸软膏等。将纸尿裤摊开后对折拉松让纸尿裤成凹槽弧形
撤污染纸尿裤	● 打开污湿的纸尿裤腰侧的粘扣，必要时养老护理员用温水清洗臀部及会阴部皮肤，并用软毛巾轻轻擦干皮肤表面水迹，或者采用自然通风法保持皮肤表面干燥。必要时涂擦鞣酸软膏 ● 帮老年人取侧卧位，从两腿间抽出用过的纸尿裤
穿纸尿裤	● 将纸尿裤平铺于床上，然后将纸尿裤穿过胯下，后片对齐脊椎，前片对齐肚脐，调整至前后等高 ● 整理并摊开纸尿裤后片，包覆于臀部，再将老年人从侧卧位变换为仰卧位。注意纸尿裤要整理平整，避免卧床老年人长期受压引起皮肤的损伤 ● 整理并摊开前片，注意保持尿裤中部的凹槽弧形，不要刻意拉平
妥善固定	● 先固定两侧下方胶带，微斜向上拉；再贴上方胶带，微斜向下拉 ● 向外拉伸腿部立体护围，确认腿部和纸尿裤是否充分贴合 ● 协助老年人穿上裤子并取舒适卧位
整理用物	● 开窗通风 ● 污染纸尿裤丢弃于卫生间垃圾桶内 ● 用物放置原处，洗手

6. 有人床更换床单

操作流程	操作方法
准备	● 养老护理员：着装整洁，洗手 ● 老年人：老年人一般状况良好，没有明显不适，能理解并配合更换床单被套 ● 环境：温度适宜，关闭门窗，注意保暖 ● 用物：大单、被套、枕套、床刷
妥善安置	● 松被角，协助老年人排尿，根据老年人情况可放平床头支架（病情允许）
取位	● 协助老年人侧卧，背向操作者

续表

操作流程	操作方法
更换床单	● 松开近侧床单,将床单污染面向内卷至其身下,并超过床单中线 ● 自上而下扫净床垫渣屑 ● 铺清洁床单(正面向上),中线对齐,按铺床法铺好床单并拉紧 ● 将老年人移向近侧,面向养老护理员。 ● 养老护理员转至对侧,松开床单,将床单污染面向内卷好,撤出污单,安置于床 ● 同法整理并铺好对侧 ● 协助老年人平卧
更换被套	● 铺清洁被套 ● 解开污被套末端系带或拉链 ● 将棉胎从尾端拉出 ● 按套被套法将棉胎放置于清洁被套内,同时撤出污被套 ● 整理清洁被套,头端不虚边,四角充实,按要求折成被筒
更换枕套	● 一手托起老年人头部,另一手迅速取出枕头,撤下污枕套 ● 换上清洁枕套,拍松后再放回老年人头下
整理用物	● 污物按要求作清洁消毒处理 ● 洗手

7. 床上翻身侧卧

操作流程	操作方法
准备	● 养老护理员:着装整洁,洗手 ● 老年人:老年人一般状况良好,没有明显不适,能理解并配合翻身侧卧 ● 环境:温度适宜,关闭门窗,注意保暖 ● 用物:软枕数个,必要时准备三角翻身枕
妥善安置	● 按需妥善安置各种导管、折叠盖被 ● 必要时可放平床头支架(病情允许)
取位	● 老年人仰卧,协助其两手放腹部,两腿屈曲
一人协助法	适用于体重较轻的老年人
移至床沿	● 拉起对侧床栏 ● 养老护理员站在老年人的一侧,将枕头移向近侧 ● 一手托住老年人肩颈部,一手托住其腰部,将老年人上半身向近侧移动 ● 然后一手托住老年人臀部,一手托住其大腿,将老年人下半身向近侧移动
翻向对侧	● 一手扶肩,一手扶膝,轻轻将老年人推向对侧,使老年人背向养老护理员
二人协助法	适用于体重较重或病情较重的老年人
移至床沿	● 拉起对侧床栏 ● 两位养老护理员站在床同一侧,将枕头移向近侧 ● 一位养老护理员托住老年人肩颈部和腰部,另一养老护理员托住老年人的臀部及大腿部,两人一起用力,将老人抬起向近侧床边移动
翻向对侧	● 两位养老护理员分别托扶老年人的肩、腰、臀和膝部,轻轻将老年人翻向对侧

操作流程	操作方法
置软枕	● 在老年人的背部、胸前各放一个软枕。使老年人上侧腿略往前屈曲，下侧腿微屈，两腿中间放置一个软枕，使得老年人肢体各关节处于功能位置 ● 按需拉起或放下床栏 ● 必要时帮老年人拍背，观察受压部位皮肤状况，并询问老年人感受，是否有不舒适
整理用物	● 整理老年人衣物、床铺 ● 洗手

8. 从床到轮椅的移动

操作流程	操作方法
准备	● 养老护理员：着装整洁，洗手 ● 老年人：一般状况良好，但是不宜行走 ● 用物：轮椅、保暖外出衣或毛毯（按季节备）等
评估解释	● 双向核对老年人床号、姓名，评估老年人病情及活动能力 ● 检查轮椅性能是否良好 ● 向老年人或家属说明目的
放置、固定轮椅	● 将轮椅推至床边，使椅背与床尾平齐，面向床头或呈45°，翻起踏脚板，拉起扶手两侧的车闸 ● 翻起踏脚板，便于老年人入座
扶助起床	● 将老人移至床沿，使双脚垂下，穿好鞋袜，协助坐起 ● 身体虚弱者，坐起后应适应片刻，无特殊情况方可下地，以免发生体位性低血压
协助坐入轮椅	● 将双臂伸入老年人肩下，协助其慢慢下床，并一起转向轮椅，使老年人坐入轮椅。嘱老年人尽量向后坐，勿向前倾斜或自行下车 ● 病情允许者，养老护理员可站在车轮后面，固定轮椅，请老年人自行坐入轮椅 ● 放下踏脚板，让老年人双脚置其上，两手臂放于扶手上。应根据季节采取保暖措施
松闸推椅	● 松闸后推老年人至目的地 ● 推行时下坡应倒车推行，上坡或过门槛应翘起前轮，使老人头、背部后倾，并抓住扶手，以免发生意外 ● 推行时应随时观察老年人情况
协助回床	● 推轮椅至床边，使椅背与床尾平行或呈45°，拉车闸固定，保证老年人安全 ● 翻起脚踏板，向老年人解释下车过程，鼓励老年人站立时尽量利用较有力的腿支撑体重 ● 站在老年人面前，两腿前后放置，并屈膝，让老年人双手放于操作者肩上，双手扶住老年人腰部并最好用膝盖顶住老年人的膝部，以保持老年人重心位置降低，扩大支撑面，增加稳定性 ● 协助老年人慢慢转向床沿，坐于床沿，脱去保暖外衣及鞋子 ● 协助老年人取舒适卧位，盖好被子 ● 整理床单位，观察老年人情况。轮椅推回原处放置，必要时作记录

9. 腋温测量

操作流程	操作方法
准备	● 养老护理员：着装整洁，洗手 ● 用物：治疗盘备 2 个（一个盛放消毒体温计，另一个放测量后的体温计）、含消毒液纱布、表（有秒针）、记录本、笔、体温计（检查无破损、水银柱在 35℃ 以下） ● 环境：室温适宜、光线充足、环境安静 ● 老年人准备：向护理对象及家属解释。评估老年人的病情、意识、治疗情况，心理状态及合作程度。测量体温前 30 min 不宜运动或进食
测量	● 擦干汗液 ● 体温计水银端放于腋窝正中。体温计紧贴皮肤，屈臂过胸，夹紧。测量时间 10 min
读数	● 评估体温是否正常，若与病情不符应重新测量，有异常要及时处理
记录	● 将体温值记录在记录本上

10. 电子血压计的使用

操作流程	操作方法
准备	● 养老护理员：着装整洁，洗手 ● 用物：电子血压计、笔、记录本，检查血压计（有无漏气），选择适合老年人的袖带，备齐用物 ● 老年人准备：携带用物至老年人处，核对（确认身份），向老年人及家属解释测量血压的目的和过程，取得合作。评估老年人状态，确定是否适合测量血压，必要时休息片刻后再测
测量	● 协助取舒适的坐位或仰卧位，卷衣袖充分暴露一侧上臂 ● 嘱老年人被测肢体的肘臂伸直并稍外展，掌心向上 ● 放平血压计于被测上臂旁，驱尽袖带内的空气，将袖带平整地缠于肘上两横指，松紧为能容纳一个手指。按下电子血压计启动键
记录	● 测量后将血压值记录在记录本上，以分数式表式：即收缩压/收缩压 mmHg。若有医务人员在场，无论老年人的血压正常与否，都应及时将测量结果告知医护人员
整理用物	● 协助老年人处于舒适卧位 ● 用物放置原处，洗手

11. 微量血糖监测

操作流程	操作方法
准备	● 养老护理员：着装整洁，洗手 ● 老年人：安置老年人于舒适体位 ● 用物：血糖仪、血糖试纸（查看与血糖仪型号是否匹配、有效期）、采血笔、针头、75% 酒精棉球或 0.9% 生理盐水棉球、干棉签或棉球 ● 环境：关闭门窗，围好屏风或拉上隔帘，调室温至 22～26℃

续表

操作流程	操作方法
评估	● 向老年人及家属解释取得老年人合作 ● 评估老年人的进餐时间、有无低血糖症状等 ● 洗手，备齐用物携至床旁
采血	● 确认老年人是空腹或餐后 2 h ● 协助老年人取舒适体位 ● 温暖或揉搓采血指尖，直至红润，以便血液易出 ● 用 75% 酒精或生理盐水棉球擦拭指尖，范围为整个指尖关节，待干 ● 插入试纸，血糖仪开机显示滴血符号，备干棉签或棉球 ● 打开采血针盖子，采血针紧贴采血部位，进针，等血液自然溢出 ● 试纸吸血，试纸测试区完全变红，干棉签压迫止血，读数，记录结果 ● 告知老年人监测结果及注意事项 ● 取出试纸，关闭血糖仪
安置老年人	● 安置老年人于舒适体位
整理用物	● 棉球、棉签、试纸丢入医用垃圾桶，采血针丢入利器盒内 ● 用物放置原处，洗手